DR. MED. HEIKE KOVÁCS

# Handbuch
# Kinderkrankheiten

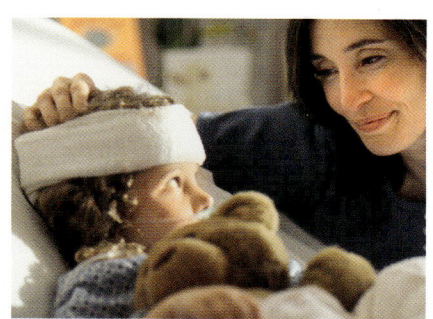

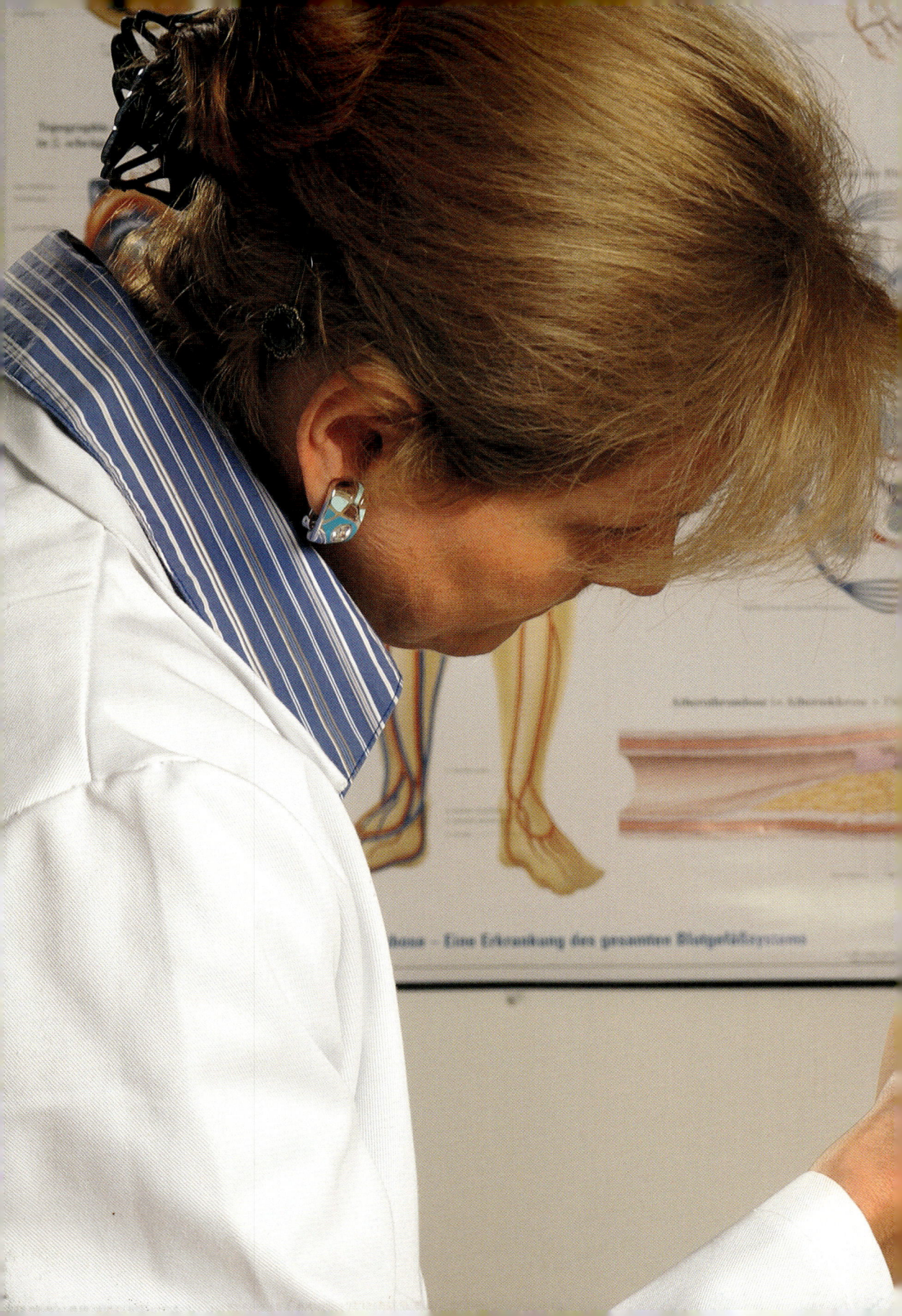

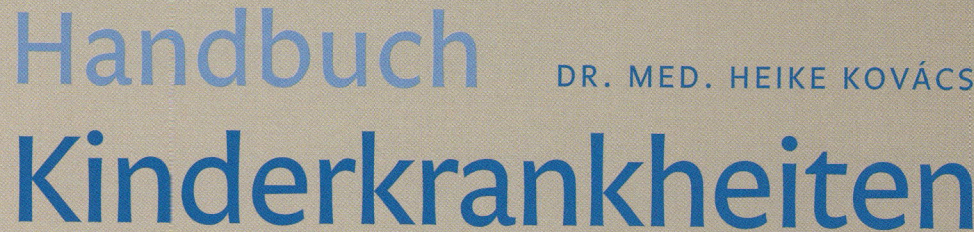

# Handbuch
## Kinderkrankheiten

DR. MED. HEIKE KOVÁCS

Mit
bewährten
Haus-
mitteln

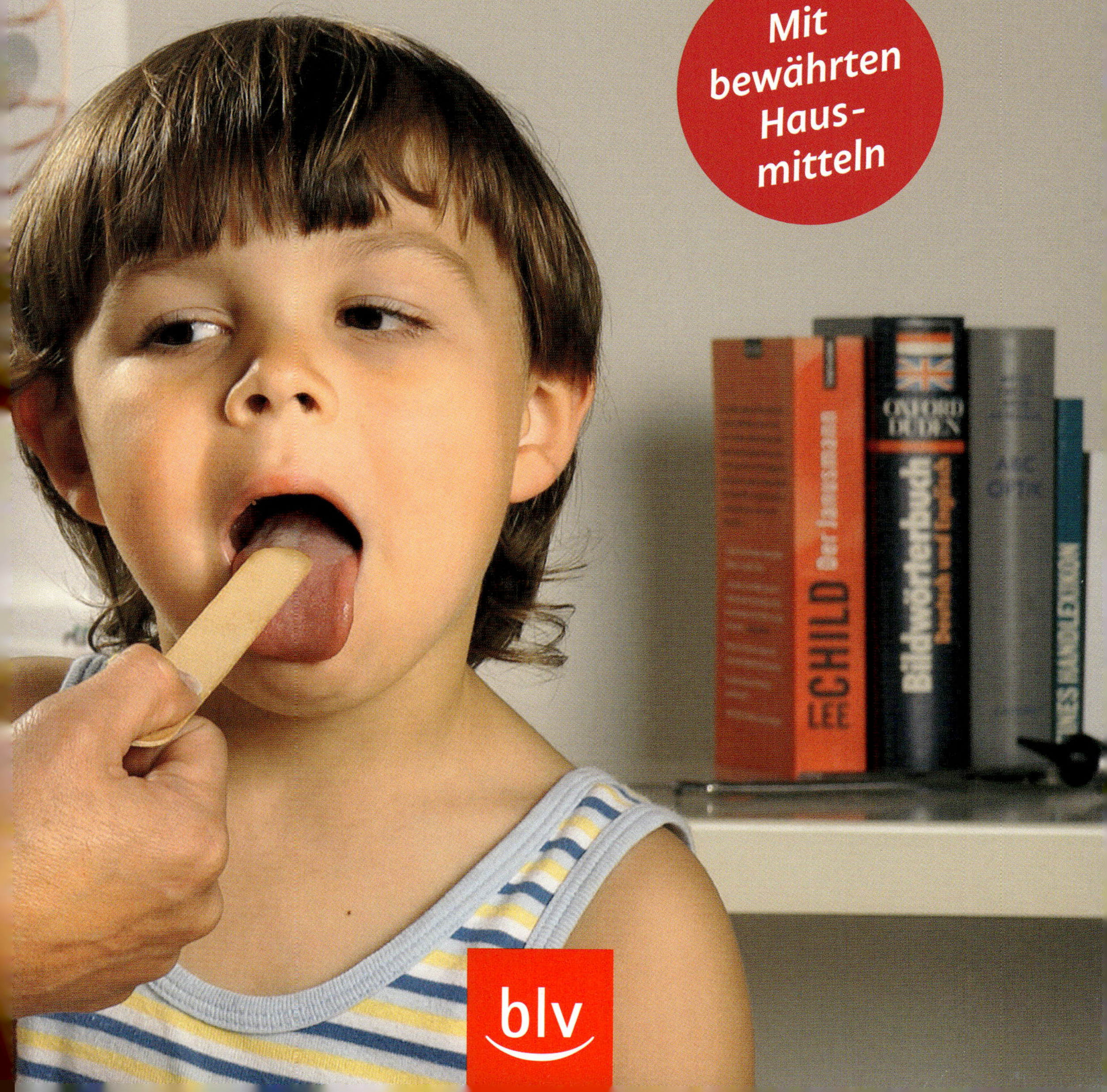

blv

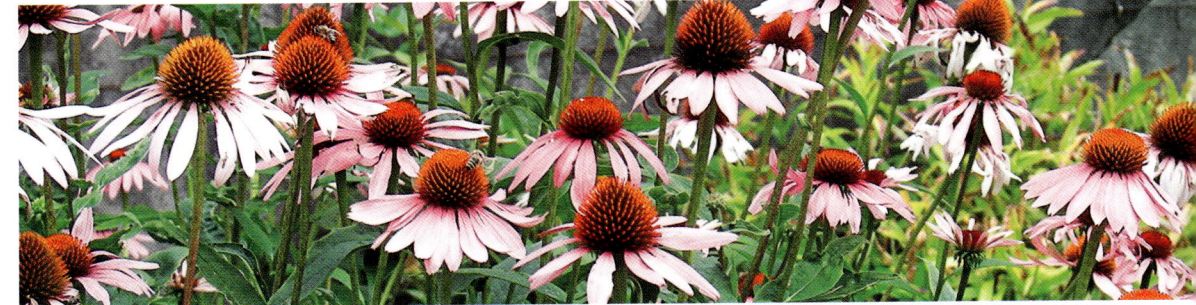

# Inhalt

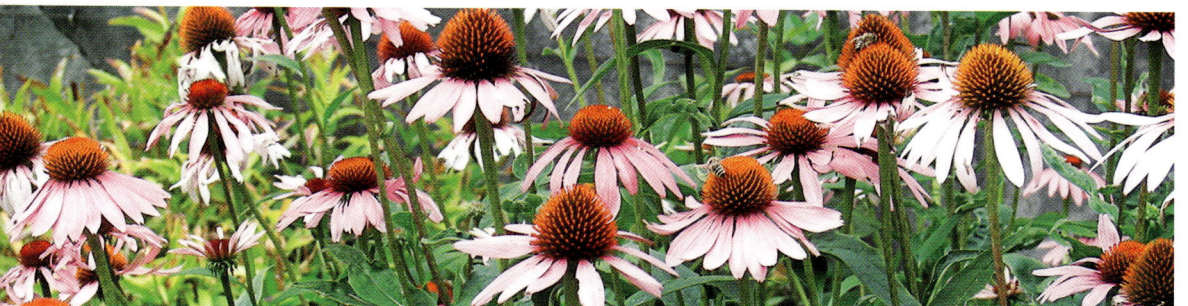

# Die Gesundheit Ihres Kindes ist das Wichtigste

Kinder sind ein wunderbares Geschenk – und für Eltern ist es ein großartiges Erlebnis, den eigenen Nachwuchs heranwachsen zu sehen und ihn auf seinem Entwicklungsweg zu begleiten. Aber dieser Weg von der Geburt bis zum Eintritt ins Erwachsenenalter verlangt den Eltern auch viel ab; er erfüllt ihren Alltag mit Pflicht und Verantwortung und überschattet ihn zuweilen auch mit Kummer und Sorgen. Vor allem die Gesundheit ihrer Kinder liegt allen Eltern am Herzen. Sie wünschen sich, dass sich die Kleinen körperlich, seelisch und geistig gut entwickeln, dass ihnen ernstere Probleme erspart bleiben und ihnen eine fröhliche, unbeschwerte Kindheit beschieden ist. Glücklicherweise geht dieser Wunsch in den meisten Fällen auch in Erfüllung.

Trotzdem haben Kinder, bis sie erwachsen sind, viele Hürden zu nehmen, manche Krise zu bewältigen und mit Sicherheit einige Krankheiten zu durchlaufen. In diesen Phasen machen sich die Eltern oft Sorgen und sind verunsichert: Wie können wir die Beschwerden unseres Kindes lindern? Hilft ein Kräutertee oder ist ein warmer Wickel eher geeignet? Können wir unseren Nachwuchs zu Hause betreuen oder sollten wir besser gleich den Arzt konsultieren?

### Lieber einmal zu viel zum Arzt als einmal zu wenig

Dieser Ratgeber gibt Ihnen Antworten auf die Fragen, die Sie bezüglich der Gesundheit Ihres Kindes auf dem Herzen haben. Sie erhalten ausführliche Informationen darüber, was Sie selbst zur Behandlung von leichteren Beschwerden tun können und wann Sie den Kinder- und Jugendarzt aufsuchen sollten. Denn eine wichtige Voraussetzung für die Heilung und Verhütung von Krankheiten ist, dass sie richtig erkannt werden und dass ärztliche Hilfe, falls notwendig, rechtzeitig einsetzt. Deshalb sollten Sie sich nicht scheuen, mit Ihrem Kind immer dann zum Arzt zu gehen, wenn Sie sich Sorgen

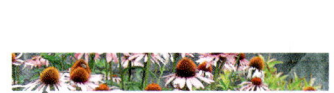

**Tipp**

Je besser Sie als Eltern informiert sind, desto wirkungsvoller können Sie Ihrem Kind helfen. Denn Sie wissen dann ja, was im Krankheitsfall zu tun ist und welche Maßnahmen geeignet sind, um Beschwerden zu lindern und Ihren Nachwuchs wieder rasch genesen zu lassen.

machen oder den Verdacht haben, dass ein Problem vorliegen könnte, gleichgültig ob es das Verhalten Ihres Kindes, seinen Seelenzustand oder seine körperliche Verfassung betrifft. Halten Sie es am besten nach dem Motto: »Lieber einmal zu viel zum Arzt gehen als einmal zu wenig!« Der Kinder- und Jugendarzt wird sich sicher immer Zeit für Sie und Ihre Belange nehmen, auch wenn es sich scheinbar um Bagatellprobleme handelt oder wenn er feststellt, dass bei Ihrem Kind nichts Ernstes vorliegt.

Aber natürlich ist es besser, wenn Ihr Spross gar nicht erst erkrankt und für Sie keine Notwendigkeit besteht, den Arzt zu kontaktieren. Deshalb finden Sie in diesem Buch auch viele Tipps und Ratschläge, wie Sie die gesunde Entwicklung Ihres Kindes unterstützen und Krankheiten gezielt vorbeugen können.

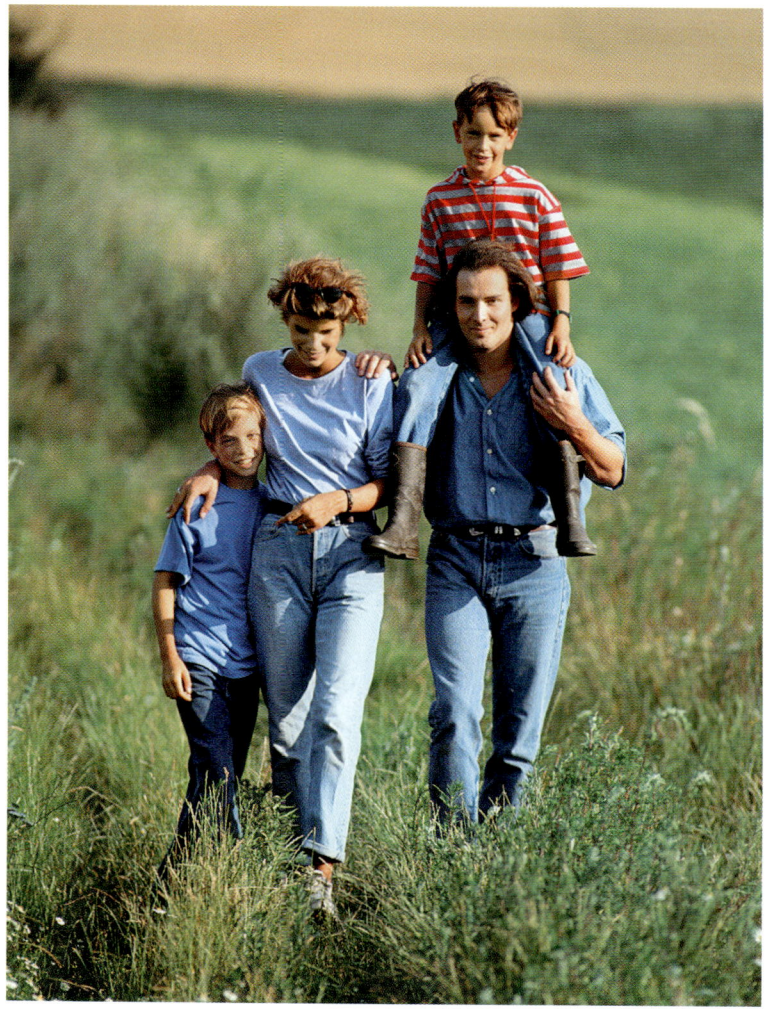

Es ist sicher das größte Glück für Eltern, ihre Kinder gesund und unbeschwert aufwachsen zu sehen.

# So nutzen Sie diesen Ratgeber

Dieses Buch untergliedert sich in drei Teile:

> Umfassend infor-
> miert zu sein,
> hilft Ihnen, Ihr
> Kind optimal zu
> begleiten.

**Der »Basis-Teil«**
➤ Er umfasst zwei Kapitel: zum einen zur kindlichen Entwicklung, zum anderen zur Vorsorge.
➤ Hier erfahren Sie alles Wissenswerte zur körperlichen, seelischen und geistige Entwicklung Ihres Kindes und erhalten viele Tipps und Anregungen, wie Sie Ihr Kind gezielt fördern können, z. B. durch gesunde Ernährung und reichlich Bewegung.

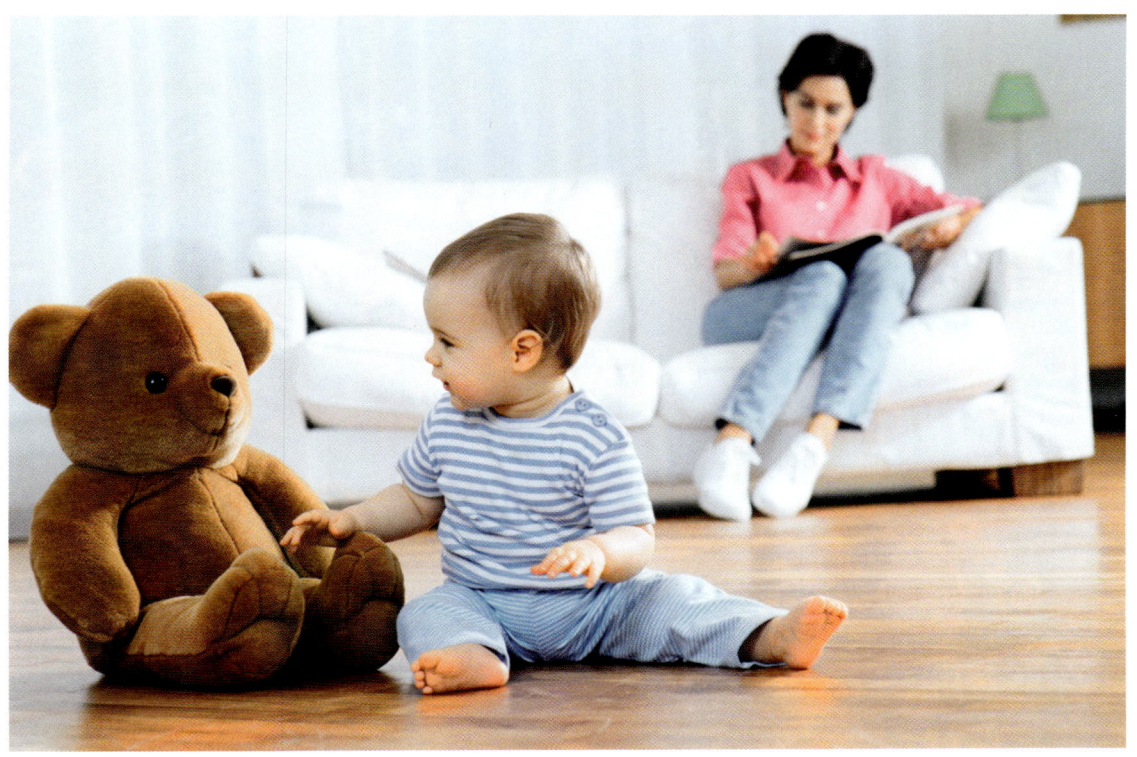

➤ Mit praktischen Checklisten bekommen Sie zudem einen Überblick über die Vorsorgeuntersuchungen beim Arzt sowie die Impfungen, die von der Ständigen Impfkommission für Ihr Kind empfohlen werden.

### Der »Krankheiten-Teil«

➤ Hier finden Sie die häufigsten Krankheiten und Beschwerden im Kindesalter aufgelistet.

➤ Zu jedem Krankheitsbild erfahren Sie zunächst die Ursachen und die typischen Symptome.

➤ Anschließend können Sie nachlesen, welche Therapiemöglichkeiten die Schulmedizin bietet, was Sie im Rahmen der Selbsthilfe tun können und wann die Konsultation des Kinder- und Jugendarztes angezeigt ist.

➤ Diese Gliederung erlaubt Ihnen eine rasche Orientierung und einen guten Überblick über das Behandlungsspektrum.

➤ Hier finden Sie auch Empfehlungen verschiedener Arzneimittel und Anwendungen.

➤ Sollten Sie sich nicht ganz sicher sein, lassen Sie sich am besten in der Apotheke oder von Ihrem Kinder- und Jugendarzt beraten und lesen Sie auch immer den Beipackzettel, bevor Sie Ihrem Kind ein Arzneimittel verabreichen. Auch wenn Beschwerden trotz Selbstbehandlung nicht besser werden, sollten Sie unbedingt einen Arzt aufsuchen.

### Der »Behandlungs-Teil«

➤ Dieser Abschnitt besteht aus einem Kapitel zur ersten Hilfe sowie einem Kapitel zu natürlichen Heilverfahren und bewährten Hausmitteln.

➤ Diese beiden Kapitel sind sehr praxisorientiert und geben Ihnen durch anschauliche Illustrationen, praktische Anleitungen und genaue Dosisempfehlungen einen guten Überblick über die verschiedenen Anwendungen und Behandlungen.

➤ Sie erfahren beispielsweise, welche Anwendungen aus der Pflanzenheilkunde, der Homöopathie und der asiatischen Medizin für Ihr Kind geeignet sind, wie ein Wadenwickel funktioniert oder wie Sie einen Verband richtig anlegen. Auch über die Zubereitung von Heilkräutertees erhalten Sie ausführliche Informationen.

➤ In der Checkliste auf S. 251 finden Sie darüber hinaus die wichtigsten Mittel, die Sie in Ihrer Hausapotheke griffbereit haben sollten, um Ihrem Kind im Krankheitsfall schnell und sicher helfen zu können.

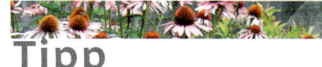

**Tipp**

Natürlich brauchen Sie diesen Ratgeber nicht von vorn bis hinten durchzulesen wie einen Roman. Die Gliederung in drei Teile ermöglicht Ihnen, schnell die Informationen zu finden, die Sie benötigen.

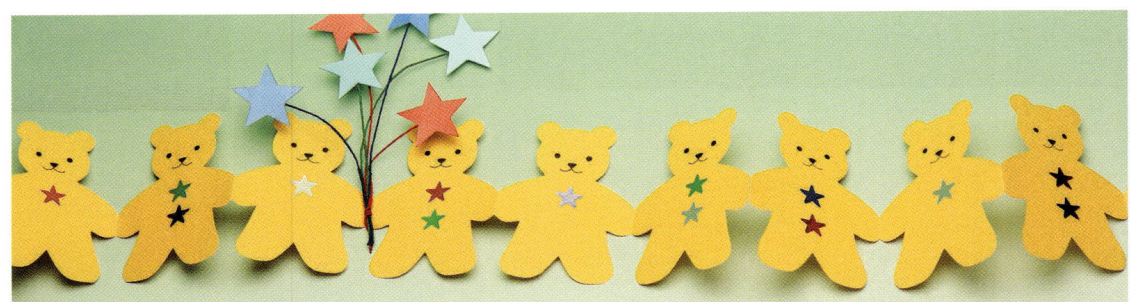

# Die Entwicklung Ihres Kindes

Das erste Lächeln, die ersten Schritte, der erste Tag im Kindergarten, die erste Schulstunde: unvergessliche Momente auf der Reise durch die Kindheit. Einer faszinierenden Reise, auf der Sie Ihr Kind von der Geburt bis zum Eintritt ins Erwachsenenalter begleiten!

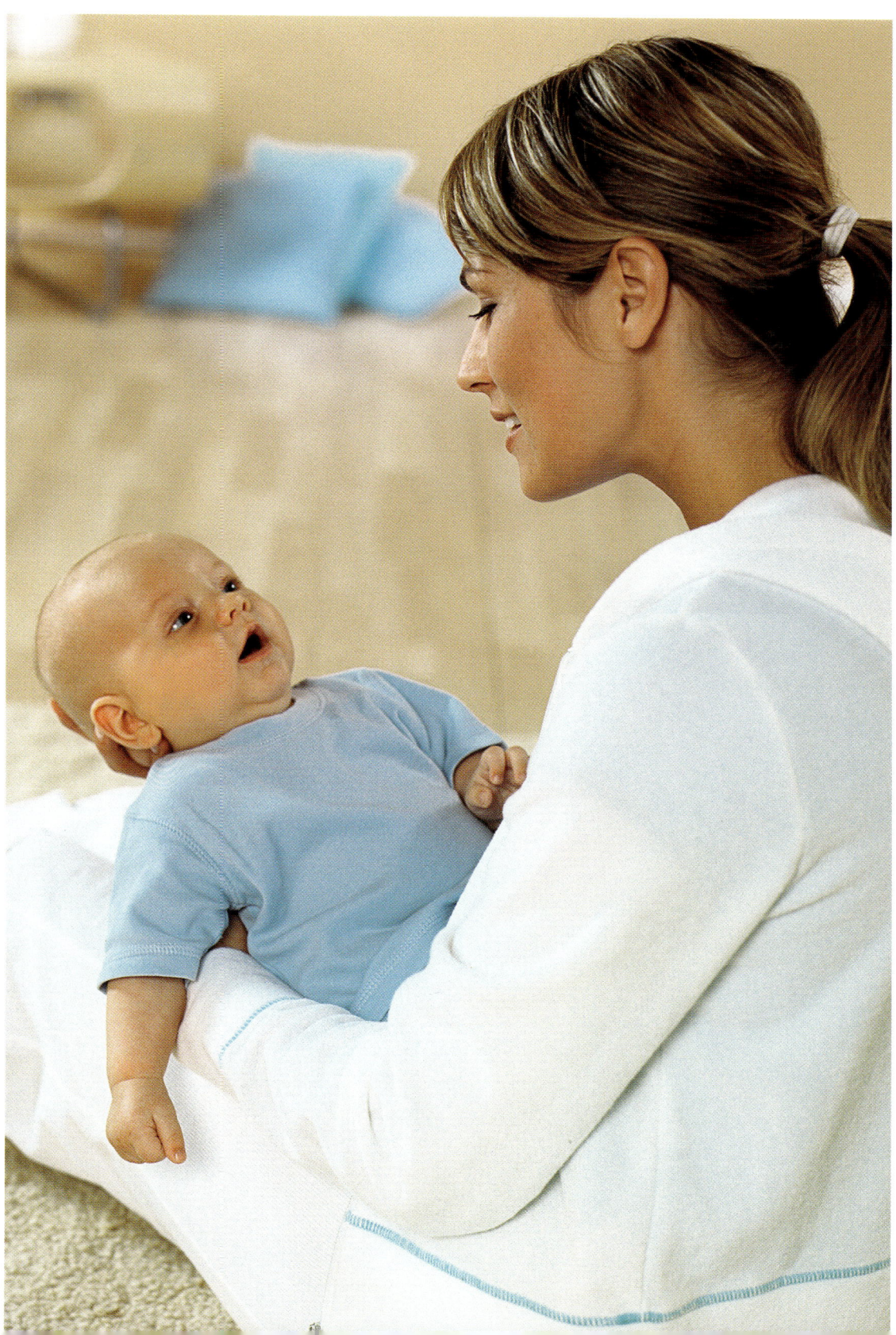

# Die wichtigsten Stationen vom Baby zum Teenager

In kürzester Zeit entwickeln sich kleine Erdenbürger zu richtigen Persönlichkeiten, indem sie mit rasanter Geschwindigkeit alles lernen, was für die Ausbildung menschlicher Fertigkeiten nötig ist. Und dafür haben sie bereits auch schon im Mutterleib kräftig geübt und beispielsweise die Sinneswahrnehmungen des Hörens, Tastens und Fühlens trainiert.

## Babyzeit: Mit wachen Sinnen die Welt entdecken

Wenn Babys auf die Welt kommen, sind sie hellwach und zeigen bereits erstaunliche Fähigkeiten, alles um sich herum zu erfassen und zu verarbeiten. Neugeborene können ihre Umwelt erkennen, Geräusche, Klänge und Gerüche aufnehmen, ja sogar Mimik imitieren. In aufsehenerregenden Studien, z. B. von der Universität Washington, konnte gezeigt werden, dass ein Säugling bereits am ersten Tag nach der Geburt in der Lage ist, einfache Bewegungsabläufe nachzuahmen. Wenn ihr Gegenüber beispielsweise die Zunge herausstreckte, die Lippen schürzte oder den Mund weit öffnete, versuchten die kleinen Studienteilnehmer diese mimischen Bewegungen ebenfalls durchzuführen – mit Erfolg!

Babys können außerdem Gesicht, Stimme und Geruch der eigenen Mutter sehr genau von anderen Personen unterscheiden. Außerdem haben entwicklungspsychologische Tests gezeigt, dass auch das Gedächtnis der Neuankömmlinge bereits aktiv ist und Erinnerungen aus der vorgeburtlichen Zeit abrufen kann: In einer Studie bekamen Neugeborene verschiedene Geschichten vorgespielt; davon erzeugten diejenigen Texte, die sie schon während der Schwangerschaft öfter zu hören bekommen hatten, z. B. indem die Mutter sie regelmäßig laut vorgetragen hatte, bei den Babys eine höhere Aufmerksamkeit – ein eindeutiges Zeichen, dass sich die Kleinen die Texte gemerkt hatten.

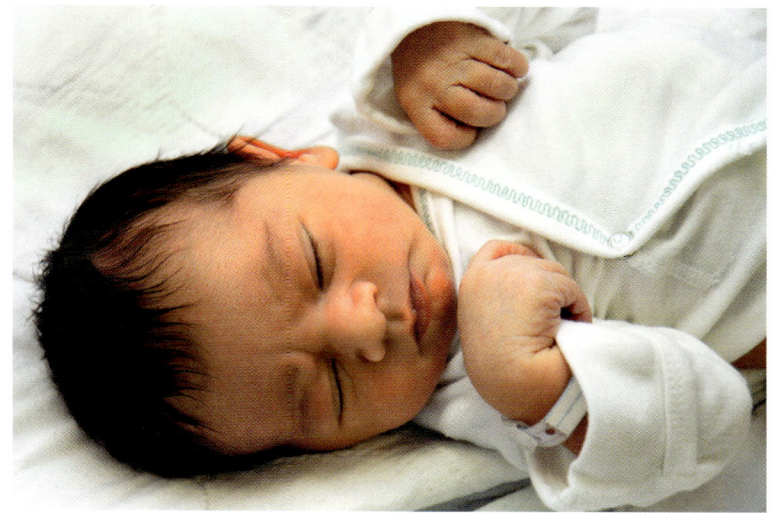

Von Anfang an sind Babys richtige Persönlichkeiten, die rasant lernen – sogar im Schlaf!

## Feine Antennen für Gefühle

Die Kleinen verfügen nicht nur über differenzierte Möglichkeiten der Wahrnehmung und des Ausdrucks, sondern können sogar schon feine, unterschiedliche Gefühlsschwingungen wie Ernst, Trauer oder Freude und Ausgelassenheit erspüren. Und die Babys wissen aus der Zeit im Mutterleib ziemlich genau, welches emotionale Umfeld ihnen gut tut und welches sie belastet. Je mehr liebevolle Zuwendung ein Baby bekommt, je ausgeglichener, wärmer und fürsorglicher seine Umgebung ist, desto günstiger wirkt sich dies auf seine geistige, körperliche und seelische Entwicklung aus. Entwicklungspsychologen wissen, dass Kinder, die in einer positiven Gefühlswelt aufwachsen, später in der Regel ausgeglichener, selbstbewusster, kontaktfreudiger und kreativer sind als Kinder, die schon in einer frühen Lebensphase hohem emotionalem Stress oder gar Gefühlen von Ablehnung, Kälte und Gleichgültigkeit ausgesetzt sind.

## Lernen im Eiltempo

Babys sind ungeheuer klug, und während sie lernen, bilden sich im Gehirn in jeder Sekunde Tausende von neuen Nervenverbindungen, um sich zu einem gigantischen neuronalen Netzwerk zu verschalten. Angefacht wird diese Nervenaktivität durch die Sinnesreize, die über Haut, Augen und Ohren zum Gehirn des Babys wandern. Durch die Impulse werden die Nerven in einen Erregungszustand versetzt und schütten spezielle Botenstoffe aus, sogenannte Neurotransmitter, die nach und nach das dichte Netz der Nervenverschaltungen knüpfen und so die Basis für Babys Fertigkeiten und Fähigkeiten legen. Deshalb ist alles, was Säuglinge in ihrer Umgebung zu sehen, zu hören und zu spüren bekommen, ungeheuer spannend und aufregend. Und deshalb trägt auch jedes Detail – das bunte Mobile über dem Bettchen, die Spieluhr, das Glöckchen, die Rassel, das weiche, knuddelige Schmusetier – dazu bei, Babys Entwicklung zu fördern. Natürlich können auch Sie als Eltern viel dafür tun, die Sinne Ihres Kindes zu stimulieren und damit die neuronale Aktivität in seinem Köpfchen anzuregen. Doch dazu später mehr.

### Babys Sprache: Lallen und Brabbeln

Bis ein Kind sprechen kann, dauert es eine ganze Weile. Trotzdem verfügt ein Baby schon über sehr differenzierte Möglichkeiten der Kommunikation – auch wenn sich diese zunächst noch nicht mit Worten, sondern eher mit Tönen und Geräuschen vollzieht.

➤ Das Sprechtraining von Babys beginnt gleich nach der Geburt mit dem ersten Schrei. Durch Schreien, Saugen und Nuckeln lernen Kinder nämlich, die Muskulatur des Mundes zu beherrschen und die Bewegungen von Kiefer, Lippen und Zunge zu koordinieren. Babys wichtigstes Ausdrucksmittel sind aber zunächst seine Augen. An ihnen erkennen seine Eltern, ob es guter Dinge ist oder nicht. Sie sehen, ob es müde ist oder hellwach, ob es zufrieden ist oder sich unbehaglich fühlt.

➤ Nach ungefähr vier Wochen beginnt in der Sprachentwicklung des Säuglings die sogenannte Lallphase: Das Baby hat nun schon so viel Übung, dass es mit den Lippen, dem Gaumen und der Zunge Laute formen kann. Es brabbelt, gurrt und quietscht und kann mit diesen Tönen und Geräuschen auch schon kleine Botschaften mitteilen, beispielsweise: »Ich fühle mich pudelwohl«, »Jetzt ist mir nach Spielen zumute« oder »Ich möchte gerne weiter getragen werden«. Auch Schreien und Weinen sind eindeutige Lebensäußerungen und klare Signale des Babys. Es sind Hilfeschreie, z. B. wenn es Schmerzen oder Hunger hat. Manchmal sind es auch klitzekleine Kümmernisse, die Babys zum Weinen bringen – vielleicht zwickt die Windel am Po, ist das Licht zu grell oder der Schnuller verschwunden. Die Sprache eines Babys ist also zunächst rein gefühlsbetont und an keine bestimmten Wörter gebunden. Trotzdem können Eltern diese frühe Sprache ihres Kindes meist sehr gut verstehen und genau erkennen, welche Bedürfnisse und Wünsche es gerade hat. Fast alle Eltern lassen sich auch gerne auf diese Art der Kommunikation ein und sprechen ihr Baby mit exakt den gleichen Lauten an. Damit fördern sie – meist ganz

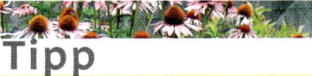

## Tipp

Gehen Sie auf Ihr Baby ein und folgen Sie den Botschaften, die es aussendet! Wenn es wach ist, zeigt es sich garantiert an allem interessiert. Es guckt, es lauscht und beobachtet seine Welt mit großen Augen. Es versucht nun auch sicher mit Ihnen zu kommunizieren, ahmt Sie nach und gluckst vor Vergnügen, wenn Sie mit ihm spielen und sich mit ihm beschäftigen.

unbewusst – die Sprachentwicklung des Kindes und helfen ihm, seine verbalen Ausdrucksmöglichkeiten weiter zu verfeinern.

➤ Wenn ein Baby zufrieden ist und nicht besonders aktiv, dann ist es mit sich selbst beschäftigt. Es nimmt zwar alles um sich herum wahr, aber nicht daran teil. Es beobachtet vielleicht sein Mobile oder die Lichtreflexe. Stört man es bei seiner friedlichen »Meditation«, wird es wahrscheinlich quengelig darauf reagieren. Vielleicht wird es auch erschreckt schreien. Man sollte deshalb schauen, in welcher Phase das Baby sich befindet, bevor man es hochnimmt. Hat es seine Meditation beendet, wird es sich möglicherweise von selbst seiner Mutter zuwenden und ihr signalisieren, dass es mit ihr kommunizieren möchte. Mamas Stimme ist ihm ohnehin am meisten vertraut. Sprechen Sie deshalb viel mit dem Kleinen. Sprechen Sie ruhig und deutlich und wiederholen Sie bestimmte Ausdrücke immer wieder – vor allem solche, die Wohlbehagen auslösen. Es verbindet die sanften angenehmen Laute von Mama und Papa mit Genuss und Befriedigung seiner Bedürfnisse. Es beginnt zu brabbeln und hat daran Freude. Dieses Lallen und Brabbeln im ersten halben Jahr ist ganz entscheidend für die Sprachentwicklung des Kindes, auch wenn es Ihnen nicht prompt in ganzen Sätzen antwortet.

➤ Ungefähr vom fünften bis sechsten Monat an lassen sich in Babys Gebrabbel die ersten Silben erahnen. Das ist dann der Beginn der zweiten Lallphase. Die Laute sind inzwischen noch differenzierter geworden und das Baby kann nun schon gezielt bestimmte Dinge mit ihnen bezeichnen. Auch eine verfeinerte Sprachmodulation beherrscht das Baby jetzt: Es kann laut oder leise sprechen, die Stimme heben oder senken, Laute dehnen oder in einen Singsang verpacken. Nun erzählt es sich selbst ganze Geschichten und jauchzt vor Freude darüber. Auch seinen Eltern teilt es sich auf diese Weise rege mit. Wenn sie ihm antworten, hat es seinen besonderen Spaß. Es gurrt und schnurrt seine Silben vor sich hin, lacht, kräht und gurgelt vor Entzücken. Wenn es etwas älter als ein halbes Jahr alt ist, kann es bestimmt Worte wiedererkennen und sie zuordnen – Mama und Papa etwa. Es versteht die Wörter, auch wenn es sie selbst noch nicht sprechen kann. Wenn Sie fragen »Wo ist Papa?«, wird es mit den Augen den Papa suchen. Sie werden merken, dass Ihr Kind Ihnen auf den Mund schaut und sich gewissermaßen das Sprechen dort abguckt. Gegen Ende des ersten Lebensjahres haben die meisten

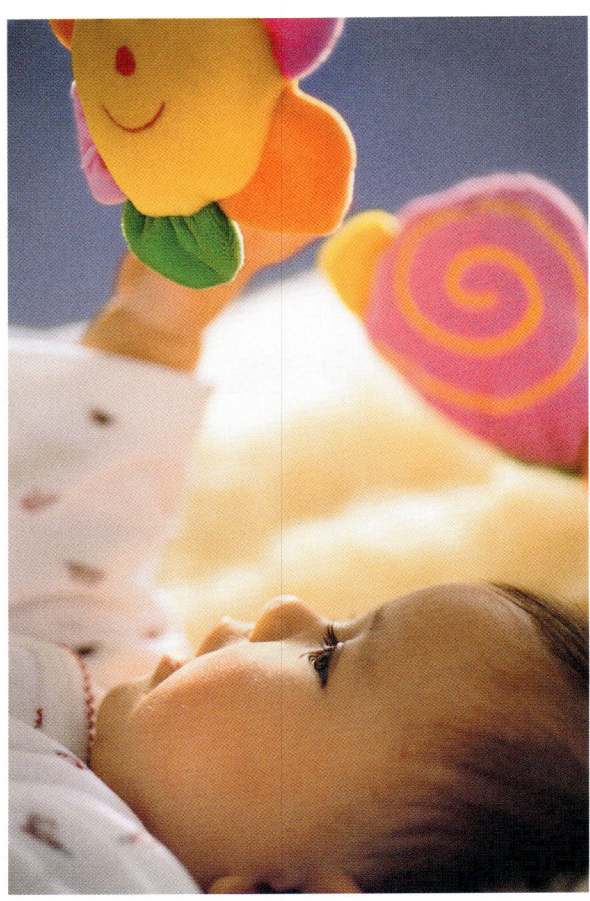

Babys dann gelernt, einfache Laute zu Doppellauten zusammenzufügen. So wird aus »MA« beispielsweise ein »MA-MA« – und das ist dann das erste richtige Wort.

### Strampeln: Babys Fitnesstraining

Auch in der Entwicklung der motorischen Fähigkeiten erleben Eltern im ersten Lebensjahr ihres Babys ständig Premieren. Nach etwa vier Wochen reagiert das Baby auf Bewegungen und helles Licht, indem es sein Köpfchen in die entsprechende Richtung dreht. Es mag bunte Dinge, Bewegung und Geräusche. Bald kann das Kind im Sitzen, Stehen oder in der Bauchlage das Köpfchen heben, wenn auch noch nicht sehr lange. Die ersten richtigen Übungen zum Training von Muskeln und Gehirn unternimmt das Baby mit Strampeln. Durch die zunächst noch ungerichteten Bewegungen von Ärmchen und Beinen lernt es, seinen Körper zu entdecken und zu kontrollieren. Das Baby erlebt das Strampeln als sehr genussvoll, die Freude darüber drückt es durch Lachen oder ein vergnügtes Quietschen aus. Man sollte dem Kleinen deshalb auch so viel Bewegungsfreiheit wie möglich lassen – es nicht durch zu feste Windelpakete oder eng anliegende Strampelanzüge einengen, damit es seinen motorischen Drang ungehindert ausleben kann.

> Große, bunte Gegenstände über dem Bett fördern die Wahrnehmungsfähigkeit des Babys.

### Greifen: Spiel der Finger

Bald schon werden die Bewegungen immer koordinierter. Ihr Kind schafft es nun schon länger, den Kopf in die Höhe zu halten. Es beobachtet aufmerksam seine eigenen Hände, damit versucht es zum ersten Mal, eine Verbindung zwischen Sehen und Greifen für sich herzustellen. Etwa ab dem dritten Lebensmonat kann das Kleine dann – wenn auch noch etwas unsicher – nach Gegenständen greifen. In den folgenden Wochen wird aus dem undifferenzierten »Grabschen« eine fein abgestimmte Bewegung der Finger und das Baby vermag den sogenannten Zangengriff anzuwenden: Es fasst nach Objekten, indem es den Daumen den übrigen Fingern gegenüberstellt.

## Krabbeln: das Baby wird mobil

Im Lauf des zweiten Lebenshalbjahrs werden Babys zunehmend mobil. Durch die intensiven Strampelübungen haben sie eine gute Koordination der Arm- und Beinbewegungen gelernt. Außerdem sind Kopf- und Rumpfbewegungen jetzt so ausgereift, dass sie sich z. B. ohne Mühe vom Rücken auf den Bauch – und umgekehrt – drehen können. Auf allen Vieren gehen sie nun auf Entdeckungsreise, um ihre Umgebung kennenzulernen. Das Krabbeln nimmt eine zentrale Bedeutung in der Entwicklung von Kindern ein, denn es fördert – wie Wissenschaftler herausgefunden haben – die Ausbildung intellektueller und emotionaler Fähigkeiten in hohem Maß. Für Sie als Eltern ist diese Mobilität ihres Sprösslings natürlich auch mit sehr viel Unruhe verbunden. Nun haben Sie ständig aufzupassen, dass der Krabbler nicht in Gefahrenbereiche wie etwa Treppenabsätze gelangt, und Sie müssen alles, was nicht in Kinderhände gehört, aus der Erreichbarkeitszone – aus tief gelegenen Kommodenschubladen, Schrankfächern u. Ä. – verbannen und in höher gelegene Bereiche umräumen. Wegen der großen Vorteile für die Entwicklung sollten Sie Ihrem Kind aber viel Gelegenheit zum Krabbeln geben und es mit kleinen Lockspielen – z. B. Ballwerfen – zu dieser Art der Fortbewegung motivieren, auch wenn Sie immer »hinterher« sein müssen.

Hurra, mein Kind läuft! Jetzt beginnt für Sie und Ihren Nachwuchs eine aufregende Zeit.

## Laufen: von der Horizontalen in die Vertikale

Der Meilenstein schlechthin ist der erste selbstständige Schritt des Babys. Von den Eltern wird er meist schon längere Zeit vorher mit Spannung erwartet und wenn das Kleine dann erstmals ein paar wackelige Schritte macht, ohne festgehalten werden zu müssen, ist das für sie ein großartiges Erlebnis. Meist vollzieht sich das Laufenlernen um den 12. Lebensmonat und leitet im Übergang vom ersten auf das zweite Lebensjahr einen neuen Entwicklungsabschnitt ein: Aus dem Baby wird ein Kleinkind.

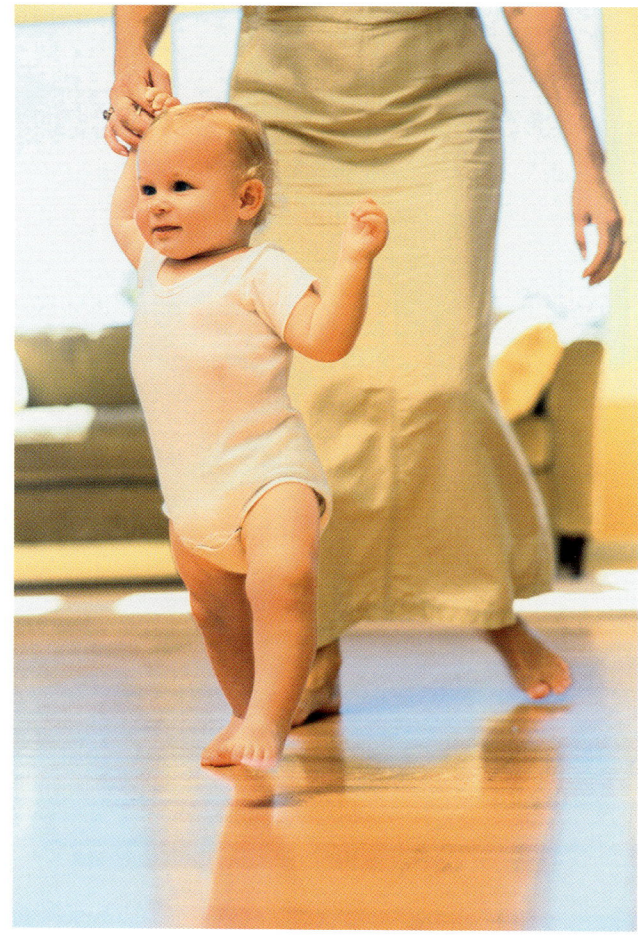

# Zusammenfassung: Die Entwicklung Ihres Kindes im ersten Jahr

### 1. Monat

➤ Bewegungen: Das Neugeborene kann sein Köpfchen aus der Mittellage zu beiden Seiten drehen. Es strampelt kräftig, macht schon kleine Kriechbewegungen. Gegen Ende des ersten Monats vermag es sein Köpfchen schon etwa ein paar Sekunden lang zu halten. Wenn man das Baby unter der Achsel festhält und auf eine Unterlage stellt, macht es deutliche Schreitbewegungen. Die Hände hat es anfangs meist zu Fäustchen geschlossen, die es immer öfter öffnet.

➤ Wahrnehmung: Das Neugeborene reagiert auf Licht und Geräusche; es runzelt die Stirn, blinzelt, strampelt und schreit aber auch, wenn die Sinnesreize zu stark sind. Gegen Ende des ersten Monats kann es schon eine (rote) Rassel fixieren, die man ihm in einem Abstand von ca. 20 Zentimetern vor das Gesicht hält.

➤ Sprechen: Die Sprechübungen des Babys beginnen mit Schreien. Zunächst ist das noch relativ ungerichtet; schon nach kurzer Zeit lässt sich aber ein Unterschied bemerken: Bei Hunger und Missempfinden ist das Schreien meist sehr laut und heftig, bei Müdigkeit etwas leiser und klagender.

➤ Verhalten: Das Baby zeigt unmissverständlich seine Gefühle: Wenn es sich beim Stillen in Mutters Arm wohl fühlt, schmiegt es sich zärtlich an und genießt die Harmonie und Geborgenheit. Ist ihm dagegen kalt oder hat es z. B. Bauchweh, merkt das jede Mutter sofort: Das Baby schreit und strampelt und beruhigt sich erst wieder, wenn der missliche Zustand beseitigt ist.

### 2. Monat

➤ Bewegungen: Das Baby kann nun schon den Kopf aus der Bauchlage mindestens um 45 Grad anheben und mindestens zehn Sekunden lang halten. Der Laufreflex der ersten Wochen klingt nun langsam ab; wenn man das Baby auf eine Unterlage stellt, hat es die Beinchen gebeugt. Die Hände sind jetzt leicht geöffnet und bleiben immer länger in dieser Position.

➤ Wahrnehmung: Das Baby reagiert zunehmend differenzierter auf Geräusche und Töne. Lässt man in der Nähe des Babys eine Glocke ertönen, hält es einen Augenblick inne und lauscht dem Klang.

➤ Sprechen: Das Baby äußert erste Vokallaute, die wie »a« und »ä« klingen. Besonders häufig »spricht« es so nach dem Aufwachen oder vor dem Einschlafen.

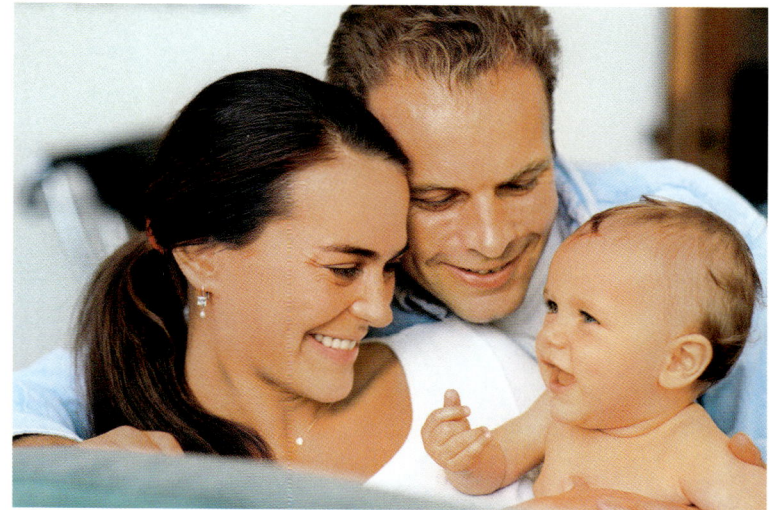

Schenken Sie
Ihrem Baby viel
Liebe und Zuwen-
dung – das gibt
ihm Vertrauen
und Sicherheit.

➤ Verhalten: Ein großartiger Moment im zweiten Monat ist das
erste, ganz zarte Lächeln des Babys! Es schaut sich das Gesicht
von Mama und Papa aufmerksam an und genießt es offensichtlich, wenn sie ihm Liebe und Zuwendung schenken.

## 3. Monat

➤ Bewegungen: Aus der Bauchlage kann das Baby den Kopf mindestens eine Minute lang hochhalten. Auch wenn man das Baby zum
Sitzen hochzieht, fällt der Kopf nicht mehr nach hinten, sondern
kann von dem Kleinen schon kurz gehalten werden. Mit Unterstützung kann das Baby ca. eine Minute lang aufrecht sitzen, der
Rücken ist dabei allerdings noch ganz rund. Gibt man dem Säugling eine Rassel in die Hand, kann es diese nun fest umschließen
und versucht, sie zu bewegen oder zum Mund zu führen.
➤ Wahrnehmung: Einem großen bunten Gegenstand kann das Baby
nun schon mit den Augen folgen. Auch den Kopf dreht es ein klein
wenig mit.
➤ Sprechen: Das Kind äußert Kehllaute wie »e-che« und »rrr«-
Laute, die wie Gurgeln oder Gurren klingen.
➤ Verhalten: Jetzt zeigt das Baby das »soziale Lächeln«, das sich als
deutlicher Ausdruck von Freude und Zufriedenheit über das ganze
Gesichtchen ausbreitet.

## 4. Monat

➤ Bewegungen: Das Baby »schwimmt« nun, indem es aus der
Bauchlage heraus Ärmchen und Beinchen von der Unterlage hebt
und mit ihnen rudert. Zieht man es zum Sitzen hoch, hält es den

Kopf nun sehr gut fest und kann auch den Rücken strecken. Das Kind beginnt, mit den Händen zu spielen, es betastet seine Fingerchen und führt sie zum Mund. Auch Spielzeug wird auf diese Weise »untersucht«.

➤ Wahrnehmung: Das Baby betrachtet das Spielzeug in seiner Hand sehr aufmerksam und beschäftigt sich nun schon ausgiebig mit Dingen, die über seinem Bettchen hängen.

➤ Sprechen: Das Baby juchzt nun voller Vergnügen und bildet Laute wie »m«, »b« oder »w«, indem es Luft durch die geschlossenen Lippen hindurch presst.

➤ Verhalten: Das Kleine lacht laut und fröhlich, wenn es geneckt wird, und genießt es, wenn man sich mit ihm beschäftigt.

### 5. Monat

➤ Bewegungen: Das Kind rollt sich vom Bauch auf den Rücken, es kann sich dabei schon geschickt mit einem Arm abstützen. Beim Hochziehen zum Sitzen hilft es kräftig mit und hält den Kopf ganz fest. Wenn man das Baby aufstellt, kann es kurzfristig sein eigenes Körpergewicht halten und sich auf den Beinchen selbst abstützen. Es führt die Hände zu Spielzeug, das sich über ihm befindet, und versucht, es zu fassen.

➤ Wahrnehmung: Das Baby kann Gegenstände nun lang anhaltend und aufmerksam fixieren. Es reagiert auf feine Geräusche und Töne wie z. B. das Ticken einer Uhr.

➤ Sprechen: Das Baby übt weiterhin die bereits erlernten Laute und äußert sie in immer neuen Variationen.

➤ Verhalten: Das Kind kann nun schon an Mimik und Tonfall der Eltern unterschiedliche Stimmungen erfassen und merken, ob die Mutter beispielsweise streng mit ihm spricht oder freundlich und liebevolll.

### 6. Monat

➤ Bewegungen: Das Baby stützt sich fest auf die gestreckten Ärmchen und hat die Hände dabei geöffnet. Den Kopf hält es aufrecht und dreht es zur Seite. Es kann sich noch nicht ganz alleine zum Sitzen

> Im Laufe des zweiten Lebenshalbjahres werden Babys zunehmend mobil und erkunden voller Neugierde ihre Umgebung.

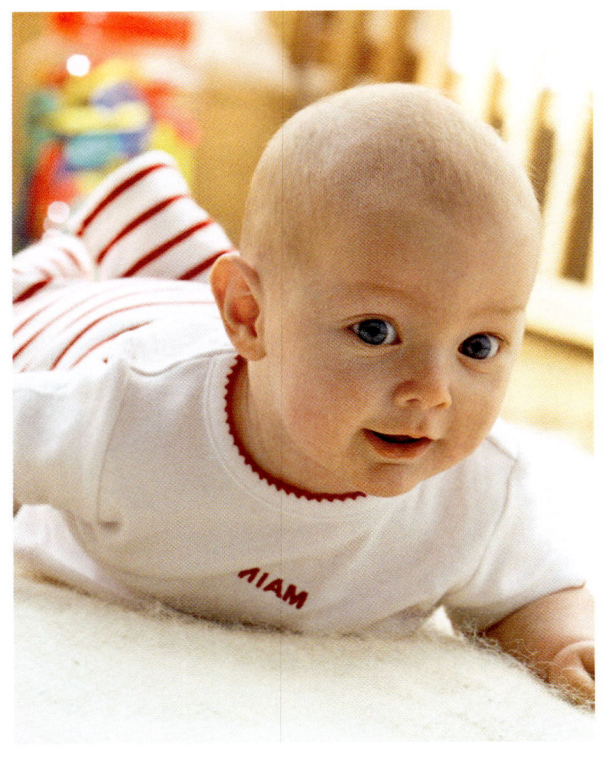

aufrichten, aber sich immerhin schon kurzzeitig aufrecht halten. Es greift ganz gezielt nach Spielzeug und nimmt es fest in die Hand. Es wechselt das Spielzeug zwischen den Händen aus.

➤ Wahrnehmung: Das Baby wendet den Kopf deutlich in Richtung einer Geräuschquelle, z. B. Rascheln von Papier oder Klingeln eines Glöckchens.

➤ Sprechen: Der Säugling reiht Silben wie »ge« oder »da« kettenartig aneinander. Es kann seine Sprache nun schon in Tonlage und Rhythmik modulieren.

➤ Verhalten: Das Kind unterscheidet nun immer genauer zwischen einzelnen Personen, reagiert auf vertraute Menschen seiner Umgebung oft besonders freundlich, auf fremde dagegen zurückhaltender. Es geht immer differenzierter mit seinen »Sympathiebekundungen« um.

## 7. Monat

➤ Bewegungen: Das Kind dreht sich aktiv vom Rücken auf den Bauch, indem es geschickt Hüften und Schultern bewegt, und erwirbt somit eine wichtige Voraussetzung für das Sitzen und Krabbeln. Es spielt mit seinen Füßchen und schafft es sogar, sie zum Mund zu führen. Wird es auf eine Unterlage gestellt und unter der Achsel gehalten, macht es hüpfende und federnde Bewegungen und trainiert so fürs Laufen. Es greift nun mit beiden Händen gleichzeitig und hält Gegenstände, indem es den Daumen gegenüber den anderen Fingern stellt (opponiert).

➤ Wahrnehmung: Das Kleine entwickelt nun zunehmende Neugierde und beobachtet sehr angeregt, was sich in seiner Umgebung alles tut.

➤ Sprechen: Das Baby »erzählt« sich selbst und seiner Familie richtig kleine Geschichten, indem es brabbelt, gurrt, die verschiedensten Laute aneinanderreiht und dabei Lautstärke und Tonfall wechselt.

➤ Verhalten: Fröhliche Spiele, z. B. Versteckspiel hinter einem Kissen oder Tuch, sind für das Baby nun das Höchste. Es macht mit Freude mit und entwickelt auch schon selbst Initiative für ein kleines Spiel.

## 8. Monat

➤ Bewegungen: Das Kind dreht sich um die eigene Achse, zieht sich selbst zum Sitzen hoch und kann schon mehrere Sekunden alleine sitzen. Es dreht und wendet Spielzeug in seinen Händchen und lässt es von der Handfläche zu den Fingerspitzen gleiten.

➤ Wahrnehmung: Aufmerksamkeit und Konzentration nehmen stetig zu, das Baby betrachtet die Gegenstände um sich herum sehr genau.

➤ Sprechen: Das Baby ist sehr aufmerksam, wenn es etwas erzählt bekommt, und »plaudert« selbst sehr viel. Es kann Stimmlage und Lautstärke immer weiter verfeinern und beherrscht jetzt sogar schon das Flüstern.

➤ Verhalten: Im achten Monat fangen viele Babys an zu fremdeln. Sie reagieren ängstlich und zurückhaltend auf andere Menschen und wehren Kontakte mit ihnen manchmal durch heftiges Schreien und Weinen ab.

## 9. Monat

➤ Bewegungen: Das Kind wird langsam mobil. Es beginnt zu robben und sich so Zugang zu anderen Bereichen zu verschaffen. Es sitzt nun mindestens eine Minute lang frei und steht für ca. eine halbe Minute, wenn es an den Händen festgehalten wird. Gegenstände, die es in der Hand hält, lässt es absichtlich fallen.

> Kinder lieben es, alles in ihrer Umgebung zu erforschen – auch das eigene Spiegelbild!

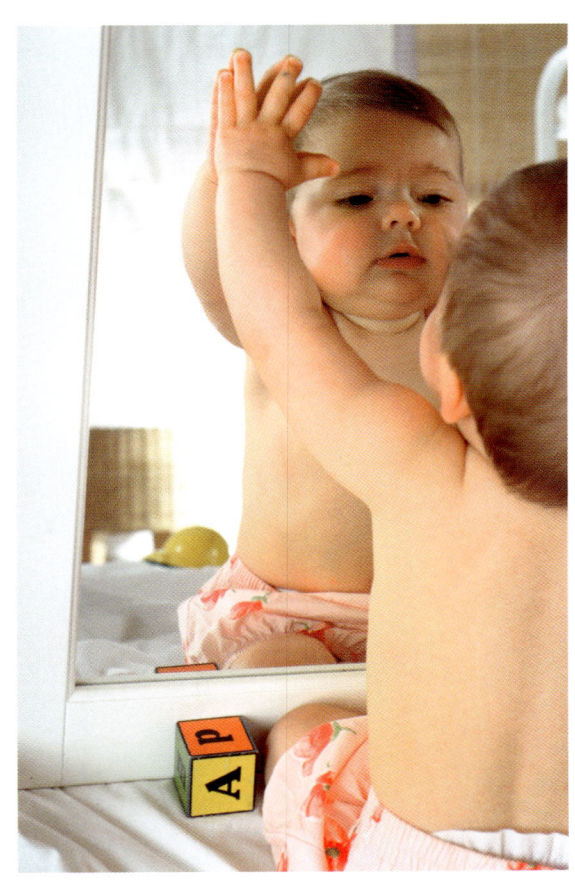

➤ Wahrnehmung: Das Kind konzentriert sich jetzt ganz gebannt auf leise Töne und Geräusche. Das Ticken einer Uhr oder das leise Summen eines Elektrogeräts kann nun seine Aufmerksamkeit für längere Zeit fesseln.

➤ Sprechen: Erstmals bildet das Kind deutliche Doppelsilben: »ba-ba«, »dei-dei«, »ma-ma« – und damit auch schon ein erstes richtiges Wort.

➤ Verhalten: Das Baby entdeckt seine Liebe fürs Versteckspielen und für sein eigenes Spiegelbild, das es konzentriert und ausdauernd betrachtet.

## 10. Monat

➤ Bewegungen: Nun ist die Zeit fürs Krabbeln gekommen, auch wenn die Bewegungen noch ein klein wenig unkoordiniert sind. Das Kleine kann sich von der Rücklage alleine aufsetzen und stehen, wenn es sich festhält. Kleine Gegenstände wie Murmeln und ein Stück Papier fasst es mit dem Pinzettengriff, also mit den Spitzen von Daumen und Zeigefinger.

➤ Wahrnehmung: Das Kind untersucht die räumlichen Beziehungen, indem es beispielsweise Spielzeug absichtlich wegwirft und schaut, wo es landet bzw. hört, welchen Krach das macht. Außerdem interessiert es sich für Details, z. B. die Augen der Puppe oder auch die Löcher der Steckdose(!).

➤ Sprechen: Das Kind ahmt einzelne Silben nach und entwickelt nun auch zunehmend ein Sprachverständnis: Es kommt beispielsweise Aufforderungen nach, eine bestimmte Person oder einen Gegenstand im Raum zu suchen.

➤ Verhalten: Lob und Bestätigung sind für das Kleine jetzt besonders wichtig: Es freut sich, seinen Eltern zu zeigen, was es schon alles kann, und wiederholt die Dinge oft, um weiter die Aufmerksamkeit auf sich zu lenken.

## 11. Monat

➤ Bewegungen: Das Krabbeln wird jetzt immer sicherer, die Bewegungen sind schon gut aufeinander abgestimmt. Auch beim Sitzen kann das Kind gut das Gleichgewicht halten, es benötigt keine Unterstützung mehr. Indem es sich an den Möbeln selbstständig hochzieht, kommt das Baby in den Stand. Für das Ergreifen von Gegenständen wendet es den Zangengriff an, d. h., es beugt Zeigefinger und Daumen und formt sie so zu einer Zange.

➤ Wahrnehmung: Das Kind schult seine Merkfähigkeit. Es kann sich kurzzeitig an Dinge erinnern, die man beispielsweise vor seinen Augen versteckt hat. Es kann sich weiter entfernte Dinge heranholen, indem es »Instrumente« einsetzt (z. B. fasst es an der Schnur, um die Ente heranzuziehen, oder holt den Ball mit einem Stöckchen unter dem Tisch hervor)

➤ Sprechen: Das Kind ordnet bestimmte Silben sinnvoll zu, bezeichnet ein Auto beispielsweise als »brrr-brr« oder sagt »am-am«, wenn es etwas zu essen haben möchte.

➤ Verhalten: Das Kind folgt den Fragen oder Anweisungen seiner Eltern und führt selbstständig kleine Aufträge aus. Es isst alleine aus der Hand, lernt aus der Tasse zu trinken und mit dem Kinderbesteck umzugehen.

## 12. Monat

➤ Bewegungen: Das Baby ist beim Krabbeln nun richtig flink und behende. Es sitzt und steht sicher. Jetzt beginnt ein großer neuer Abschnitt in der Entwicklung, denn das Kind lernt laufen! Zunächst braucht es dabei noch Hilfe, wenn man es alleine lässt, verliert es das Gleichgewicht und fällt auf den Hosenboden.

Doch nach und nach gewinnt es zunehmend Sicherheit; bald wird es die ersten Schritte alleine gehen können.

➤ Wahrnehmung: Das Kind entwickelt jetzt einen Sinn fürs Experimentieren und lässt beispielsweise gerne kleine Gegenstände durch enge Öffnungen fallen.

➤ Sprechen: Der Wortschatz an zunächst typischen Kinderwörtern wie z. B. »Wau-Wau« erweitert sich fast täglich. Außerdem zeigt das Kind ein immer differenzierteres Sprachverständnis. Man kann sich schon richtig mit ihm unterhalten.

➤ Verhalten: Das Kind lernt, Dinge zu geben und zu nehmen, und reicht beispielsweise einen Gegenstand, wenn es dazu ermuntert wird. Es spielt gerne Bewegungsspiele wie »Fang mich« und freut sich, wenn es dabei erfolgreich ist.

## Kleinkindzeit: Kleine Persönlichkeiten mit großer Kraft

Es ist immer wieder faszinierend zu beobachten, wie unterschiedlich Geschwister sich entwickeln und wie wenig sie sich vom Wesen her gleichen. So sagen Eltern beispielsweise: »Unser Kleiner ist so ungeheuer lebhaft und wild; seine große Schwester war dagegen ein ganz stilles Wässerchen, das nie Probleme gemacht hat.« Oder: »Unser Großer ging immer so gerne in den Kindergarten, je mehr um ihn herum los war, desto besser. Sein Brüderchen ist ganz anders; er

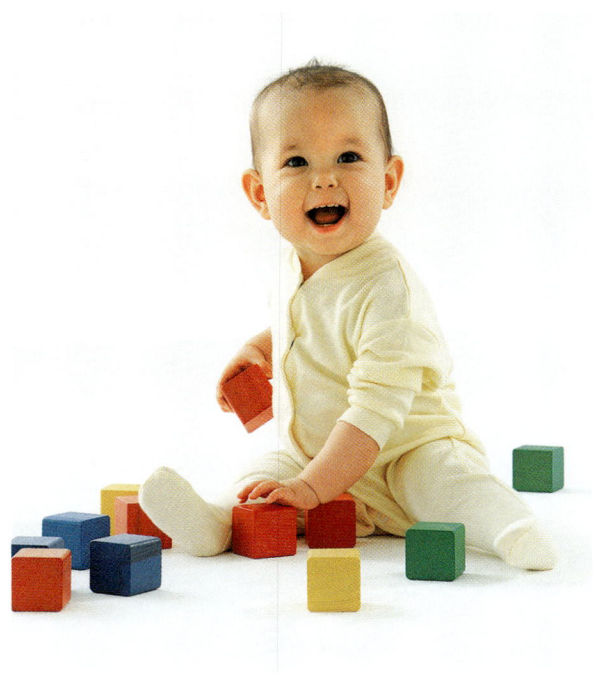

Mit bunten Bauklötzen zu spielen, macht allen Kleinkindern ganz besonders viel Spaß.

will immer bei Mama sein und am liebsten nur alleine mit seinen Bauklötzen spielen.« Eltern versuchen, bei ihren Kindern »den gemeinsamen Nenner« zu finden – und stellen fest, dass es diesen oft gar nicht gibt. Tatsächlich gleicht kein Kind dem anderen. Ob eher ein »zartes Pflänzchen«, das ängstlich und schüchtern reagiert, oder ein kleiner »Draufgänger«, der mit viel Temperament und Energie die Welt erobern möchte, oder eines der »pflegeleichten« Kinder, das mit Gleichmut und Gelassenheit die Dinge um sicher herum geschehen lässt: Jedes Kind hat sein individuelles, unverwechselbares Wesen, bildet dieses im Lauf seiner Entwicklung immer weiter heraus und zeigt seine Einzigartigkeit bis in jedes Detail: der Art, wie es lacht oder sich bewegt; welche Einschlafgewohnheiten es hat, wie es isst oder spielt, welche Vorlieben und Neigungen es entwickelt, wie es auf andere Menschen reagiert ...

Wenn Ihr Kind zwei bis drei Jahre alt ist, werden Sie als Eltern merken, wie sehr sich seine Individualität, seine Unverwechselbarkeit jetzt entwickelt. In dieser Zeit wird die Persönlichkeit des Kindes zunehmend erkennbar. Sicher entdecken Sie jetzt auch zahlreiche Charakterzüge und Wesensmerkmale, die besonders liebenswert sind. Wenn Sie diese fördern, z. B. indem Sie Ihr Kind loben, seine Leistungen anerkennen und ihm bezüglich seines Verhaltens positive Rückmeldung geben, tragen Sie intensiv dazu bei, seine Persönlichkeit zu stärken. Respektieren Sie das Wesen Ihres Kindes, nehmen Sie seine Wünsche und Bedürfnisse ernst. Versuchen Sie, sich in Ihr Kind hineinzuversetzen, achten Sie auf seine Gefühle und gehen Sie sorgsam mit ihnen um. Auch Kinderseelen können sehr verletzt werden, wenn man einfach so über sie hinweggeht und gar nicht wahrnimmt, was in ihnen vorgeht. Schenken Sie Ihrem Kind Vertrauen und viel liebevolle Zuwendung. Damit können Sie Ihr Kind glücklich machen – und das ist für Sie selbst doch das schönste Geschenk!

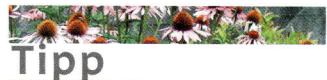

**Tipp**

Nehmen Sie Ihr Kind so, wie es ist. Damit hat es optimale Voraussetzungen, in seiner Persönlichkeit zu reifen und ganz individuelle Stärken, Begabungen und Talente zu entwickeln.

### Immer in Bewegung: Ihr Kind auf Entdeckungsreise

In den ersten zwölf Monaten hat das Gehirn Ihres Kindes sozusagen die Basisarbeit geleistet, um die verschiedenen motorischen Fähigkeiten zu erlernen. Das Baby ist dabei Riesenschritte vorangekommen; es kann sich drehen, aus liegender oder sitzender Position aufrichten, fest auf beiden Beinen stehen und die ersten – vielleicht anfangs noch etwas unsicheren – Schritte tun. In den folgenden Jahren der Kleinkindzeit nun geht es darum, diese Fähigkeiten immer weiter zu verfeinern und zu vervollkommnen und dadurch immer mehr Sicherheit zu gewinnen. Vieles lernen Kinder dabei quasi von selbst, z. B., wenn sie herumspringen und toben und so ihren Bewegungsdrang ausleben. Aber auch durch den differenzierten Umgang mit verschiedenen Gegenständen und Geräten, durch die Benutzung von Messer, Gabel und Löffel beim Essen, durch Bastelarbeiten, Handwerken oder Zeichnen, werden Bewegungen trainiert, das feinmotorische Zusammenspiel von Nerven und Muskeln geschult. Ein gesundes Kind muss von den Eltern gar nicht erst ermuntert werden, es wird von seiner eigenen Neugierde angetrieben, seine Umgebung zu erkunden und all das Neue und Spannende um sich herum kennen zu lernen. Es hat Freude daran, sein Können ständig zu erproben und weiterzuentwickeln. Die Bewegungen beim Klettern, Balancieren, Turnen und Springen können dann oft sogar ziemlich tollkühn, akrobatisch und waghalsig sein – und so manches Mal die Eltern in Angst und Schrecken versetzen. Meist haben die Kinder aber einen Schutzengel und selbst ein Sturz mit dem Roller oder Fahrrad verläuft glimpflich und ohne größere Blessuren. Da das ständige Training der motorischen Fähigkeiten und Ausloten der eigenen Grenzen für die kindliche Entwicklung so große Vorteile hat, sollten Eltern den Bewegungsdrang ihrer Kinder nicht durch übergroße Vorsicht bremsen. Natürlich ist es wichtig, dem Kind Gefahren aufzuzeigen und klarzumachen, dass es bestimmte Dinge – wie etwa Ballspielen auf einer Verkehrsstraße oder Klettern auf wackeligen Leitern – nicht tun darf. In Watte packen sollten Eltern ihr Kind jedoch nicht; damit nehmen sie ihm nicht nur den Spaß, sondern erziehen es auch zur Ängstlichkeit.

### Auto, Haus, Baum: Die ersten Worte und Sätze Ihres Kindes

In den ersten zwölf Lebensmonaten hat sich Ihr Baby schon intensiv auf das Sprechen vorbereitet und dazu einige wichtige Übungen gemacht Sein Brabbeln, Lallen und Gurren waren ein gutes Training für das spätere Sprechen. Nach dem ersten Lebensjahr geht es mit dem Erlernen der Muttersprache zügig voran: Ihr Kind bildet nun zunächst Einwortsätze, mit etwa 18 Monaten beherrscht es oft schon Zwei-Wortsätze, die allerdings noch nicht den grammatikalischen Regeln folgen: »Papa Arbeit, Auto brumm, Maxi doof«. Nach und nach wächst sein Wortschatz, das Sprachverständnis bildet sich immer weiter heraus, die Grammatikregeln werden zunehmend beachtet. Viele Kinder haben ein großes Vergnügen, mit der Sprache zu experimentieren, indem sie beispielsweise Wörter oder nur einzelne Silben immer wiederholen, in verschiedenen Tonlagen und Lautstärken aussprechen oder vielleicht auch zu einem scheinbar sinnlosen Wortsalat zusammenmixen. Diese Wort- und Silbenspiele wirken sich sehr günstig aus, da sie die Sprachentwicklung Ihres Kindes in hohem Maß fördern. Sie sollten deshalb Ihren Spross ruhig zu diesem kreativen Umgang mit Sprache ermutigen – auch wenn es Ihnen vielleicht manchmal etwas skurril vorkommt. Auf der anderen Seite müssen Sie jedoch auch nicht beunruhigt sein, wenn Ihr Kind zunächst noch etwas »wortkarg« und mit dem Sprechen vielleicht noch nicht so weit ist wie ein anderes gleichaltriges Kind. Wie in allen Bereichen der Entwicklung gibt es auch hier individuelle Unterschiede und fast alle Kinder holen eine kleine Entwicklungsverzögerung meist schnell wieder auf.

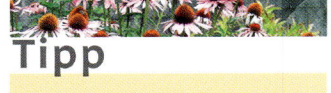

**Tipp**

Lassen Sie sich von dem Ausbruch Ihres Kindes nicht in Angst und Schrecken versetzen. Das Kind merkt nämlich, dass es Sie mit seinem »Terror« verunsichern kann und reagiert vielleicht noch vehementer. Besser in ruhigem, sachlichen Ton mit Ihrem Nachwuchs reden, ihn auffordern, »nun mal aufzuhören und sich zu beruhigen«. Wenn das nicht hilft, lassen Sie Ihren Spross sich austoben und warten Sie ab, bis er wieder normal reagiert.

## »Ich will nicht!« – die erste Trotzphase Ihres Sprösslings

Ihre Geduld wird in der nächsten Zeit wahrscheinlich häufiger auf die Probe gestellt. Denn Ihr Kind kommt nun in das Trotzalter. Sie werden jetzt sicher häufiger auch das Wort: »Nein!« von ihrem Sprössling hören. Außerdem wird er versuchen, seine Wünsche durchzusetzen und gerät wegen Kleinigkeiten, die Erwachsene oft gar nicht nachvollziehen können, völlig in Aufruhr. Seine Wutausbrüche werden mit Sicherheit Ihre Nerven strapazieren. Trotzdem sollten Sie versuchen, diesem Verhalten Ihres Kindes gelassen gegenüberzutreten. Denn Trotzphasen sind nichts Ungewöhnliches und genauso wie z. B. das Fremdeln gehört Trotz zur gesunden Entwicklung eines Kindes. In dieser Phase lotet Ihr Nachwuchs erstmals seine Grenzen aus und versucht,

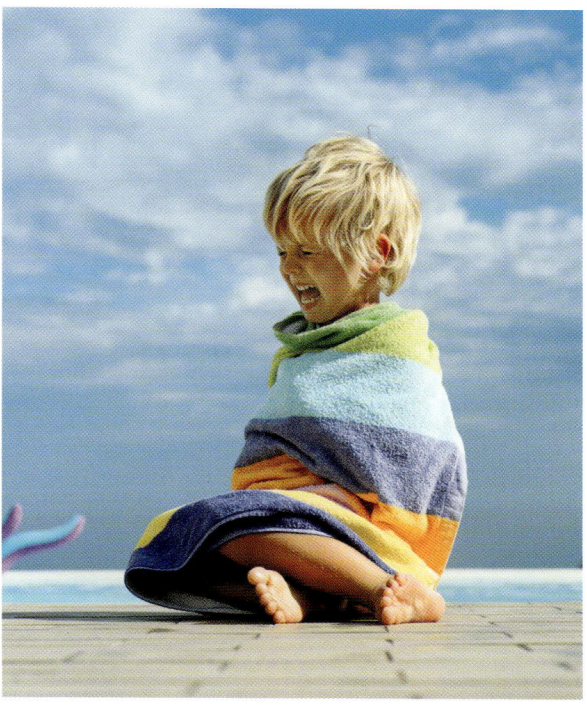

den eigenen Willen gegen den Ihren zu stellen. So gesehen hat die Trotzphase eine wichtige Bedeutung für die Persönlichkeitsentwicklung Ihres Kindes, da sie ihm ermöglicht, eigene Stärke zu demonstrieren und Autonomie zu erlangen – wichtige Voraussetzungen für spätere Durchsetzungsfähigkeit und Selbstbehauptung. Auch Ihnen als Eltern fällt es vor diesem Hintergrund sicher leichter, die Trotzreaktionen Ihrer Kinder zu akzeptieren und mit einer gewissen Souveränität zu begegnen. Je nach eigenem Temperament, aber auch nach erlernten Verhaltensmechanismen in der Familie reagiert jedes Kind in anderer Weise trotzig. Die einen bekommen Zornesausbrüche und Wutanfälle, die anderen weinen und jammern, wieder andere ziehen sich einfach ganz still zurück und meiden den Kontakt zu den Eltern oder Geschwistern.

> Bleiben Sie gelassen, wenn Ihr Kind sich jetzt öfter trotzig zurückzieht. Das geht vorüber!

## Kindergartenzeit: Hinein ins soziale Leben

Ihr Kind ist nun etwa drei Jahre alt und reif genug, um weitere interessante Erfahrungen zu sammeln. Es erprobt sein Können mit Freude – klettert, turnt, springt, balanciert – und weitet so mit großem Bewegungs- und Forscherdrang die Grenzen seines kleines Reiches zunehmend aus. Ein Meilenstein der Entwicklung und eine große, neue Herausforderung ist für Ihr Kind dann auch der Eintritt in den Kindergarten: Im Umgang mit Gleichaltrigen wird es emotio-

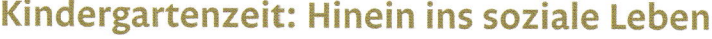

nale und soziale Fähigkeiten erwerben, die sein ganzes späteres Leben prägen werden.

### Fragen, Fragen, Fragen!

Ihr Kind vermag jetzt schon komplexe Sätze zu bilden. Sein Wortschatz erweitert sich rasch und sogar Wörter mit schwierigen Lautverbindungen, wie z. B. »kn, gr, bl, ng« bereiten Ihrem Dreikäsehoch keine allzu großen Schwierigkeiten mehr. Komplizierte Wörter wie »Wollknäuel«, »Blasebalg« oder »Angelhaken« kommen ihm deshalb schon relativ leicht über die Lippen. Ihr Spross befindet sich nun mitten im »zweiten Fragealter«. Das Wörtchen »warum« wird die Kommunikation zwischen Ihnen in nächster Zeit dominieren und Ihre Nerven mit Sicherheit vor manche Zerreißprobe stellen. Ihr Kind will wirklich alles wissen: Warum fliegt das Flugzeug am Himmel? Warum geht das Schiff nicht unter? Warum ist die Tomate rot? Keine Nebensächlichkeit ist zu unwichtig, um nicht durch die Warum-Frage ergründet zu werden. So nervtötend das Fragespiel sein kann, es ist für die intellektuelle Entwicklung Ihres Kindes unabdingbar und liefert ihm wichtige Informationen zum Erkennen und Begreifen der Welt.

Ein Urlaub am Meer ist für Kinder aller Altersklassen einfach ideal – und gesund.

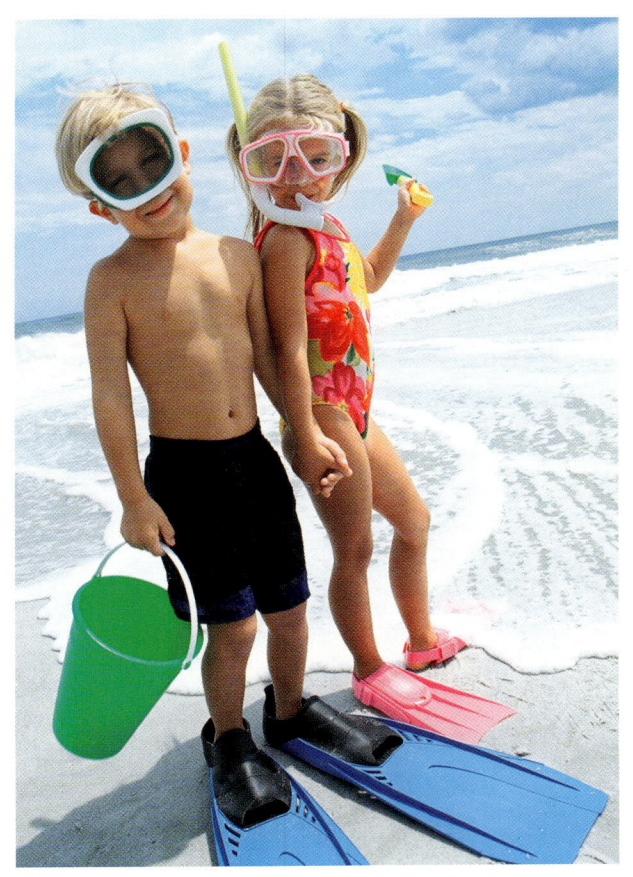

### Laufen, Klettern, Springen

Auch die motorischen Fähigkeiten werden im dritten Lebensjahr immer komplexer und ausgefeilter. Ihr Kind entwickelt eine Vorliebe fürs Klettern, es kann auch schon recht sicher Treppen hoch- und hinuntersteigen. Sein Bewegungsdrang ist jetzt ungebrochen. Mit viel Energie saust Ihr Kind durch die Wohnung oder den Garten, freut sich, wenn man ihm hinterherrennt und mit ihm Fangen spielt. Diese Zeit ist für Sie als Mutter und Vater einerseits anstrengend, weil Sie jetzt tatsächlich viel »hinterher« sein und auf Ihr Kind aufpassen müssen, da es nun öfter auch mal hinfällt oder sich irgendwo anstößt. Andererseits können Sie mit Ihrem Kind nun auch schon viel unternehmen und sich viel mit ihm draußen bewegen, was seine körperliche Entwicklung natürlich sehr fördert.

## Erste Freundschaften und Beziehungen

Ihr Kind wendet sich mit wachsendem Interesse anderen Kindern zu, kann mit ihnen schon kleine Freundschaften eingehen. Es spürt die Gefühle anderer immer genauer und kann anhand des Gesichtsausdrucks oder der Körperhaltung selbst feine Gefühlsnuancen schon sehr gut erkennen, also beispielsweise, ob jemand traurig und bedrückt, verärgert und verstimmt oder fröhlich und heiter beschwingt ist. Auch seine eigenen Gefühle vermag Ihr Kind jetzt schon sehr differenziert auszudrücken und zu benennen.

Der Dreikäsehoch ist nun auch bald in der Lage, bestimmte Regeln einzuhalten, Verantwortung für eine gemeinsame Sache zu übernehmen und zunehmende Selbstständigkeit zu erlangen. Hat Ihr Spross diese wichtigen Entwicklungsschritte vollzogen, dann ist er bereit, am Leben im Kindergarten teilzunehmen. Für Ihr Kind ist das ein völlig neuer Lebensabschnitt, der mit einer großen Herausforderung einhergeht, denn es muss sich aus der engen Mutter/Vater-Kind-Bindung zumindest zeitweilig lösen. Doch auch für Sie selbst bedeutet es, loslassen zu können und seine Selbstständigkeit zu unterstützen.

> Der erste Schultag! Nun warten auf Ihr Kind große Aufgaben und neue Herausforderungen.

## Schulzeit: Auf dem Weg zur intellektuellen Reife

Der Schulranzen ist mit Heften, Stiften und Füllfederhalter bestückt, die Schultüte voll kleiner Geschenke und Naschereien – und nun tritt der kleine ABC-Schütze zum ersten Mal durch die Tür des Klassenzimmers – in eine völlig neue Welt voll ungeahnter Möglichkeiten, Abenteuer und Anforderungen! Der Übertritt vom Kindergarten in die Schule ist eine spannende und aufregende Erfahrung für ein Kind und genauso auch für seine Eltern. Tief im Unterbewusstsein spüren alle, dass nun eine große Zäsur im Leben des Kindes stattfindet: Es ist der Aufbruch in eine neue Entwicklungsphase, die von ihm Zug um Zug immer mehr Reife abverlangt, es mit vielen neuen Aufgaben sowie vielen neuen Menschen konfrontiert und es langsam, aber sicher auf »den Ernst des Lebens« vorbereitet.

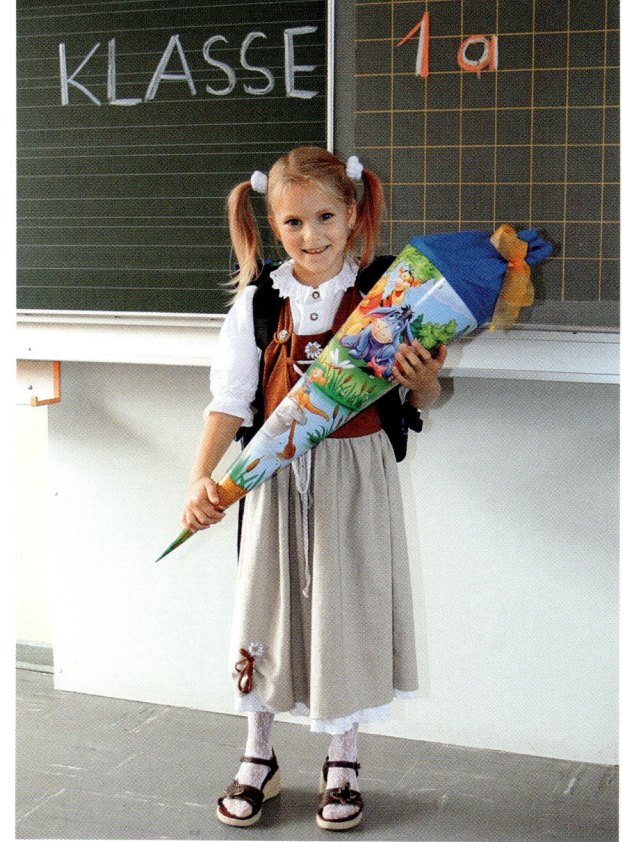

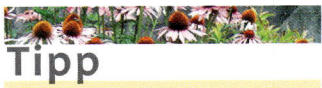

## Tipp

Durch den Kindergartenbesuch ist Ihr Kind vermutlich schon an einen geregelten Tagesablauf außerhalb der Familie gewöhnt. Wenn Ihr Kindergarten eine Art »Vorschule« vorsieht, die Ihr Kind auf die Schule vorbereitet, sollten Sie diese Möglichkeit unbedingt nutzen!

## Wann ist ein Kind schulreif?

In Deutschland wird ein Kind mit dem sechsten Lebensjahr schulpflichtig. Abgesehen vom regulären schulpflichtigen Alter, können Kinder aber auch schon früher eingeschult (sogenannte Kann-Kinder) oder noch ein Jahr von der Schulpflicht befreit, also »zurückgestellt« werden. Oft können Sie als Eltern am besten entscheiden, ob Ihr Kind schon fit für die Schule ist. Wenn Ihr Spross neugierig auf Neues ist, ausdauernd und fantasievoll spielt, Spaß am eigenen Tun hat und Sie das Gefühl haben, Ihr Knirps wird im Kindergarten eher unterfordert oder beginnt, sich dort zu langweilen, dann ist er sicherlich reif für die Schule. Allerdings sollten Sie diesbezüglich auch die Meinungen der Kindergärtnerinnen, des Kinderarztes sowie der Schule einholen. Der Zeitpunkt der Einschulung wirkt sich nämlich oft auf die gesamte Schullaufbahn aus.

## Fördern durch Malen, Basteln und Spielen

Zu Hause sollten Sie sich jetzt besonders viel Zeit nehmen für ausdauernde Spiele. Memory, Puzzles, Domino, »Mensch ärgere dich nicht« sind einige Beispiele für konzentrationsfördernde Spiele, die Ihrem Kind vermitteln, bei der Sache zu bleiben. Es möchte jetzt auch selbst vieles ausprobieren. Unterstützen Sie es dabei. Malen und basteln Sie mit ihm. Binden Sie es beim Kochen mit ein. Kochen ist ebenfalls eine sehr kreative Arbeit, die die Fantasie fördert. Kaufen Sie unbedingt gemeinsam den Schulranzen und alle weiteren Utensilien, die Ihr Kind für den Schuleintritt benötigt. Schulranzen sollten heute leicht sein, d. h. nicht aus Leder, sondern aus Synthetikmaterial mit leuchtenden Farben, das strapazierfähig ist und wenig Eigengewicht hat. Ihr Kind wird gerade in den ersten Schuljahren viele verschiedene Gegenstände für die Schule brauchen, da der Lernprozess noch vorwiegend über das Spielen und das »Begreifen« stattfindet.

## Viel Bewegung und frische Luft

Eine sehr gute Vorbereitung für die Schule ist auch körperliche Fitness. Ein Kind, das viel draußen spielt und herumtobt, Sport treibt und sich gesund ernährt, ist gut gewappnet, den Schulstress zu meistern, und zudem viel besser gegen Krankheiten – allen voran Infekte – gewappnet. Wenn Ihr Spross dazu noch ausreichend schläft, hat er mehr Kraft, sich auf Neues zu konzentrieren. Wichtige Voraussetzung für einen erfolgreichen Schulstart ist auch ein uneingeschränktes Hör- und Sehvermögen. Lassen Sie Ihr Kind am besten möglichst frühzeitig untersuchen. Oft wird nämlich viel zu spät erkannt, dass das Kind eigentlich eine Brille braucht – und wer nicht deutlich erkennen kann, was an der Tafel steht, der verpasst gerade am Anfang recht viel.

## Teenagerzeit: Abschied von der Kindheit

Elternsein ist nicht leicht – spätestens wenn das eigene Kind in die Pubertät kommt, sind gute Nerven gefragt. Denn Stimmungsschwankungen und Zornesausbrüche stehen bei dem Halbwüchsigen oft auf der Tagesordnung. Der Sprössling zieht sich immer mehr aus dem Familienleben zurück, was die Eltern sagen, zählt für den Jugendlichen nicht mehr, denn: »Erwachsene sind doof und haben ja keine Ahnung, was abgeht«. Freunde und Kumpels geben jetzt den Ton an. Oft eskaliert der familiäre Konflikt, wenn das Kind zum ersten Mal verliebt ist. Taucht z. B. plötzlich ein – möglicherweise erheblich älterer – Verehrer der Tochter auf, dann sind die Eltern meist alles andere als begeistert. Haben sie sich doch den ersten Freund ihres Kindes ganz anders vorgestellt. »Das ist schlechter Umgang für dich!«, »Wie läuft der denn rum?«, »Du bist noch viel zu jung dafür!« Wer jetzt sein Missfallen so zum Ausdruck bringt, der muss sich auf handfeste Auseinandersetzungen gefasst machen.

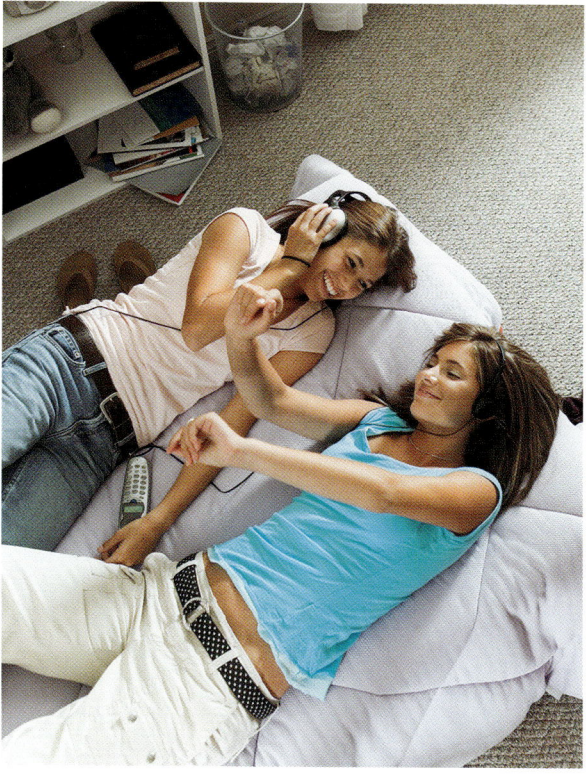

Auch wenn das Leben mit Ihrem Teenager jetzt manchmal schwierig ist: Bewahren Sie sich Ihre Ruhe, Ihre Offenheit und Ihren Humor!

### Loslösung vom Elternhaus

Für die meisten Eltern ist es nicht leicht zu akzeptieren, dass dem pubertierenden Kind alle – die Kumpels, der erste Freund/die erste Freundin – nun wichtiger sind als die eigenen Eltern. Dabei ist dieses Loslösen von Vater und Mutter in der Pubertät ganz normal. Meist ist die Abnabelung verbunden mit einer Ablehnung der Eltern. Viele Jugendliche im Alter von zehn bis 18 Jahren sehen ihre Eltern nur noch als lebende »Verbotsschilder« an. Ständig schwankend zwischen Zornesausbrüchen, Depressionen und Unsicherheit loten die Teenager jetzt ihre Grenzen aus, strampeln sich aus der elterlichen Kontrolle frei und versuchen, auf eigenen Beinen zu stehen. Daher ist der erste Freund bzw. die erste Freundin für sie auch so wichtig.

Hier suchen sie die Nähe und Zärtlichkeit, die sie von den Eltern (momentan) nicht mehr annehmen wollen.

### Erwachende Sexualität

Was macht die Schwelle zum Erwachsenwerden so kompliziert und wirft so viele Schwierigkeiten auf? Erwiesen ist, dass viele der Veränderungen mit der erwachenden Sexualität zu tun haben. Die Geschlechtshormone beginnen zu zirkulieren und lösen die innerlichen und äußerlichen Wandlungen aus: Bei Mädchen zeigt sich mit etwa elf Jahren die erste Schambehaarung, die Brust entwickelt sich, mit durchschnittlich 13 Jahren tritt die erste Regelblutung auf. Bei Jungen startet die Vorpubertät im Alter von etwa elf Jahren mit dem Wachstum der Hoden. Dann bildet sich die Schambehaarung und der Penis beginnt zu wachsen. Mit durchschnittlich 14 Jahren kommen Jungen in den Stimmbruch und dann fängt auch der Bart langsam an zu sprießen. Bei den Jungen und Mädchen ist die Pubertätsphase aber auch von vielen anderen Merkmalen geprägt. Beide Geschlechter erleben einen Wachstumsschub, die Mädchen etwas früher als die Knaben. Alle Reifungsvorgänge, die für die körperliche Verwandlung zu Mann oder Frau nötig sind, laufen nun in rascher Zeit ab: Die Geschlechtsorgane entwickeln sich weiter, die Behaarung nimmt zu, in speziellen Hautdrüsen beginnen die sexuellen Duftstoffe zu zirkulieren.

> Zeigen Sie Ihrem Kind so oft wie möglich, dass Sie es wirklich lieben und verstehen.

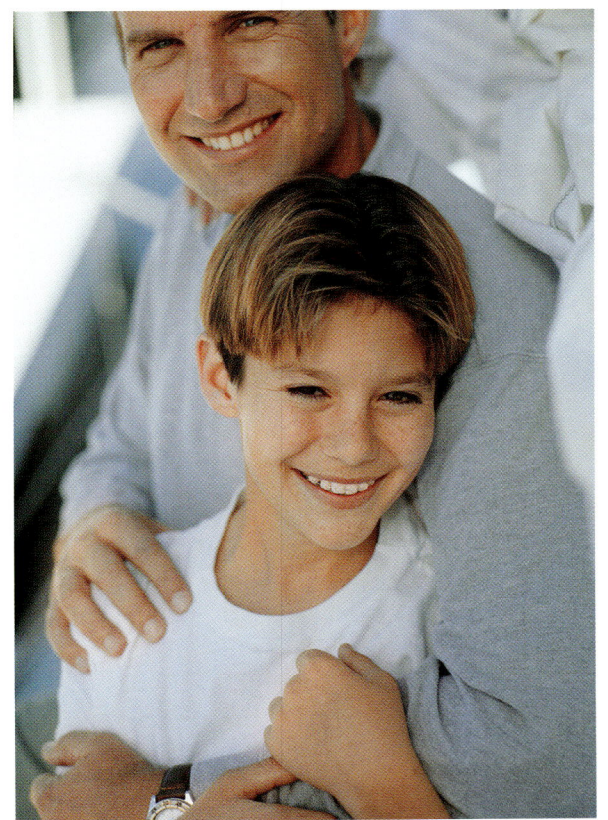

### Eine Zeit der Disharmonie

Kennzeichnend für die Pubertät ist, dass sich diese Entwicklung keineswegs harmonisch vollzieht: Hände und Füße der Teenies wachsen oft schneller als Arme und Beine und diese wiederum früher als der Rumpf: Teenager wirken deshalb schlaksig und ungelenk. Auf der Haut beginnen sehr häufig Pickel zu sprießen, die Haare werden fettig, der Teint wirkt unrein. Diese Pubertätsakne macht vielen Jugendlichen sehr zu schaffen und nagt an ihrem Selbstwertgefühl, da ihnen das äußerliche Erscheinungsbild nun extrem wichtig ist. Durch das schnelle Wachstum gerät häufig auch der Kreislauf aus der Balance, der Blutdruck schwankt und lässt die »Kinder« mal blass, mal mit hochrotem Kopf erscheinen. Die Schmerzempfindlichkeit steigt, die Heranwachsenden sind wehleidig und klagen häufig über Stiche in der Brust und Krämpfe in der Muskulatur.

## Große seelische Unsicherheit

Auch die Seele fährt in dieser Zeit des Umbruchs oft Achterbahn. Plötzliche Stimmungsschwankungen von »himmelhochjauchzend« nach »zu Tode betrübt« sind typisch für Teenager in diesem Alter. Die ersten sexuellen Empfindungen, die Neugier auf das andere Geschlecht führen zu einer zu hochgradiger Verunsicherung, lösen in gewisser Weise aber auch Aggressionen aus. Die Jugendlichen wollen jetzt zeigen, dass sie keine Kinder mehr sind, sie lehnen sich gegen alles auf, legen sich mit den Erwachsenen an und lassen sich nichts mehr sagen. Dieses oppositionelle, auflehnende Verhalten drückt sich oft auch durch eine – zuweilen abenteuerliche – Art aus, sich darzustellen: durch »schräge« Frisuren, eine befremdliche Sprache und merkwürdige Kleidung. So sehr die Teenager auf der einen Seite nach Unabhängigkeit und Selbstbestimmtheit streben, so stark werden sie aber auch immer noch von der Sehnsucht nach den unbeschwerten Kindertagen heimgesucht, in denen sie sich geborgen und wohlbehütet in der Nähe von Mama und Papa wussten. Die »verlorene Kindheit« lässt sie nicht selten in eine tiefe Traurigkeit versinken – und plötzlich wird aus dem gerade noch motzigen, rotzigen Teenie ein anlehnungsbedürftiges, hilfloses Geschöpf, das den Trost in den Armen seiner Eltern oder anderen nahen Beziehungspersonen sucht.

## Wichtig in dieser Zeit: Verständnis

Wie sollten Eltern jetzt mit ihren Sprösslingen umgehen? Vor allem ist in dieser Zeit der Krise und Wandlung Verständnis ist gefragt: liebevolle Unterstützung und Aufklärung statt Ablehnung und Verbote. Halten Sie sich als Eltern immer Ihre eigene Pubertät vor Augen: Wie haben Sie sich damals gefühlt? Wie haben Ihre Eltern auf Ihre Verweigerungen, Trotzreaktionen, Ihre erste Liebe reagiert – und wie sind Sie selbst damit umgegangen? Also, tief durchatmen: Nehmen Sie die Angriffe Ihres Sprösslings nicht persönlich, legen Sie nicht jedes Wort auf die Goldwaage und nehmen Sie Autoritätseinbußen so gelassen wie möglich hin. Bleiben Sie offen für die Bedürfnisse und Ängste Ihres Kindes. Der Ablösungsprozess in der Pubertät ist etwas ganz Normales und je mehr die Eltern jetzt »reinreden«, desto eher wird der Sprössling sich vor den Eltern verschließen.

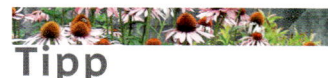

## Tipp

Auch wenn er es nicht zeigt oder sogar das Gegenteil demonstriert: Ihr pubertierender Spross braucht jetzt besonders viel liebevolle Zuwendung, Verständnis und Unterstützung. Geben Sie ihm sowohl Freiräume als auch Halt; lassen Sie Ihren Nachwuchs los, aber zeigen Sie dennoch, dass Sie immer für ihn da sind.

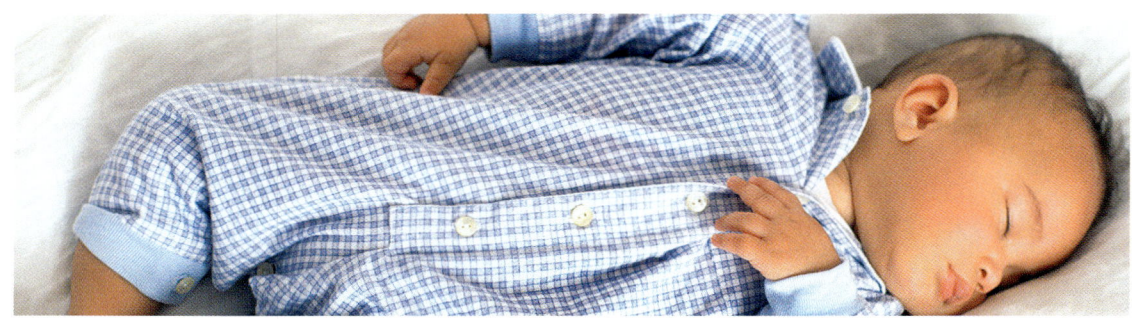

# Vorsorge: So bleibt Ihr Kind gesund

Dank der Vorsorgeuntersuchungen und der Schutzimpfungen wachsen heute die meisten Kinder ganz gesund heran und bleiben von ernsteren Krankheiten verschont. Und für Sie als Eltern sind die regelmäßigen Untersuchungen Ihres Kindes beim Kinder- und Jugendarzt eine große Beruhigung, da Sie die Gewissheit haben können, dass alles in bester Ordnung ist.

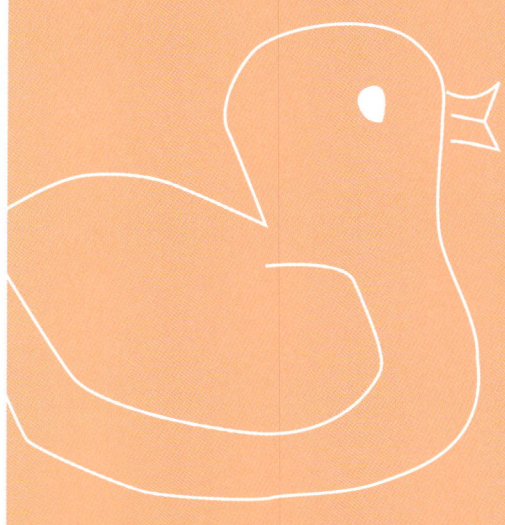

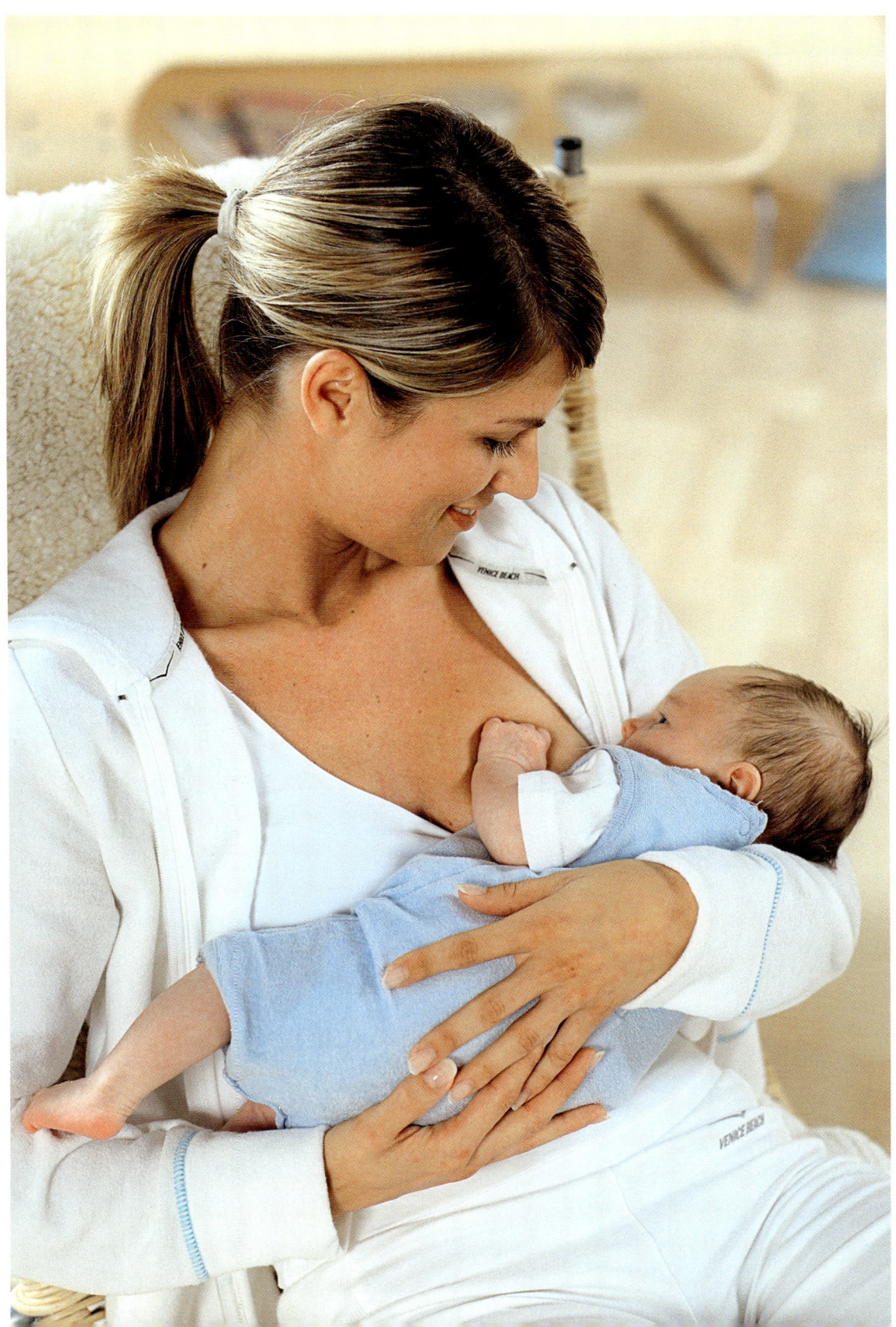

# Vorsorgeunter-
# suchungen beim Arzt

Damit Sie Ihr Kind optimal betreut wissen, ist die Begleitung durch einen kompetenten Kinder- und Jugendarzt, der Ihr Vertrauen genießt, von großer Bedeutung. Sie sollten ihn in regelmäßigen Abständen konsultieren – und zwar zu den Vorsorgeuntersuchungen. Bis zum fünften Lebensjahr sind neun dieser Vorsorgeuntersuchungen (U1 bis 9) vorgesehen (ab 2008 sind sie sogar gesetzlich vorgeschrieben), eine zehnte Untersuchung (J1) wird dann für Jugendliche mit dem Eintritt in die Pubertät angeboten. Alle Vorsorgeuntersuchungen werden von der Krankenkasse bezahlt. Selbstverständlich können und sollten Sie Ihren Kinder- und Jugendarzt aber auch außerhalb dieser Termine aufsuchen, wenn dafür ein Anlass besteht.

## U1: 1. bis 4. Lebensstunde

Bereits kurz nach der Geburt wird das Baby ein erstes Mal untersucht. Diese Untersuchung findet direkt nach der Entbindung im Kreißsaal statt. Zunächst überprüfen die Geburtshelfer, ob das Kind die Geburt ohne größere Probleme überstanden hat und es wohlauf ist. Dabei hören sie Herz und Lunge ab, überprüfen, ob Nase und Speiseröhre des Babys frei durchgängig sind, achten auf die Durchblutung seiner Haut und testen seine Reflexe. Der sogenannte Apgar-Test prüft Herzschlag, Atmung, Muskeltätigkeit, Muskelspannung, Reflexe und Hautfarbe. Damit wird bewertet, ob das Baby in einem gutem Zustand auf die Welt gekommen ist und wie schnell es sich von der anstrengenden Geburt erholt.
Der Apgar-Test wird nach Punkten beurteilt und ausgewertet. Dabei vergibt der Arzt für jede Untersuchung 0 bis 2 Punkte.

➤ Liegt der Apgar-Wert zwischen 8 und 10 ist das Neugeborene ganz gesund.

➤ Befindet er sich zwischen 5 und 7 Punkten, ist der Gesundheitszustand des Babys beeinträchtigt.

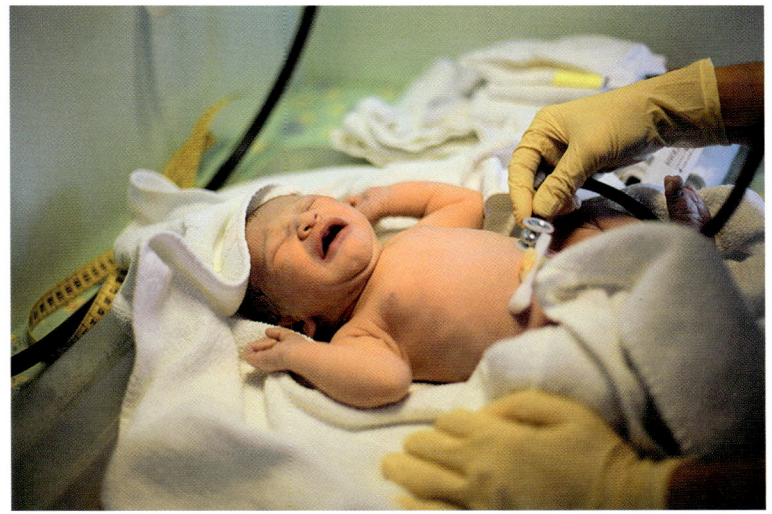

Schon gleich
nach der Geburt
wird Ihr Baby
ausführlich von
einem Kinderarzt
untersucht.

➤ Apgar-Werte unter 5 Punkten gelten als äußerst kritisch und
machen sofortige medizinische Maßnahmen notwendig wie
beispielsweise eine Beatmung.
Der Apgar-Test wird sowohl nach fünf, als auch nach zehn Minuten
wiederholt.

Innerhalb der U1 erfolgt auch die Entnahme von etwas Nabelschnur-
blut, um zu überprüfen, ob dessen Sauerstoffgehalt ausreichend ist.
Anschließend erhält das neugeborene Baby Vitamin-K-Tropfen, um
eventuellen Blutgerinnungsstörungen vorzubeugen, die bei einem
Mangel an diesem Vitamin auftreten können. Dann wird das Neugeborene gewogen und die Hebamme misst noch seine Körperlänge
und seinen Kopfumfang.

## U2: 3. bis 10. Lebenstag

Diese Neugeborenen-Basisuntersuchung ist besonders umfassend
und erfolgt nach dem dritten Lebenstag entweder noch in der Klinik
oder beim Kinderarzt. Dazu wird etwas Blut aus der Ferse entnom-
men und auf Anzeichen einer Stoffwechselerkrankung und Störungen
der Schilddrüse untersucht. Ernste Krankheiten wie beispielsweise
eine Schilddrüsenunterfunktion (Hypothyreose), die Eiweißstoff-
wechsel-Erkrankung Phenylketonurie, eine Mukoviszidose oder die
Zuckerstoffwechsel-Erkrankung Galaktosämie lassen sich so frühzeitig diagnostizieren. Außerdem wird das Baby gründlich untersucht, Haut, Gesicht, Mund, Nase, Ohren, Bauch, Nervenreflexe
sowie Muskeln und Knochen kontrolliert. Dabei testet die Ärztin
oder der Arzt auch den Greifreflex an den kleinen Händchen und

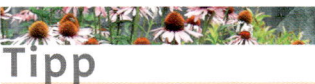

## Tipp

Oft sind die
frischgebackenen
Mütter mit ihrem
Baby schon wieder
zu Hause, wenn die
U2 ansteht. Versäu-
men Sie bitte kei-
nesfalls diese
wichtige Vorsor-
geuntersuchung und
vereinbaren Sie
rechtzeitig einen
Termin mit Ihrem
Kinderarzt.

zieht das Baby aus der Rückenlage hoch. Mit einem speziellen Halte-
griff wird außerdem überprüft, ob die Hüftgelenke des Babys gesund
sind oder möglicherweise eine Fehlfunktion vorliegt. Um eine Neu-
geborenen-Gelbsucht frühzeitig zu erkennen und zu behandeln, legt
der Arzt bei der Untersuchung der Haut besonderes Augenmerk auf
eine eventuelle Gelbfärbung.

## U3: 4. bis 6. Lebenswoche

Ihr Baby ist schon mindestens vier Wochen alt, wenn wieder eine
Untersuchung stattfindet. Vergessen Sie auch diesmal nicht, das
gelbe Vorsorgeheftchen mitzubringen, damit der Arzt oder die Ärztin
auch alle Untersuchungsergebnisse eintragen kann. Wenn Sie Fragen
haben oder Ihnen bei Ihrem Kind etwas aufgefallen ist, was Sie besprechen möchten, tun Sie es ohne Scheu und ohne etwas hinter
dem Berg zu halten.

Das will der Arzt bei dieser Untersuchung von Ihnen wissen: Trinkt
das Baby richtig? Hat es eine normale Verdauung? Gibt es irgendwelche Auffälligkeiten? Er untersucht das Baby von Kopf bis Fuß,
tastet und horcht die inneren Organe ab und prüft Größe und Gewicht. Er untersucht, ob das Kind über alle Reflexe verfügt und
Augen und Ohren in Ordnung sind. Bei dieser dritten Vorsorgeuntersuchung erfolgt auch eine Beurteilung der Hüftgelenke mit einem
Ultraschallgerät (Hüftsonografie), um Entwicklungsstörungen und
Fehlbildungen festzustellen.

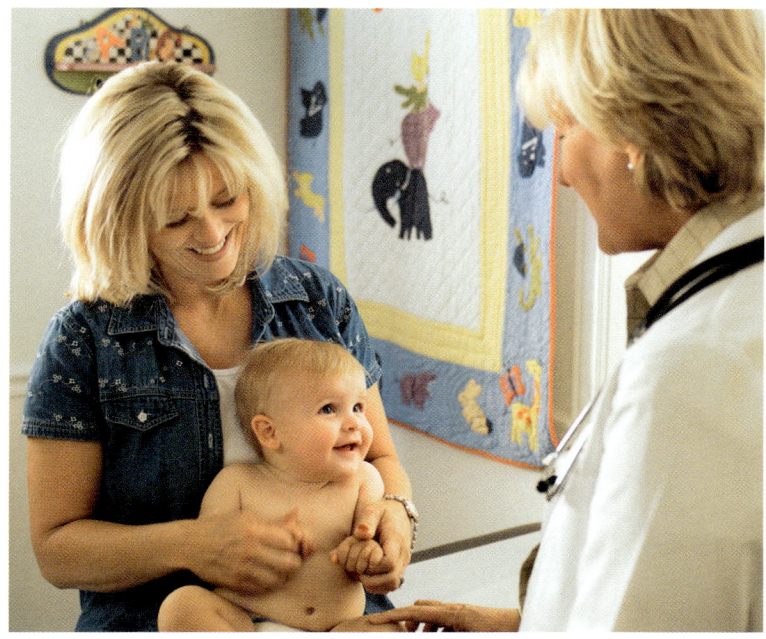

Nehmen Sie die
Vorsorgeuntersu-
chungen beim
Kinderarzt unbe-
dingt regelmäßig
wahr!

## U4: 3. bis 4. Lebensmonat

Nach etwa einem Vierteljahr ist die nächste Vorsorgeuntersuchung fällig. Ihr Baby ist nun schon richtig aktiv und beteiligt sich an der Untersuchung. Wenn es gut aufgelegt ist und den Arzt leiden mag, hat es vielleicht sogar Spaß daran. Der Arzt fasst das Kind an beiden Händen an und prüft, ob es beim Hochziehen »mithilft« und dabei das Köpfchen auch schon alleine halten kann. Er hält dem Kind Gegenstände hin, damit er sieht, ob es schon greifen kann, ob es den Gegenstand mit den Augen verfolgt und den Kopf nach Geräu-

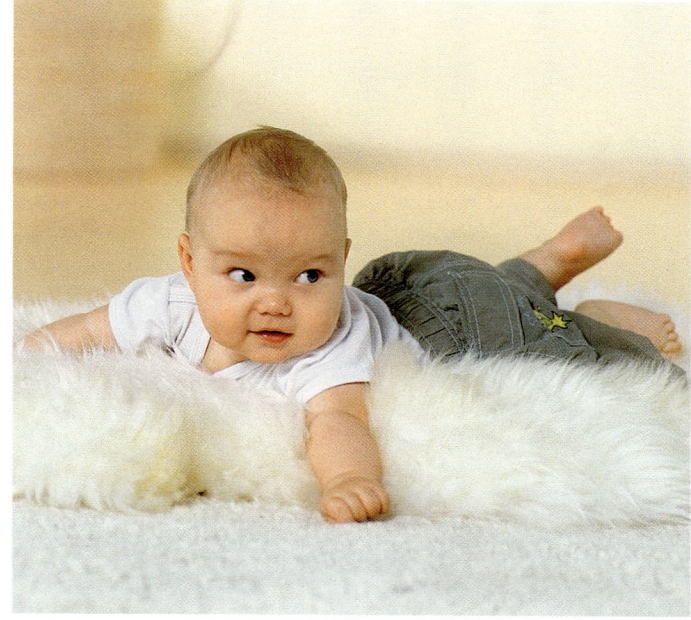

schen dreht. Das Baby sollte jetzt schon dazu fähig sein, seinen Blick in Richtung der Person zu lenken, deren Stimme es vernimmt und auch schon ein Stück weit mit einfachem Brabbeln zu kommunizieren. Auch Freude und Vergnügen sollte das Baby jetzt bereits durch Juchzen und Quietschen ausdrücken können. Der Arzt prüft, ob die Fontanelle zum Weiterwachsen ausreicht. Diese Knochenlücke am Schädel des Kindes darf sich erst im 18. Lebensmonat schließen. Natürlich untersucht der Arzt auch dieses Mal die inneren Organe.

> Die Überprüfung der Motorik ist ein wichtiger Bestandteil der Vorsorgeuntersuchungen.

## U5: 6. bis 7. Lebensmonat

Die fünfte Vorsorgeuntersuchung steht auf dem Plan, wenn Ihr Säugling ungefähr ein halbes Jahr alt ist. Da Babys in diesem Alter zunehmend mobiler werden, richtet Ihr Kinderarzt bei der U5 sein Augenmerk vor allem auf die Untersuchung der Beweglichkeit und der Körperbeherrschung. Er prüft, ob sich das Baby schon automatisch mit Händen und Füßen abstützen kann und ob es sich in der Bauchlage aufrichtet. Das Baby sollte sich jetzt auch schon zum Sitzen hochziehen, wenn man ihm Finger oder Hand reicht, in Sitzposition sein Köpfchen halten und auch gezielt nach Gegenständen greifen können. Kann es sich alleine vom Rücken auf den Bauch drehen? Der Arzt prüft das Gehör und die Sprachentwicklung. Ahmt es Geräusche nach und bildet Laute? Wichtig ist auch: Hält das Baby den Blickkontakt mit der Mama oder dem Papa während der Untersuchung? Das Sehvermögen wird ebenfalls noch einmal getestet. Mit Hilfe eines Augenspiegels lässt sich überprüfen, ob das Kind schielt.

## U6: 10. bis 12. Lebensmonat

Ihr Kind blickt auf die ersten aufregenden zwölf Monate seines Lebens zurück – und nun erfolgt die »Einjahresuntersuchung«. Neben der ausführlichen körperlichen Untersuchung stehen nochmals die Beweglichkeit sowie auch die Sprache im Mittelpunkt. Sitzt das Baby munter mit ausgestreckten Beinchen auf dem Untersuchungstisch? Hält es den Rücken gerade? Kann es alleine stehen und sich dabei festhalten? Horcht es auf und reagiert auch darauf, wenn es mit seinem Namen angesprochen wird? Kann es schon ein wenig sprechen – etwa Mama und Papa sagen? Hört es gut? Der Arzt schaut auch darauf, ob das Baby genügend Unterstützung bei seiner Entwicklung erhält, ob es neugierig, aufmerksam und aufgeschlossen ist und sich für die Dinge und Menschen in seiner Umgebung interessiert.

## U7: 21. bis 24. Lebensmonat

Kurz vor oder unmittelbar zum zweiten Geburtstag findet die »Zweijahresuntersuchung« statt. Der Arzt untersucht Ihr Kind wieder gründlich von Kopf bis Fuß und wendet sich dann seiner intellektuellen Entwicklung zu. Wie gut kann das Kleine mit der Sprache umgehen: Vermag es bereits Zweiwort-Sätze zu bilden, einfache Aufforderungen zu verstehen und ihm bekannte Gegenstände zu benennen? Spielt das Kind angeregt und fantasievoll? Kann es einfache Puzzle zusammenlegen, mit Farben und Stiften bunte Bilder malen? Wendet es sich mit Interesse anderen Menschen zu? Hierzu wird der Arzt sowohl Ihrem Kind als auch Ihnen einige Fragen stellen. Außerdem kontrolliert er, ob die Milchzähne in Ordnung sind, und überprüft anhand des Impfpasses, ob alle Impfungen erfolgt sind.

## U8: 3. bis 4. Lebensjahr

Ihr Spross besucht wahrscheinlich schon den Kindergarten, wenn die U8 fällig ist. Neben der Untersuchung der Organe sind auch hierbei wieder das Hör- und Sehvermögen, die motorische Entwicklung, die Sprachentwicklung sowie die geistige Reife von Bedeutung. Bei der U8 erfolgt auch eine Urinuntersuchung sowie die Messung des Blutdrucks.

## U9: 5. Lebensjahr

Die U9 schließt das Vorsorgeprogramm im früheren Kindesalter ab, eine weitere Vorsorgeuntersuchung ist erst wieder vorgesehen,

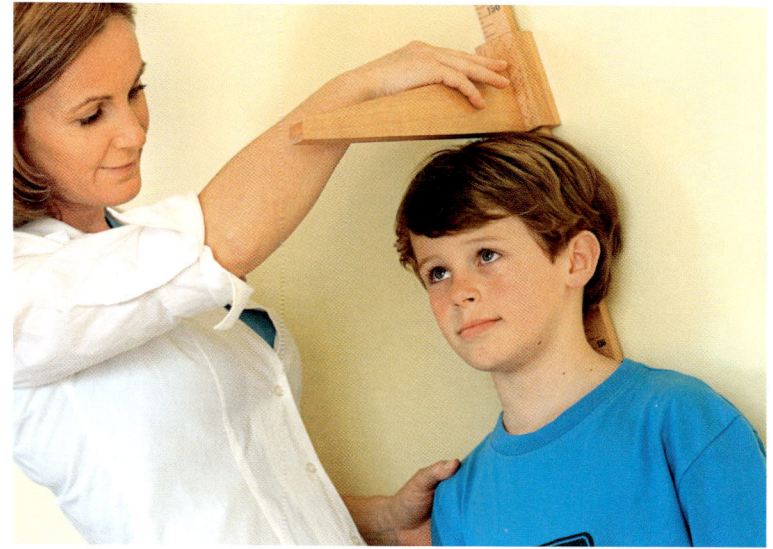

wenn Ihr Nachwuchs schon ein kleiner Teenager ist. Das bedeutet natürlich nicht, dass Sie nicht auch noch weiter den Kinder- und Jugendarzt aufsuchen können, wenn Sie sich versichern wollen, dass bei Ihrem Kind alles in Ordnung ist. Bei der U9 untersucht der Arzt noch einmal gründlich sämtliche Organsysteme. Er prüft Hör- und Sehvermögen, testet die grob- und feinmotorische Entwicklung, achtet auf eventuelle Fehlhaltungen, schaut ob Zahnschäden und Zahnfehlstellungen vorliegen. Darüber hinaus wird wieder der Urin untersucht und der Blutdruck gemessen. Auch die geistige, seelische und soziale Entwicklung sind von großer Bedeutung. Der Kinderarzt fragt Sie, wie sich Ihr Nachwuchs im Kindergarten verhält, und überprüft, ob die Schulreife voraussichtlich gegeben sein wird.

## J1: 12. bis 15. Lebensjahr

Diese Vorsorgeuntersuchung findet in einer Zeit statt, in der Ihr Kind – je nachdem ob Sie es mit zwölf oder erst mit 14 oder 15 Jahren zur J1 bringen – schon mehr oder weniger deutliche Zeichen der Pubertät zeigt. Da diese Phase nicht unproblematisch ist und die Teenies oft sehr empfindlich reagieren, sollte ein gutes Vertrauensverhältnis zwischen dem Arzt und Ihrem Kind bestehen. Die beiden werden jetzt nicht nur mit Ihnen zusammen, sondern auch alleine ein Gespräch führen, in dem Ihr Kind ihm seine Sorgen und Probleme anvertrauen kann: Vielleicht leidet es unter dem ersten Liebeskummer, hat Schwierigkeiten in der Schule – mit den Lehrern oder beim Lernen? Der Kinder- und Jugendarzt wird Ihren Nachwuchs auch über sexuelle Fragen wie Empfängnisverhütung und übertragbare Krankheiten sowie über Zigaretten-, Alkohol-, Drogenkonsum und Essstörungen wie Bulimie (Ess-Brech-Sucht) und Magersucht aufklären. In einer ausführlichen körperlichen Untersuchung überprüft der Arzt, wie weit die Pubertät vorangeschritten ist, er untersucht alle Organe, die Sinnesfunktionen sowie das Skelettsystem. Dabei kontrolliert er auch, ob aufgrund von Wachstumsschüben bestimmte Fehlhaltungen oder Fehlentwicklungen vorliegen. Darüber hinaus erfolgen die Messung von Gewicht, Größe, Puls und Blutdruck, außerdem finden Untersuchungen des Urins und des Blutes statt.

**Was steht im gelben Vorsorgeheft Ihres Kindes?**

➤ Bei der Geburt Ihres Kindes bekommen Sie das gelbe Vorsorgeheft ausgehändigt, das Sie nun immer zu den Untersuchungen mitbringen sollten. Der Arzt trägt dort die Ergebnisse der Vorsorgeuntersuchungen ein.

➤ Darüber hinaus werden regelmäßig das Körpergewicht, die Körperlänge und der Kopfumfang des Kindes gemessen. Die Werte trägt der Arzt dann jeweils in eine spezielle Wachstums- und Gewichtskurve sowie in eine für den Kopfumfang ein. Diese Kurven befinden sich auf den hinteren Seiten des Vorsorgeheftes. Anhand des Kurvenverlaufs der Werte Ihres Kindes lässt sich erkennen, ob Größe, Gewicht und Kopfumfang innerhalb der Norm liegen oder aber nach unten oder nach oben abweichen.

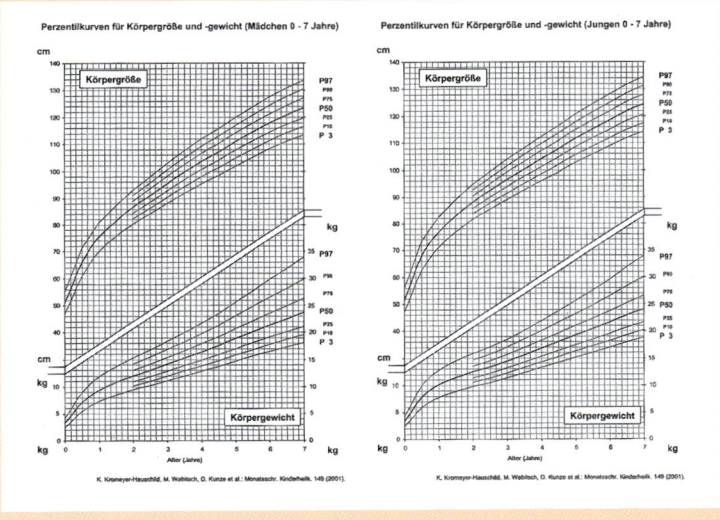

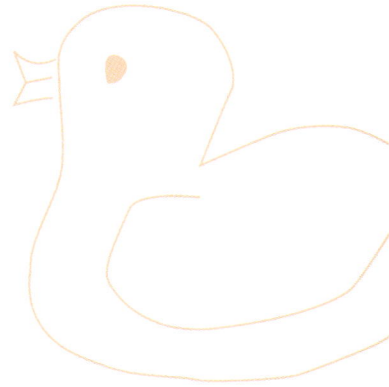

# Impfungen schützen Ihr Kind

Zu den häufigsten Krankheiten, mit denen Sie als Eltern bei Ihrem Kind konfrontiert sind, zählen zweifellos die zahlreichen Infekte, die durch Krankheitserreger – zumeist Viren und Bakterien – ausgelöst werden. Vor allem in der Kindergartenzeit kann Ihr Spross bis zu 14 solcher Infekte im Jahr durchmachen – eine ungeheure Zahl! Am häufigsten sind die Kleinen von Husten, Schnupfen, Mandel-, Mittelohr-, Nasennebenhöhlen- oder Bindehautentzündungen betroffen. Glücklicherweise verlaufen die meisten dieser Krankheiten glimpflich und lassen sich mit altbewährten Hausmitteln sowie hin und wieder ein paar Medikamenten vom Kinderarzt recht gut in den

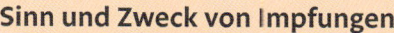

### Sinn und Zweck von Impfungen

Wenn ein Kind geboren wird, ist sein Immunsystem noch jungfräulich. Die Abwehrstoffe, die der kleine Organismus hat, sind von der Mutter geliehen. Während der Schwangerschaft gehen Antikörper der Mutter in das kindliche Blut über und helfen dem Baby in den ersten Monaten gegen schwer wiegende Krankheiten, wie z. B. Masern. Voraussetzung ist natürlich, dass die Mutter diese Krankheit durchgemacht hat. Doch vom ersten Moment an wird der Neuling von guten und weniger guten Mikroorganismen attackiert und muss sich zur Wehr setzen. Das Immunsystem reift vor allem in den ersten zwei Lebensjahren. Gerade dieser Zeitraum lässt sich auch für die Impfungen gut zunutze machen, da die Antikörperbildungen am stärksten sind. Der Organismus wird weniger belastet als zu einem späteren Zeitpunkt. Kinder haben in ihrem Kinderleben oft genug die Gelegenheit, krank zu werden, dass man ihnen durch Impfungen die Krankheiten mit großer Komplikationsrate ersparen sollte. Das ist Sinn und Zweck der Impfungen.

Griff bekommen. Die Entzündungskrankheiten sind zu einem gewissen Grad sogar wichtig für Ihr Kind. Das Immunsystem Ihres Nachwuchses ist nämlich noch nicht von Anfang an voll aktiv, sondern muss sich erst im Lauf der Zeit seine Leistungsfähigkeit durch den Kampf mit zahlreichen Krankheitserregern »erarbeiten«. Die Auseinandersetzung mit den Angreifern aus der Umwelt ist deshalb bedeutsam, ermöglicht sie doch, dass die Körperabwehr sich optimal entwickeln und erstarken kann. Manche Infektionserreger sind jedoch so aggressiv, dass die Krankheiten, die sie auslösen, vom Immunsystem nicht abgewehrt werden können und dem Kind daher großer Schaden droht. Für die meisten dieser schweren Infektionskrankheiten gibt es heute aber Impfungen. Sie vermögen, Ihr Kind optimal zu schützen und die Gefahren bedrohlicher Kinderkrankheiten zu bannen (siehe dazu auch die Expertenseite 46 f.).

## Wie funktioniert eine Schutzimpfung?

Das Grundprinzip jeder Impfung besteht darin, dem Körper Bestandteile eines Krankheitserregers oder eine nicht krank machende Form des Erregers zu verabreichen. Diese Impfstoffe bringen den Körper dazu, selbst große Mengen von Abwehrstoffen zu bilden. Kommt man dann später mit dem »richtigen« Erreger in Kontakt, so hat der Körper schon einen »Vorrat« an Gegnern im Blut, die ihn unschädlich machen. Die meisten Impfstoffe gibt es heute als Kombinationsimpfungen, das heißt, es befinden sich mehrere Seren in einer Spritze. Die Impfung selbst ist in der Regel sehr gut verträglich und für Ihr Kind nur mit einem kleinen, fast schmerzlosen Piekser verbunden.

Nur in sehr seltenen Fällen kommt es zu Reaktionen wie Fieber oder einer Rötung an der Einstichstelle.

Die Schutzwirkung von Impfungen hält viele Jahre, zum Teil sogar ein Leben lang an. Manchmal genügt eine einmalige Impfung, meistens muss aber mehrfach geimpft werden, damit der komplette Schutz erreicht wird. Einige Schutzimpfungen müssen zudem regelmäßig aufgefrischt werden (siehe dazu nebenstehende Checkliste).

Internationale Gesundheitsvorschriften / International Sanitary Regulations / Règlements Sanitaires Internationaux

**INTERNATIONALE BESCHEINIGUNGEN ÜBER IMPFUNGEN UND IMPFBUCH**

INTERNATIONAL CERTIFICATES OF VACCINATION

CERTIFICATS INTERNATIONAUX DE VACCINATION

gemäß § 22 Infektionsschutzgesetz

ausgestellt für / issued to / délivré à
_____

Name, Vorname / Surname, given name / Nom, prénom
_____

Geburtsdatum / Born on / Né(e) le          in / à
_____

Wohnort und Straße / Address / Domicile et adresse
_____

Reisepass-Nr. oder          Passport no. or          Numéro du passeport ou
Nr. des Pers.-Ausweises      Identity Card no.        de la carte d'identité

Der Impfpass ist ein wichtiges Dokument, in dem alle durchgeführten Impfungen vermerkt werden sollten.

# checkliste

## Der Impfpass Ihres Kindes

Die Impfungen sollten nach den Empfehlungen der STIKO, der Ständigen Impfkommission des Bundesgesundheitsamtes, erfolgen. Am besten lassen Sie die Schutzimpfungen bei Ihrem Kinder- und Jugendarzt durchführen, der Ihr Kind auch im Rahmen der Vorsorgeuntersuchungen betreut. Jede Impfung wird in den »gelben« internationalen Impfpass eingetragen. Hier sind die wichtigsten Impfungen im Überblick:

**ab 3. Lebensmonat**

✗ Diphtherie, Pertussis (Keuchhusten), Tetanus (Wundstarrkrampf) als Kombinationsimpfung DPT

✗ Hämophilus influenzae b (Hib)

✗ Kinderlähmung (Poliomyelitis, »Polio«)

✗ Hepatitis B

**ab 11. Lebensmonat**

✗ Masern, Mumps, Röteln als Kombinationsimpfung MMR

✗ Auffrischung der obigen Erstimpfungen

**ab 15. Lebensmonat**

✗ Auffrischung der MMR-Impfung

**5. bis 6. Lebensjahr**

✗ Auffrischung der DPT-Impfung

**9. bis 17. Lebensjahr**

✗ Varizellen (Windpocken) – wenn keine Windpockenerkrankung durchgemacht wurde

✗ Auffrischung der DPT-Impfung

✗ Auffrischung der Polio-Impfung

✗ hier spätestens Impfung gegen Hepatitis B, wenn vorher noch keine Grundimmunisierung erfolgt ist

**11. bis 15. Lebensjahr**

✗ Röteln (für alle Mädchen, auch wenn im Kleinkindalter bereits geimpft wurde)

Experten

# Vorsorgeuntersuchungen und Impfungen

Dr. med. Gunhild Kilian-Kornell,
Fachärztin für Kinder- und Jugendmedizin, München

### Warum ist Vorsorge so wichtig?

»Die Vorsorgeuntersuchungen dienen dazu, Krankheiten und Störungen frühzeitig zu erkennen. Sie unterscheiden sich grundsätzlich von der Vorsorge bei Erwachsenen, da Kinder in der Entwicklung begriffen sind. Wir Kinderärzte haben die wichtige Aufgabe, zu überprüfen, ob Wachstum und Entwicklung eines Kindes normal verlaufen.«

### Haben die Vorsorgeuntersuchungen den Gesundheitszustand der Kinder verbessert?

»Vorsorgeuntersuchungen und Impfungen tragen in hohem Maß dazu bei, Kinder vor gefährlichen und chronischen Erkrankungen zu bewahren. Allerdings helfen die Vorsorgeuntersuchungen nicht, um Kinder z. B. vor Vernachlässigung und Gewalt zu schützen. Das liegt vor allem daran, dass die Inanspruchnahme der Untersuchungen freiwillig ist: Eltern können diese Termine wahrnehmen, müssen sie aber nicht. Das wird sich nun aber ändern. Die Regierung hat entschieden, dass ab 2008 Vorsorgeuntersuchungen zur Pflicht werden. Nehmen Eltern die Untersuchungen nicht wahr, hat das finanzielle Auswirkungen. So werden z. B. die Kosten für einen Kindergartenplatz nicht übernommen.«

### Zwischen U9 und J1 klafft eine große Lücke.

»Ja, leider. Die neun Vorsorgeuntersuchungen bis zur Einschulung reichen nicht aus, um z. B. Sprachentwicklungsstörungen auf die Spur zu kommen. Auch Lernprobleme, Konzentrationsstörungen, Verhaltensauffälligkeiten und andere Probleme bleiben dann oft unerkannt. Außerdem wäre im Alter von zehn Jahren für Kinder, die als Baby Hüftprobleme hatten und eine Spreizhose tragen mussten, eine orthopädische Untersuchung angezeigt.«

### Daher soll die Vorsorge intensiviert werden. Welche Änderungen sind geplant?

»Von Seiten des Berufsverbandes der Kinder- und Jugendärzte wurde beschlossen, vier weitere Vorsorgeuntersuchungen zu verankern: Die U7a im Alter von drei Jahren, die U10 mit sieben bis acht Jahren, die U11 mit neun bis zehn Jahren und die J2 für Jugendliche im Alter von 16 bis 17. Für die U7a übernehmen schon einige Kassen die Kosten, die anderen Vorsorgeuntersuchungen werden jedoch noch nicht bezahlt. Eltern müssen ca. 50 Euro pro Untersuchung noch selbst aufwenden.«

### Wie gut hat sich die J1 bewährt?

»Sie existiert seit etwa zehn Jahren und die Erfahrungen sind insgesamt sehr gut. In mei-

# Experten

ner Praxis nimmt sie ungefähr die Hälfte der Kinder, die ich bis ins Jugendalter begleite, wahr. Neben einer ausführlichen körperlichen Untersuchung findet ein intensives Gespräch statt, in dem sie alles erzählen können, was ihnen am Herzen liegt.«

**Was wird in der J2 geschehen?**
»Neben der körperlichen Untersuchung ist das ausführliche Gespräch hier ebenfalls von zentraler Bedeutung. Wichtige Themen, die hier u.a. erörtert werden müssen, sind Schule, Beruf, Empfängnisverhütung, Medienverhalten.«

**Einige Infektionskrankheiten kommen praktisch kaum noch vor. Sind Impfungen trotzdem wichtig?**
»Ja, denn auch wenn bei uns in Deutschland beispielsweise keine Fälle von Kinderlähmung mehr vorkommen, so ist diese schwere Krankheit weltweit noch lange nicht ausgerottet. Durch Reisen in andere Länder kann man sich also ohne Impfschutz die Infektion zuziehen.«

**Oft wird behauptet, dass es für die kindliche Entwicklung wichtig sei, wenn sie Krankheiten durchmachen. Stimmt das?**
»Dass Kinder oft einen Entwicklungsschub haben und reifer werden, wenn sie eine Krankheit durchlaufen, ist bekannt. Das liegt insbesondere daran, dass sich die Kinder in

dieser Phase mehr mit sich selbst beschäftigen. Allerdings benötigt ein Kind dazu wahrlich keine Krankheiten, die hohe Risiken bergen und schwere Komplikationen nach sich ziehen können wie etwa eine Gehirnhautentzündung durch Masern. Es gibt genügend Infekte, die diese Chance der Reifung bieten und dabei aber wesentlich harmloser sind.«

**Impfkritiker behaupten, Impfungen seien schädlich und verunsichern so die Eltern ...**
»Die Impfkritiker bilden mit drei bis fünf Prozent aller Eltern nur eine kleine Gruppe, aber in ihrer Ablehnung der Impfungen nehmen sie eine extreme Position ein, die sie meist sehr unsachlich vertreten. Fakt ist, dass der Nutzen von Impfungen einen möglichen Schaden weit überwiegt. Mögliche Nebenwirkungen können z.B. Rötung und Schwellung an der Impfstelle oder auch leichtes Fieber sein. Schwere Komplikationen sind mit weniger als 1:1 Million Impfungen extrem selten. Das Risiko, Schaden zu erleiden, ist also verschwindend gering.

**Welche Gefahren drohen, wenn Eltern auf die Impfung ihrer Kinder verzichten?**
»Die Gefahr einer Hirnhautentzündung durch Masern liegt bei 1:1000. Letztes Jahr sind in Nordrhein-Westfalen vier Kinder an dieser Enzephalitis gestorben. Das sind vier Kinder zu viel!«

# Gesunde Nahrung lässt Ihr Kind gedeihen

Die gesunde Ernährung eines Kindes fängt schon im Mutterleib an. Über die Plazenta (»Mutterkuchen«) erhält das Ungeborene alle Nährstoffe aus dem mütterlichen Blut, die es in den folgenden neun Monaten für seine Reifung und Entwicklung braucht.

Deshalb ist es von ganz entscheidender Bedeutung, dass die werdende Mama eine abwechslungsreiche, ausgewogene Kost zu sich nimmt, die aus gesunden, vitalstoffreichen Lebensmitteln besteht – allem voran frischem Obst und Gemüse, das am besten aus biologischem Anbau stammt. Und selbstverständlich sollte alles tabu sein, was dem ungeborenen Kind Schaden zufügen kann, so wie Alkohol, Drogen und Nikotin.

## Stillen ist das Beste

Wenn das Baby auf der Welt ist und die Mutter es stillen kann, erhält es mit der Muttermilch eine Nahrung, die optimal auf die Bedürfnisse des kleinen Neuankömmlings zugeschnitten ist und die es von Anfang an zu sich nehmen kann.

Die Muttermilch enthält zahlreiche wertvolle Abwehrsubstanzen, die Ihr Kind vor Infektionen schützen und sein Immunsystem stärken. Außerdem stehen alle Nährstoffe, die Ihr Säugling braucht, in perfekter Zusammensetzung und idealer Temperatur zur Verfügung. Ihr Kleines bekommt alle Vitamine, Mineralien und Spurenelemente für Wachstum und Gedeihen so zugeführt, dass sein Verdauungssystem sie auch gut aufnehmen kann. Gestillte Kinder leiden deshalb auch weniger häufig unter Verdauungsstörungen und bekommen seltener einen wunden Po.

Für Kinder, die gar nicht oder nur teilweise gestillt werden können, gibt es aber auch qualitativ hochwertige Produkte an Fläschchennahrung, die gut bekömmlich sind und dem Bedarf des Säuglings gerecht werden.

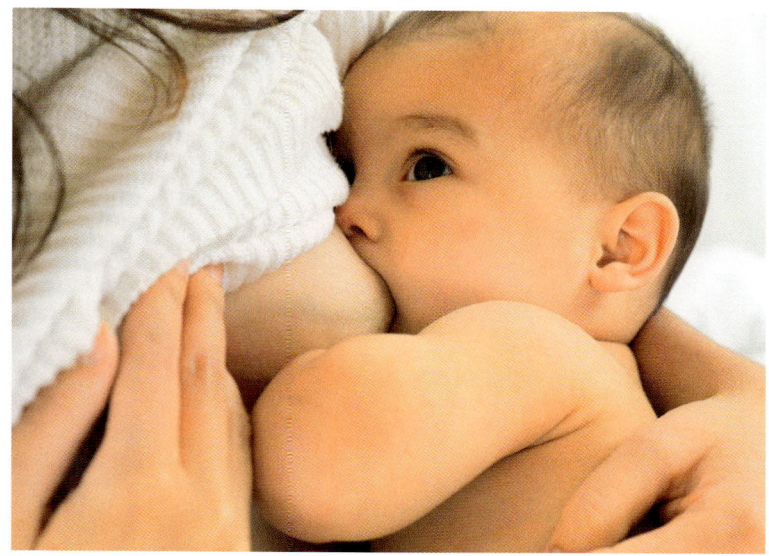

Muttermilch ist
die ideale An-
fangsnahrung für
ein Baby.

### Die ersten Brei-Löffelchen

Kinderärzte empfehlen, ein Baby bis etwa zum sechsten Lebensmonat zu stillen. Danach beginnt der Nutzen der Muttermilch all-
mählich zu schwinden. Außerdem benötigt das Kind jetzt zusätzliche
Nahrung, die seinem erhöhten Nährstoffbedarf gerecht wird, da sein
Organismus jetzt so schnell wächst und sehr viel Energie verbraucht.
Vor allem die Eisenreserven Ihres Babys sind nun erschöpft, aber
auch andere Bausteine wie beispielsweise Eiweiß, Kohlenhydrate
und Fette werden in zunehmendem Maß benötigt. Nun beginnt die
Zeit des Zufütterns, und die ersten Breimahlzeiten kommen auf den
Speisezettel Ihres Kindes.
Heute steht eine reiche Auswahl an Gläschenkost zur Verfügung,
die nach strengen Qualitätskriterien produziert wird und die Brei-
ernährung praktisch und einfach gestaltet. Natürlich können Sie den
Babybrei auch selbst herstellen. Sie sollten aber ausschließlich Produkte aus kontrolliert biologischem Anbau kaufen, Obst und Gemüse
nicht zu lange lagern (da der Vitalstoffgehalt dadurch erheblich verringert wird) und die Breimahlzeiten immer frisch zubereiten (bitte
auch keine Reste aufheben). Beginnen Sie mit dem Zufüttern ganz
behutsam, damit sich das Verdauungssystem Ihres Kindes an die
neue Nahrung gewöhnen kann. Fangen Sie mit ein, zwei Löffelchen
an und steigern Sie die Menge allmählich. Nicht verzagen, wenn Ihr
Kind die neue Kost zunächst vollkommen ablehnt, den Löffel wegwirft oder alles wieder ausspuckt. Das legt sich meist sehr schnell,
vor allem, weil der Appetit mit dem erhöhten Nahrungsbedarf stetig
wächst.

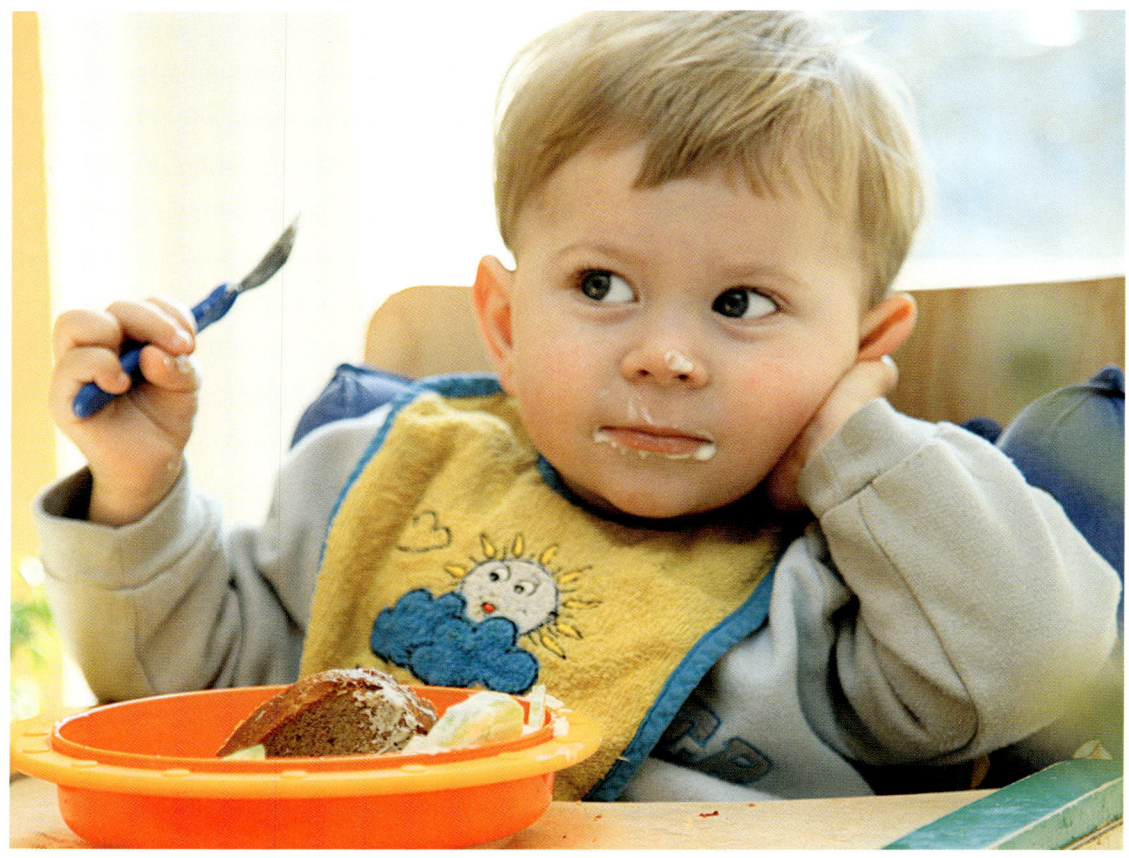

### Essen am Familientisch

Nach dem ersten Lebensjahr heißt es für Ihr Kind, langsam vom
Brei Abschied zu nehmen. Jetzt bricht wieder eine neue Ära an, denn
Ihr Nachwuchs darf mit am Familientisch essen. Nun muss er nach
und nach lernen, mit dem Besteck umzugehen, die Tasse oder den
Becher richtig zu halten, die Speisen vom Teller in den Mund zu bekommen. Das ist für Ihr Kind eine spannende Aufgabe, für Sie selbst
des Öfteren sicher eine Nervenzerreißprobe. Denn auf Anhieb wird
Ihr Sprössling die Kunst des manierlichen Essens sicher noch nicht
perfekt beherrschen und Einiges wird daneben gehen. Verwenden
Sie deshalb am besten Tischdecken und Tischsets, die leicht zu reinigen sind. Auch sollten Teller, Lerntasse und Besteck aus robustem
Material beschaffen sein, damit das Geschirr es übersteht, wenn es
das eine oder andere Mal zu Boden fällt.

### Viel frisches Obst und Gemüse

Achten Sie auf einen ausgewogenen Speisezettel! Die Nahrung sollte
abwechslungsreich sein und dem Kind alle Nährstoffe bieten, die

sein Organismus braucht. Gut ist eine Mischkost aus frischem Gemüse, Obst, Milch und Milchprodukten wie Quark, Joghurt und Käse, Vollkornprodukten, Fisch und magerem Fleisch. Am Ende des ersten Lebensjahres verträgt Ihr Kind so gut wie alles. Es sollte allerdings noch keine schwer verdaulichen Lebensmittel wie beispielsweise Hülsenfrüchte bekommen, da diese seinem Verdauungssystem zusetzen können. Auch sollten Sie die Speisen nicht scharf würzen und auch Salz nur sparsam verwenden, da Kinder häufig empfindlich reagieren.

## Die richtige Kost fürs Schulkind

Bis zum Schulalter hat Ihr Kind die wichtigsten Lernprozesse in punkto Essen vollzogen. Die Weichen sind quasi gestellt und das, was Ihr Spross bis jetzt von Ihnen und seinem Umfeld an Essverhalten gelernt hat, wird er weitgehend beibehalten. Auch ist der Grundstein für sein Benehmen am Tisch gelegt. Sie müssen jetzt wahrscheinlich nur noch die Manieren etwas verbessern. Dabei werden Sie als Eltern natürlich weiterhin eine Vorbildfunktion haben. Versuchen Sie, das Ritual der gemeinsamen Mahlzeiten möglichst täglich beizubehalten, auch wenn die Zeit jetzt vielleicht öfter knapp ist und die einzelnen Familienmitglieder zu unterschiedlichen Zeiten nach Hause kommen. Binden Sie Ihr Schulkind nun auch häufiger in die Haushalts- und Küchenarbeit ein und kochen Sie öfter einmal gemeinsam. Ihr Kind lernt auf diese Weise zum einen, kleine Aufgaben und Verpflichtungen zu erfüllen, zum anderen vermittelt ihm das gemeinsame Kochen wichtige Kenntnisse über die Auswahl und die Zubereitung von Lebensmitteln. Lassen Sie Ihr Kind den Tisch hübsch decken und dekorieren, das macht ihm bestimmt großen Spaß und schult zudem sein ästhetisches Empfinden.

> Machen Sie Ihrem Kind Obst und Gemüse schmackhaft – das ist wichtig für seine Gesundheit.

## Das Frühstück ist wichtig!

Ihr Kind sollte weiterhin eine abwechslungsreiche Mischkost erhalten, die sich möglichst aus frischen und naturbelassenen Lebensmitteln zusammensetzt. Das A und O für ein Schulkind ist ein gesundes Frühstück, für dessen Einnahme genügend Zeit vorhanden sein sollte. Das Frühstück liefert die notwendige Energie, damit sich Ihr Kind im Unterricht richtig konzentrieren und gut mitarbeiten kann, denn es füllt die über Nacht geleerten Glukosespeicher wieder auf.

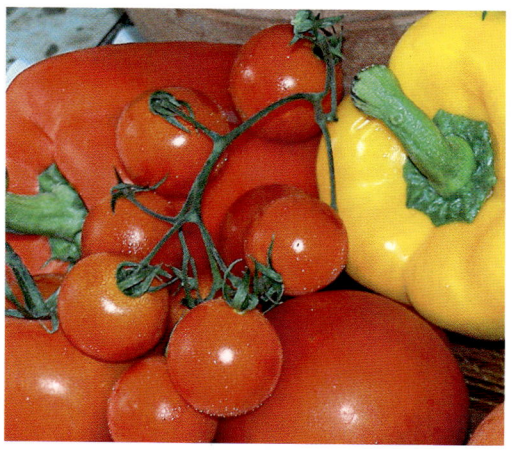

Ideal fürs Frühstück: Müsli, Cornflakes, Milch, Joghurt, Obst, Vollkornbrot oder -brötchen mit Quark oder Frischkäse-Aufstrich, dazu einen Becher Kakao oder ein Glas frisch gepressten Orangensaft. So ist Ihr Kind bestens gerüstet für die ersten Schulstunden bis zur großen Pause. Dafür sollten Sie ihm dann auch eine gesunde kleine Zwischenmahlzeit eingepackt haben: ein Joghurt, ein paar Stücke Obst, ein Schinken- oder Käsebrot, einen Müsliriegel.

### Was tun gegen Mac Donalds & Co.?

Fastfood und Süßigkeiten ganz zu verbieten, ist sicher nicht sinnvoll und auch nicht sehr realistisch. Spätestens wenn Ihr Kind über eigenes Taschengeld verfügt, wird es sich die süßen Naschereien oder die Pommes eben heimlich kaufen, so sehr Sie ihm auch ins Gewissen reden, dieses zu unterlassen. Fastfood-Ketten liegen bei den Kids ungeheuer im Trend – und dass sich ein Kind nicht gerne von Schokoriegeln, Eiscreme und Gummibärchen verführen lässt, ist auch eher die Ausnahme. Experten empfehlen deshalb, dem Nachwuchs einen moderaten Konsum der »Leckereien« zu erlauben statt sie rigide zu verbieten. Am besten treffen Sie mit Ihrem Kind klare Vereinbarungen: Sagen Sie ihm beispielsweise, dass er sich eine Tafel Schokolade oder eine Tüte Gummibärchen so einteilen muss, dass sie eine Woche lang hält. Oder Sie bieten ihm an, am Wochenende einmal zu Mac Donalds zu gehen. Auch Kindergeburtstage sind gut geeignet, die Kids einmal nach Herzenslust im trendigen Designer- und Fastfood schwelgen zu lassen.

> Reichen Sie
> Ihrem Kind auch
> zwischendurch
> gelegentlich
> Obst – als ge-
> sunde Nascherei.

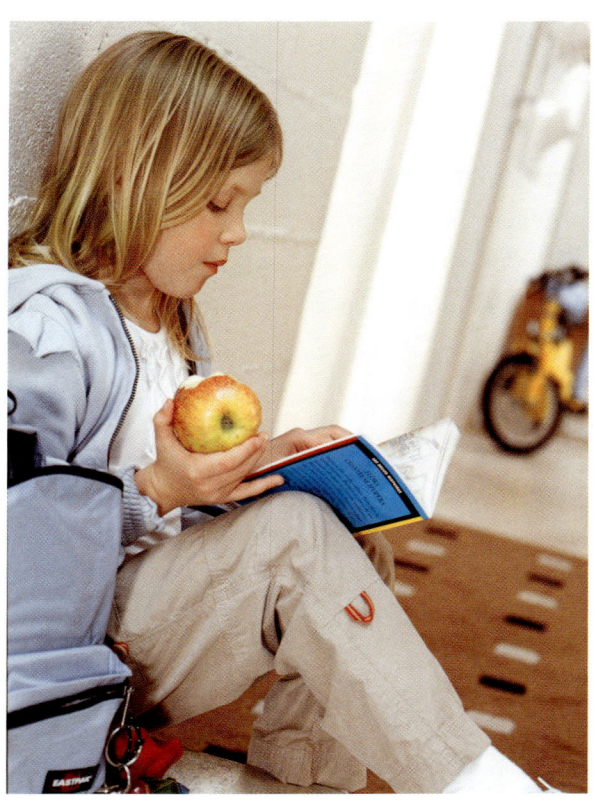

### Tipp

Diese Frage stellen sich viele Eltern: Wie schaffe ich es, dass mein Kind immer Freude an gesunder, ausgewogener Nahrung hat? Und vor allem: In welchem Alter braucht es welche Nährstoffe besonders? Natürlich muss ein sechs Monate alter Säugling ganz anders ernährt werden als ein vierjähriges Kindergartenkind oder ein Schulkind, das vor der Pubertät steht. Dennoch gibt es einige grundlegende Ernährungsregeln, die in jedem Alter zu berücksichtigen sind:

➤ Vertrauen Sie der natürlichen Selbstregulation Ihres Sprössslings. Kinder wissen intuitiv, was und wie viel sie zum Essen brauchen.

➤ Lassen Sie die Menge der Nahrung von Ihrem Kind bestimmen.

➤ Wenn Ihr Kind alt genug ist, um bei Ihnen am Tisch mitzuessen, sollte es eine abwechslungsreiche, möglichst farbenfrohe Kost serviert bekommen. Das garantiert, dass es mit allen für seine gesunde Entwicklung benötigten Nährstoffen versorgt wird.

## Was Ihr Schulkind regelmäßig essen sollte

➤ **Gemüse, Obst, Salat:** Frische Pflanzenkost ist reich an Vitaminen, Mineralstoffen, Spurenelementen, sekundären Pflanzenwirkstoffen und Ballaststoffen. Diese sind unentbehrlich für den gesamten Organismus und werden für alle Funktionen benötigt.

➤ **Vollkornprodukte:** Vollkornbrot, -reis und -nudeln enthalten wichtige Vitalstoffe wie die Vitamine der B-Gruppe, Mineralien und Ballaststoffe. Diese Substanzen regen die Verdauungstätigkeit an und aktivieren den Stoffwechsel. Außerdem liefern diese Produkte wertvolle Kohlenhydrate, die vom Körper gut in Energie umgewandelt werden können.

➤ **Milch und Milchprodukte:** Sie liefern Kalzium, Eiweiß und Vitamine. Sie sind für das kindliche Knochenwachstum wichtig.

➤ **Fleisch:** Mageres Fleisch (z. B. Rind, Lamm, Huhn) in Maßen genossen, enthält ebenfalls hochwertiges Eiweiß, das vor allem für den Energiestoffwechsel und den Muskelaufbau gebraucht wird. Darüber hinaus liefert es verwertbares Eisen, das für die Blutbildung von grundlegender Bedeutung ist.

➤ **Fisch:** Süßwasser- und Seefisch ist ebenfalls eiweißreich und sehr wichtig für den Organismus. Die wertvollen Omega-3-Fettsäuren finden sich vor allem im Tiefseefisch wie Hering, Makrele und Lachs. Sie spielen im Immunsystem sowie bei vielen Stoffwechselvorgängen eine bedeutende Rolle. Seefisch ist außerdem eine gute Aufnahmequelle für Jod, ein Spurenelement das für die Produktion der lebenswichtigen Schilddrüsenhormone gebraucht wird.

➤ **Flüssigkeit:** Achten Sie auch darauf, dass Ihr Kind genügend trinkt (ca. zwei Liter am Tag). Ideale Durstlöscher sind Mineralwasser, Kräuter- und Früchtetees sowie verdünnte Fruchtsäfte ohne Zuckerzusatz.

# Kindgerechte Umgebung

Für eine gesunde Entwicklung brauchen Kinder ein Zuhause, in dem sie sich wohl fühlen und das ihnen Raum fürs Spielen, Lernen und Gestalten bietet. Es ist nicht unbedingt nötig, dass ein Baby gleich von Anfang an in einem eigenen Zimmer untergebracht ist. Auch in einer kleinen Wohnung lässt sich mit geschickter Planung – durch Paravents, Regalwände oder Schiebetüren – ein Babybereich abteilen, der Platz für ein Bettchen, eine Wickelkommode und Spielzeug bietet.

Allerdings ändern sich die Bedürfnisse eines Kindes mit zunehmendem Alter und daran sollte auch seine Wohnumgebung angepasst werden. Schon im zweiten Lebenshalbjahr sind die Kleinen so mobil, dass sie in der ganzen Wohnung auf Erkundungsreise gehen. Gut ist es dann, in verschiedenen Bereichen, z.B. in der Küche oder im Esszimmer, kleine Spielecken einzurichten, die dem Kind das Gefühl geben, einen eigenen Raum zu besitzen, und trotzdem die Gewissheit vermitteln, in Ruf- und Sichtweite der Erwachsenen zu sein. Sehr nützlich kann hier auch ein Laufstall sein, den Sie zu einem kleinen Reich für Ihr Kind gestalten und – wenn er auf Rollen steht – immer in den Raum fahren können, in dem Sie sich selbst gerade aufhalten. Es gibt Kinder, die es richtig genießen, im Laufstall zu spielen, mit den Kuscheltieren zu schmusen oder sogar ein Schläfchen zu machen. Andere hingegen fühlen sich eingeengt und quengeln so lange, bis sie wieder herausgenommen werden. Loten Sie aus, zu welchem Typ Ihr Kind gehört, und versuchen Sie, die Umgebung seinen Bedürfnissen anzupassen.

Dabei ist es natürlich ganz wichtig darauf zu achten, dass Ihre Wohnung in puncto Sicherheit optimal auf das Kind eingestellt ist: Platzieren Sie beispielsweise Wertvolles oder Zerbrechliches in höhere Regale oder Schubladen, sodass Sie für die Hände Ihres Kindes nicht mehr erreichbar sind, oder räumen Sie die Gegenstände vorübergehend ganz weg. Sie ersparen sich damit viel Ärger und müssen die Bewegungsfreiheit und den Entdeckerdrang Ihres Kleinkindes nicht ständig durch Verbote einschränken. Denn Kinder wollen ihr Zuhause selbstständig erforschen und erobern.

## Spielraum für die Fantasie

Wenn Sie Möbel und andere Einrichtungsgegenstände für Ihr Kind anschaffen, dann sollten Sie beim Kauf auf Funktionalität, Sicherheit und – ganz wichtig – Schadstoffarmut achten. Aber die Kinderzimmereinrichtung sollte auch so beschaffen sein, dass sie der Fantasie Ihres Kindes Platz lässt. Das eigene Bett z.B. ist für Kinder nicht nur ein Ort zum Schlafen, sondern auch zum Spielen, Kuscheln und Herumtollen. Es wird in ihrer Fantasie zur Höhle oder zum Trampolin. Kindermöbel sollten darum einfach, robust und zugleich verwandlungsfähig sein, sodass sie dem Spieltrieb des Kindes gerecht werden. Es gibt Hochstühle, die zu Sitz- und Spielmöbeln umgebaut werden können, Tische und Stühle zum Mitwachsen. Einfache Kisten fürs Spielzeug, Regale und Schränke, die später angebaut werden können, machen die Einrichtung flexibel und geben die Möglichkeit, sie immer wieder ein wenig zu verändern.

# zur optimalen Entfaltung

Etwa ab dem dritten Lebensjahr wird das eigene Zimmer, in das sich die Kleinen alleine oder mit Freunden zurückziehen können, wirklich wichtig. Kinder ab diesem Alter entwickeln nämlich ihre eigene Intimsphäre und möchten diese respektiert wissen. Müssen sich Geschwister ein Zimmer teilen, achten Sie darauf, dass jedes seinen eigenen Raum darin zum Spielen, Malen und später für die Schulaufgaben hat. Diesen persönlichen Bereich sollten die Kleinen schon ab dem Kindergartenalter selbst mitgestalten dürfen. Wenn der Platz knapp ist, hilft manchmal eine Neuaufteilung der Räume weiter. Viele Eltern tauschen beim zweiten Kind das fast immer größere Elternschlafzimmer mit dem Kinderzimmer. Vielleicht lässt sich auch im tagsüber wenig genutzten Elternschlafzimmer ein ruhiger Arbeitsplatz für das ältere Kind einrichten.

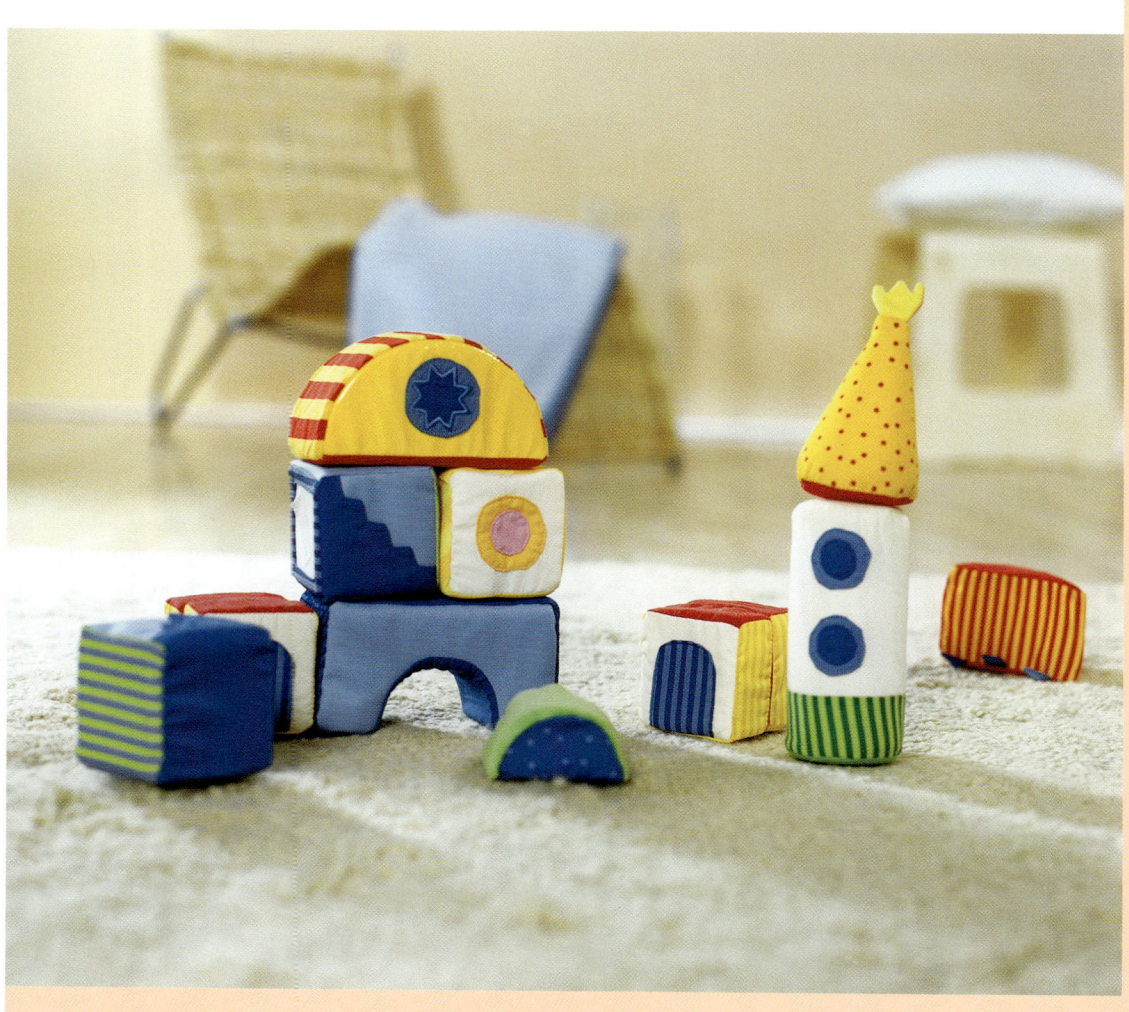

# Klettern, Spielen und Toben machen Ihr Kind fit

Kinder haben einen ganz natürlichen Bewegungsdrang, den sie besonders gut mit Spielen im Freien ausleben können. Schön, wenn die äußere Umgebung diesem kindlichen Urbedürfnis gerecht wird und alles da ist, was Kinderherzen höher schlagen lässt: z. B. Wiesen zum Rennen, Bäume zum Klettern, Wege zum Fahrradfahren, Sandkästen zum Buddeln. Vor allem Familien, die in der Stadt leben, haben oft leider nicht das Glück, ihren Kindern solch optimale Bedingungen zu schaffen. Spielplätze sind rar, die Straßen zumeist verkehrsreich und Grünflächen finden sich oft nur in einem weiter entfernt gelegenen Stadtpark. Wenn Sie also die Möglichkeit haben, Ihren Wohnort frei auszuwählen, sollten Sie wohl überlegen, ob Sie mit einem Kind auf dem Land oder auch in einem kleineren Vorort nicht besser aufgehoben sind.

> **Reichlich Bewegung an der frischen Luft ist für Ihr Kind sehr gesund und härtet es ab.**

Wichtig ist auf alle Fälle, dass Ihr Kind möglichst jeden Tag raus an die frische Luft kommt und dass es für ein oder zwei Stunden nach Herzenslust herumtollen kann. Vielleicht können Sie sich mit anderen Müttern (oder Vätern) zusammenschließen und gemeinsam in den Park oder auf den Spielplatz gehen? Zusammen mit Kameraden und Freunden macht Spielen gleich doppelt so viel Freude; die Kinder können um die Wette rennen, Fangen oder Fußballspielen oder zusammen im Sandkasten eine große Burg bauen. Das gemeinsame Spiel macht sie nicht nur ausgeglichener und zufriedener, sondern stärkt zusätzlich ihre sozialen Fertigkeiten, also die Bereitschaft, mit anderen etwas zu unternehmen, Teamgeist zu entwickeln, Fairness zu zeigen, aber auch die Grenzen anderer zu tolerieren.

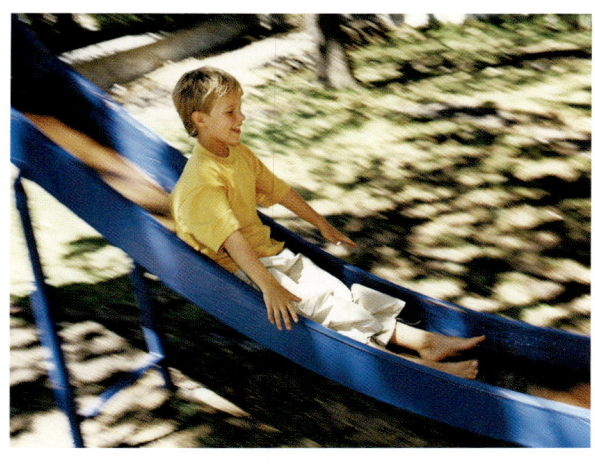

# Spielen macht klug

»Und wir spielten und spielten und spielten«, das schrieb Astrid Lindgren, die berühmte Kinderbuchautorin, in ihrem autobiografischen Buch »Das entschwundene Land« über ihre Kindheit. Und sie benennt damit das eigentliche Privileg der Kinder: spielen, versunken sein im Spiel, träumen dürfen, die Zeit vergessen, trödeln, sich selbst finden, ausprobieren – auch ohne Plan. Spielen ist viel mehr als eine simple Freizeitbeschäftigung, es hat für Kinder eine enorme Bedeutung – vor allem in den ersten zwei Lebensjahren: Sie entdecken im Spiel mit allen Sinnen ihre Umwelt. Dafür brauchen sie kein besonders ausgefeiltes Spielzeug. Einfache Spielzeuge, wie z. B. Legosteine oder Bauklötze, fördern die Kreativität und lassen sich vielseitig einsetzen.

Kinder lernen »spielend«: Sie verarbeiten Erfahrungen, begreifen (im wahrsten Sinne des Wortes) über Oberflächen und Formen ihres Spielzeugs ihre Umwelt und entwickeln dabei ihre Fähigkeiten und Fertigkeiten. Beobachten Eltern ihre Kinder beim Spielen, so können sie feststellen, dass ein Spielzeug nicht extrem ausgestaltet sein muss. Es reichen einfache Formen und Funktionen, um die Fantasie des Kindes anzuregen.

➤ In den ersten Monaten sind vor allem der Tastsinn und das Gehör entscheidend für die Erkundung der Umwelt. Deshalb eignen sich Mobiles, Rasseln und Stofftiere besonders als »Lernmaterialien«.

➤ Ab sechs Monaten können schon Spielzeuge interessant werden, die die Motorik und die Koordinationsfähigkeit schulen, z. B. Holzklötze, Bälle und Sortierboxen.

➤ Für Zweijährige eignen sich dann Bilderbücher, Legosteine und alles, womit sie die Welt der Erwachsenen imitieren können (z. B. Kaufmannsladen).

➤ Motorisch anspruchsvollere Spiele wie beispielsweise Springseil und Puzzle beginnen, Drei- bis Vierjährige zu faszinieren.

## Prüfsiegel

Beim Kauf der Spielsachen sollten Eltern auf das CE- und GS-Zeichen (Geprüfte Sicherheit) achten. Sie geben Auskunft über die Sicherheit des Spielzeuges, Grenzwerte von Schadstoffen werden aber nicht berücksichtigt. Etwas aussagekräftiger ist das Siegel »spiel-gut«. Spielzeug mit diesem Gütesiegel wurde auf seine Funktion, den Spielwert und ökologische Aspekte hin geprüft. Über gesundheitliche Aspekte können Eltern sich bei »Stiftung Warentest« oder »Ökotest« informieren.

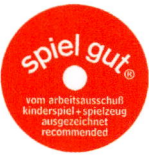

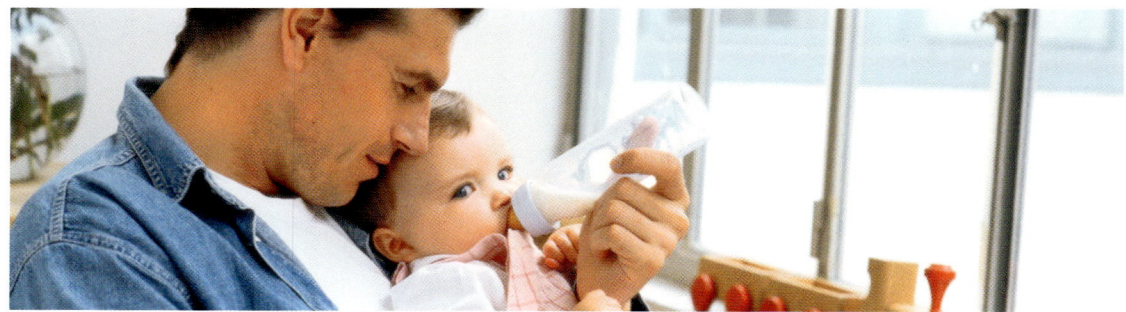

# Die häufigsten Krankheiten und Probleme im Kindesalter

Auf welche Krankheit deuten die Symptome hin? Wie kann ich meinem Kind selbst helfen? Wann muss ich zum Kinderarzt? Im folgenden Kapitel sind die wichtigsten Krankheiten und Beschwerden im Kindesalter aufgeführt und Sie finden zahlreiche Informationen, die Ihnen helfen, die Gesundheit Ihres Kindes wiederherzustellen.

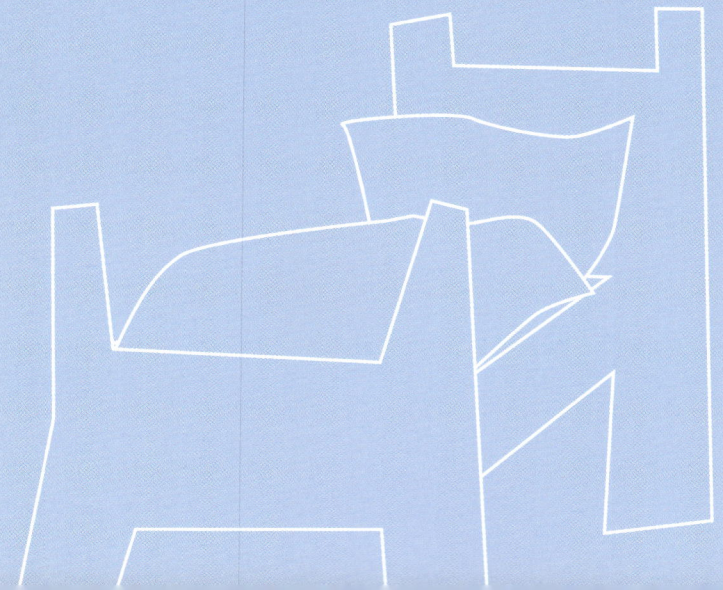

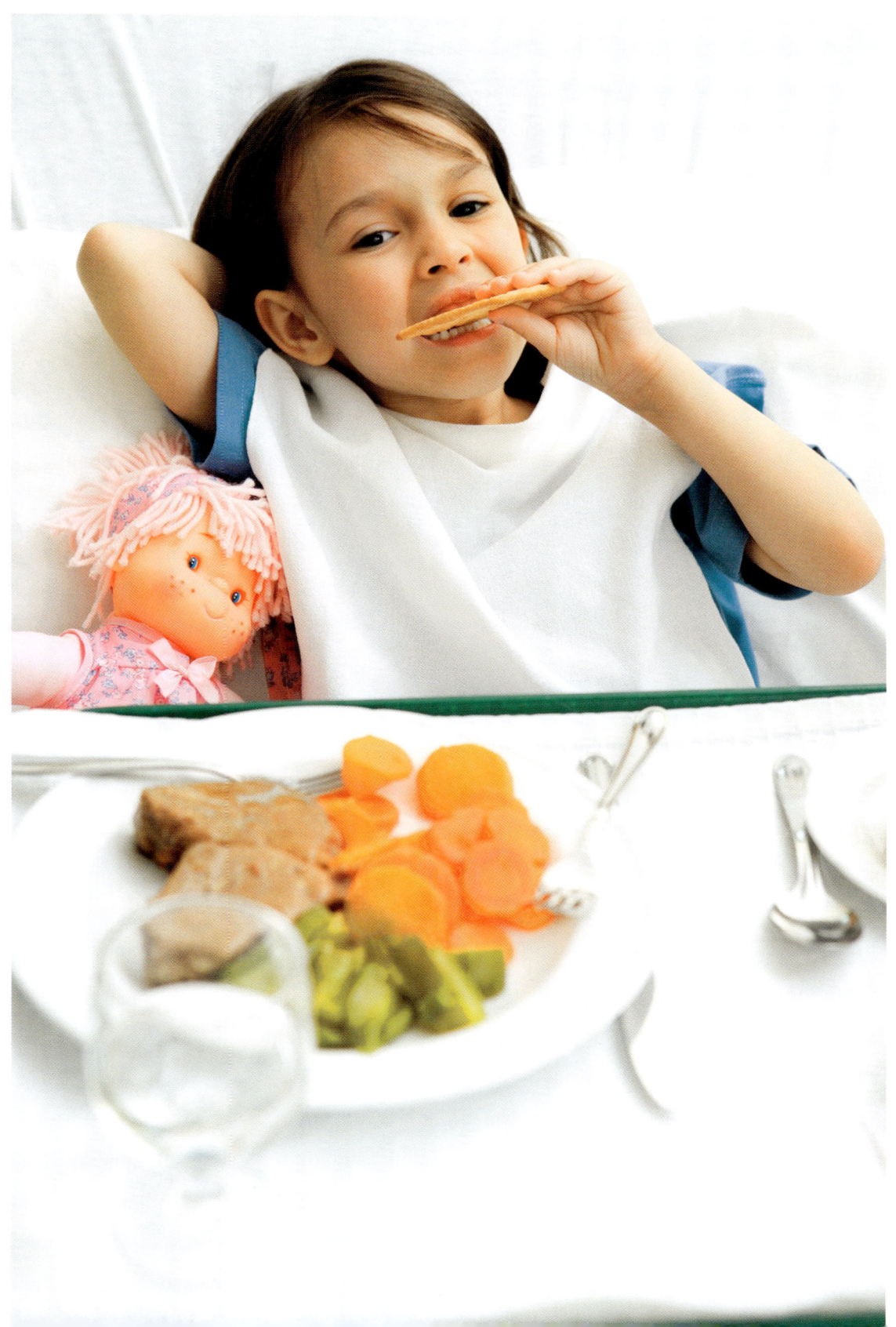

# Klassische Kinderkrankheiten

Bitte beachten Sie: In der Rubrik »Selbsthilfe« sind pflanzliche Arzneimittel sowie verschiedenste Anwendungen wie Bäder, Massagen oder Wickel genannt. Die genauen Dosierungen der Arzneimittel und die Anleitungen zu den einzelnen Behandlungen finden Sie in den beiden Kapiteln: »Sanfte Heilmethoden und bewährte Hausmittel«, ab S. 206, und »Praktische Tipps und Anleitungen zu den Hausmitteln«, ab S. 238. Homöopathische Heilmittel zu den häufigsten Beschwerden im Kindesalter sind im Unterkapitel »Homöopathie«, ab S. 222, ausführlich beschrieben.

## Diphtherie

Bei der Diphtherie handelt es sich um eine Infektionskrankheit, die den ganzen Organismus befallen kann, in den meisten Fällen aber Rachen und Kehlkopf betrifft.

### Ursachen

Die Diphtherie wird durch das Gift (Toxin) eines Bakteriums hervorgerufen. Die Übertragung erfolgt durch Tröpfcheninfektion, also beispielsweise durch Husten und Niesen.

### Beschwerden

Zwei bis drei Tage nach der Ansteckung kommt es zu Fieber, Schnupfen, Husten und Kopfschmerzen. Die Kinder fühlen sich müde und abgeschlagen. Auf den Mandeln bilden sich scharfrandige grauweiße Beläge mit einem roten Hof. Typisch ist ein süßlicher Mundgeruch. Außerdem schwellen häufig die Lymphknoten im Halsbereich an. Durch eine Verengung der Atemwege kann es auch zu akuter Atemnot kommen. In manchen Fällen bekommen Kinder bellende Hustenanfälle, man spricht dann von einem »echten Krupp«.

## Wann zum Arzt?

Wenn sich beim Kind Symptome zeigen, die auf eine Diphtherie hinweisen, muss in jedem Fall so früh wie möglich der Kinder- und Jugendarzt konsultiert werden. Achten Sie besonders auf die Beläge im Rachenbereich. Auch ein blutiger Schnupfen bei Säuglingen ist ein Hinweis.

## Behandlung

Wenn die Krankheit bereits voll zum Ausbruch gekommen ist, kann der Arzt in den meisten Fällen nur noch die Symptome behandeln, um die Beschwerden des Kindes zu lindern. Er verabreicht z. B. schmerz- und entzündungshemmende Mittel gegen die Beschwerden im Rachen. In frühem Stadium ist es aber auch noch möglich, ein spezielles Serum zu verabreichen, das die Krankheit in ihrem Verlauf deutlich zu mildern vermag. Auch eine Therapie mit Antibiotika wie Penicillin oder Erythromycin wird er wahrscheinlich vornehmen, um die Wirkung der Bakterientoxine zu verringern.

## Selbsthilfe

➤ Um Ihrem Kind die Schmerzen im Rachenbereich zu nehmen und das Schlucken zu erleichtern, sollten Mund und Rachen mehrmals täglich mit Salbeitee ausgespült werden.
➤ Auch das Bepinseln der Diphtheriebeläge mit verdünntem Zitronensaft lindert die Beschwerden.
➤ Für etwas größere Kinder, die schon gurgeln können, hat sich eine Salzwasser-Rachenspülung bewährt.

## Vorbeugung

Gegen die Diphtherie gibt es eine Impfung, die in Kombination mit anderen Impfstoffen, z. B. gegen Keuchhusten und Tetanus, verabreicht wird (siehe dazu S. 45). Die Impfung ist zuverlässig und bewahrt Kinder vor der schweren Infektionskrankheit.

# Keuchhusten

Der Keuchhusten wird in der Fachsprache Pertussis genannt. Er zählt zu den hoch ansteckenden Kinderkrankheiten.

## Ursachen

Keuchhusten wird durch das Pertussis-Bakterium übertragen. Der Krankheitskeim gelangt über die Atemwege in den Organismus und löst dort die typischen Beschwerden aus. Nach ungefähr sechs Wochen ist die Ansteckungsgefahr vorüber.

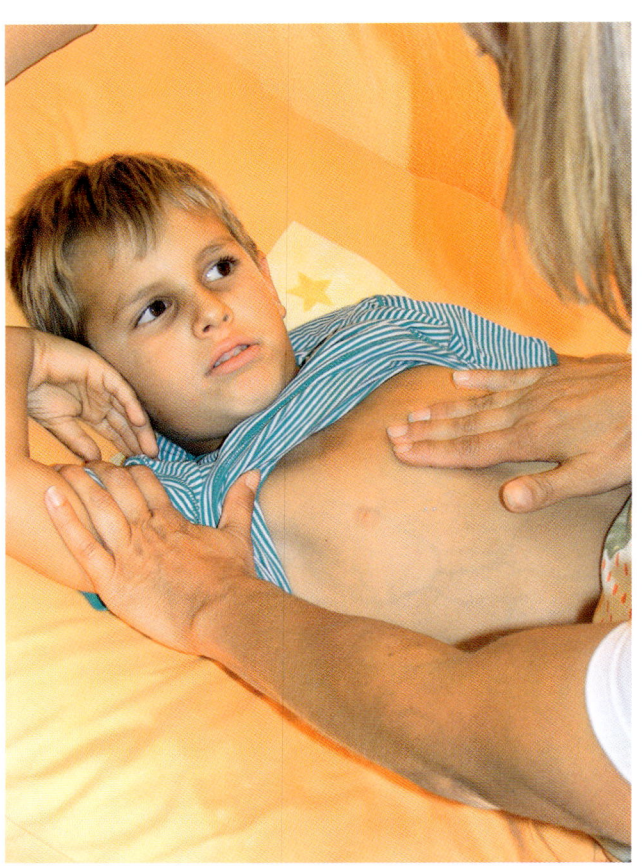

Einreibungen
der Brust hel-
fen, die Keuch-
hustenanfälle
ein wenig zu
lindern.

## Beschwerden

Charakteristisch für Pertussis sind die heftigen Hustenanfälle, die mit einer juchzenden Einatmung sowie Atemnot einhergehen und die Gesichtsfarbe bläulich verändern können. Der quälende Husten ist mit starker Schleimbildung verbunden, manche Kinder müssen auch erbrechen.

## Wann zum Arzt?

Bei Verdacht auf Keuchhusten sollten Sie dringend den Kinderarzt aufsuchen, weil die hoch ansteckende Krankheit einen schweren Verlauf nehmen kann. Für Babys ist sie besonders gefährlich, da die Kleinen statt der Hustenanfälle einen Atemstillstand entwickeln können. Durch diese Apnoe – so der medizinische Fachausdruck – drohen die Säuglinge zu ersticken. Deshalb sollten sie im Krankenhaus stationär überwacht werden, bis die Krankheit ausgeheilt ist. Auch für Kinder mit chronischen Atemwegserkrankungen wie einem → Asthma bronchiale (S. 99 ff.) birgt eine Keuchhustenerkrankung das Risiko von großer Atemnot und Erstickungsanfällen. Außerdem kann in der Folge einer Pertussis-Infektion eine Lungenentzündung auftreten.

## Behandlung

Der Arzt kann die Krankheit zwar nicht ursächlich behandeln, den Verlauf aber durch eine Therapie mit Antibiotika etwas mildern. Diese Medikamente können beispielsweise die Komplikation einer Lungenentzündung verhüten. Auch die Zeit, in der das erkrankte Kind ansteckend ist, verkürzt sich durch die Behandlung.

## Selbsthilfe

➤ Vor allem die Hustenattacken belasten Ihr Kind und machen ihm Angst. Beruhigen Sie Ihr Kind, nehmen Sie es in den Arm und streicheln Sie es. Eine sanfte Rücken- und Brustkorbmassage trägt ebenfalls zur Entspannung bei. Sie können zur Massage Beinwellsalbe aus der Apotheke verwenden, die mildernd auf den Husten wirkt. Auch der chinesische Tigerbalsam erleichtert die Atmung. Vorsicht jedoch bei Babys: Sie können auf die ätherischen Öle empfindlich reagieren.

➤ Efeuextrakt enthält Wirkstoffe wie z. B. Saponine, die den Schleim lösen und so das Abhusten erleichtern. Spezielle Efeupräparate erhalten Sie in der Apotheke.

➤ Auch Thymianbäder wirken beruhigend und entspannend auf das Kind. Sie können für das warme Wannenbad entweder selbst einen Thymiansud herstellen oder Thymianbadeöl als Fertigpräparat kaufen.

## Vorbeugung

Gegen Keuchhusten gibt es eine Schutzimpfung, die von der Ständigen Impfkommission (STIKO) als Kombinationsimpfung (z. B. zusammen mit der Impfung gegen Diphtherie und Tetanus, siehe S. 45) empfohlen und von den Kindern sehr gut vertragen wird.

# Masern

Die Masern heißen im Lateinischen Morbilli und lösen eine hoch ansteckende Kinderkrankheit mit Hautausschlag aus.

## Ursachen

Masern werden durch ein Virus übertragen, das über die Atemwege in den Organismus gelangt. Die Inkubationszeit, also die Zeit zwischen Ansteckung und Ausbruch der Krankheit, beträgt zehn bis 14 Tage.

## Beschwerden

Das Kind ist appetitlos, schläfrig und matt. Dann kommt es zu einem plötzlichen Fieberanstieg bis zu 40 °C, Kopfschmerzen. Lichtscheu, Schnupfen und trockenem Husten, Bindehautentzündung sowie kleinen weißen Pusteln im Mund. Das Fieber fällt am zweiten Tag und steigt am dritten wieder an. Nach etwa dem vierten Tag breitet sich langsam am ganzen Körper ein Ausschlag aus. Es sind erst hellrote kleine Pünktchen, die später dunkler werden und zusammenfließen. Auch im Gesicht zeigen sich die rosafarbenen bis violetten Flecken.

## Wann zum Arzt?

Bei Verdacht auf Masern sollten Sie den Kinderarzt zurate ziehen, damit er die Krankheit sicher diagnostizieren und mögliche andere Erkrankungen ausschließen kann. Auch wenn Ihr Kind sehr hoch fiebert, ist es besser den Kinderarzt zu konsultieren.

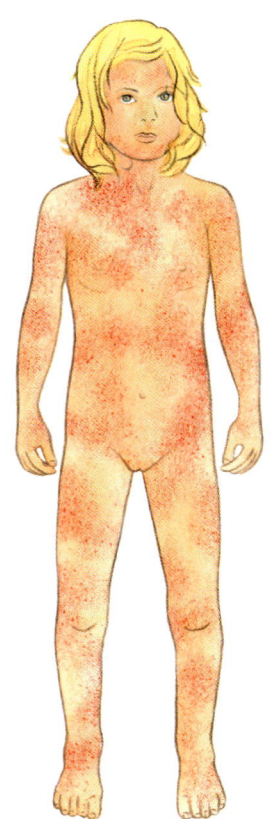

Der Masernausschlag besteht aus hellroten, kleinen Flecken, die später zusammenfließen.

### Behandlung

Im Allgemeinen ist keine besondere Therapie nötig. Der Arzt muss das Kind jedoch genau untersuchen, weil Masern in manchen Fällen zu Komplikationen wie einer Lungen- oder Gehirnentzündung führen können. Gegen hohes Fieber kann der Kinderarzt fiebersenkende Mittel wie Paracetamol verschreiben.

### Selbsthilfe

➤ Ihr Kind sollte im Bett liegen und viel Ruhe und Zuwendung haben.
➤ Achten Sie darauf, dass es viel trinkt, am besten Tee, Mineralwasser und verdünnte Säfte.
➤ Eine Teemischung aus Linden- und Holunderblüten regt den Körper Ihres Kindes zum Schwitzen an und unterstützt die Stoffwechselaktivität, sodass Entzündungsstoffe schneller abgebaut werden und der Organismus wieder regenerieren kann.
➤ Körperabwaschungen mit lauwarmem Essigwasser wirken belebend und ausgleichend auf Ihr krankes Kind.

### Vorbeugung

Gegen Masern gibt es eine Impfung, die in Kombination mit Mumps und Röteln verabreicht wird und gut verträglich ist (siehe S. 45). Diese Impfung schützt auch vor der gefürchteten Komplikation der Masern-Enzephalitis, also der Gehirnentzündung.

## Mumps

Die Kinderkrankheit Mumps wird im Volksmund auch Ziegenpeter genannt.

### Ursachen

Mumps wird durch Viren übertragen. Die Erreger gelangen über Tröpfchen- oder Schmierinfektion in den Organismus. Die Inkubationszeit beträgt 12 bis 35 Tage. Der Krankheitserreger löst eine Entzündung im Bereich der (Ohr-)Speicheldrüsen aus. In seltenen Fällen greift die Infektion auch auf andere Organe über, wie z. B. die Bauchspeicheldrüse. Bei Jungen in oder nach der Pubertät kann es auch zu einer sehr schmerzhaften Hodenentzündung kommen.

### Beschwerden

Die Krankheit zeigt sich zunächst mit Symptomen eines grippalen Infektes und ist mit Fieber und allgemeinem Unwohlsein verbunden. Danach treten charakteristische Schwellungen vor den Ohren auf (zuerst meist einseitig). Die Kinder klagen über Ohrenschmerzen, Kaubeschwerden sowie Schmerzen beim Öffnen des Mundes. Auch die Lymphknoten im Kopf-Hals-Bereich sind geschwollen.

## Wann zum Arzt?

Bei Verdacht auf Mumps sollten Sie den Kinderarzt konsultieren. Der »Ziegenpeter« verläuft nämlich nicht immer harmlos. Wenn er andere Körperdrüsen befällt, kann dies schwere Komplikationen nach sich ziehen. Bei Jungen in und nach der Pubertät kann eine beidseitige Hodenentzündung zu einer späteren Unfruchtbarkeit führen. Auch eine Gehirnentzündung folgt in seltenen Fällen einer Mumpserkrankung. Diese verläuft aber meistens gutartig. Der Kinderarzt muss das Kind genau untersuchen, um eine exakte Diagnose zu stellen und den Verlauf der Erkrankung einschätzen zu können.

## Behandlung

Wenn keine Zeichen für einen ernsteren Verlauf bestehen, bedarf eine Mumpserkrankung keiner besonderen ärztlichen Behandlung. Meist reichen allgemeine Maßnahmen wie die Gabe von milden schmerzlindernden und fiebersenkenden Medikamenten aus (z. B. Paracetamol).

## Selbsthilfe

➤ Geben Sie Ihrem Kind in der Zeit der Krankheit nur leichte Kost zu essen. Da das Kauen oft Schmerzen bereitet, sollte Ihr kleiner Patient jetzt nichts Hartes zu sich nehmen. Gut geeignet dagegen: Kartoffelbrei, Karottenpürree, Suppen, weiches Hähnchenfleisch, Joghurt, Quark, Säfte, Eiscreme.

➤ Lassen Sie Ihr Kind mit Salbei gurgeln. Die Heilpflanze enthält Wirkstoffe, die unangenehme Halsschmerzen sowie Reizungen der Schleimhaut zu lindern vermögen.

➤ Kühlende Umschläge mit essigsaurer Tonerde lindern die Schwellungen an den Ohren und im Kieferwinkel.

## Vorbeugung

Gegen Mumps gibt es eine Schutzimpfung, die in der Kombination mit Röteln und Masern verabreicht wird (siehe S. 45).

# Ringelröteln

Die Ringelröteln zählen zu den harmlosen Kinderkrankheiten. Sie treten bevorzugt während der kalten Jahreszeit in Kindergärten auf.

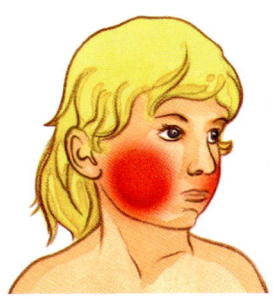

### Ursachen

Die Infektion wird durch sogenannte Parvoviren verursacht. Die Erreger gelangen über Tröpfcheninfektion in den Organismus.

### Beschwerden

Das Kind bekommt Fieber, dann schwillt das Gesicht ein wenig an und zeigt eine Rötung im Wangenbereich, die die Form eines Schmetterlings annehmen kann. Nach zwei bis drei Tagen tritt ein girlandenförmiger Hautausschlag am Körper auf, der sich aber nach kurzer Zeit wieder verliert. Nach spätestens einer Woche ist die Krankheit überstanden.

### Wann zum Arzt?

Da die Ringelröteln keine Gefahr darstellen und der Krankheitsverlauf zumeist mild ist, muss der Kinderarzt nicht konsultiert werden. Nur falls Sie sich unsicher fühlen und andere Erkrankungen ausschließen möchten, sollten Sie den Kinder- und Jugendarzt aufsuchen.

### Behandlung

Ärztliche Behandlungsmaßnahmen sind bei dieser harmlosen Kinderkrankheit nicht notwendig.

### Selbsthilfe

➤ Meistens sind die Kinder durch die Krankheit so gut wie nicht beeinträchtigt und wollen sogar wie gewohnt spielen. Sie sollten trotzdem darauf achten, dass sie in der Zeit der Krankheit nicht zu viel draußen herumtoben und sich verausgaben, sondern eher ruhigeren Spielen nachgehen.
➤ Lassen Sie Ihr Kind leichte Kost essen und viel trinken.

### Vorbeugung

Eine Vorbeugung ist nicht möglich und auch gar nicht nötig, da die Ringelröteln nach wenigen Tagen von selbst wieder verschwinden.

## Röteln

Die Röteln heißen im medizinischen Fachjargon Rubeola und zählen zu den eher harmlosen Kinderkrankheiten.

### Ursachen

Röteln werden durch ein Virus ausgelöst. Die Infektion erfolgt über die Atemwege durch Tröpfcheninfektion, z. B. durch Husten und Niesen. Die Inkubationszeit beträgt 14 bis 21 Tage.

## Beschwerden

Die Krankheit beginnt mit leichtem Fieber und leichtem Schnupfen; oft zeigen sich aber auch gar keine besonderen Krankheitszeichen. Dann erscheint der typische Ausschlag: Im Vergleich zu den Masern sind die roten Flecken spärlicher, kleiner, blasser und fließen nicht zusammen. Der Ausschlag zeigt sich zumeist erst im Gesicht und breitet sich dann über die Arme, den Rumpf und die Beine aus. Die Lymphknoten in Nacken, Achselhöhlen und Leistenbeugen können geschwollen sein.

## Wann zum Arzt?

Ganz selten kann die Rötelninfektion Komplikationen wie z. B. eine Hirnhautentzündung nach sich ziehen. Falls das Fieber bei Ihrem Kind plötzlich auf hohe Werte steigt oder es in seinem Allgemeinbefinden sehr beeinträchtigt ist, suchen Sie bitte den Kinder- und Jugendarzt auf.

## Behandlung

Röteln benötigen im Allgemeinen keine besondere Therapie. Nur wenn Komplikationen drohen, sollte Ihr Kind genau untersucht und entsprechend behandelt werden.

## Selbsthilfe

Zur Behandlung von Begleitsymptomen lesen Sie bitte in den entsprechenden Kapiteln nach.

## Vorbeugung

Gegen Röteln gibt es eine gut verträgliche Impfung, die zusammen mit den Impfungen für Mumps und Masern verabreicht wird (siehe S. 45). Wenn bei Mädchen in der Pubertät die Impfung noch nicht erfolgt sein sollte, wird sie dringend empfohlen, um bei einer späteren Schwangerschaft Komplikationen beim Ungeborenen zu verhüten. Die Rötelnviren können nämlich bei Babys im Mutterleib Fehlbildungen hervorrufen.

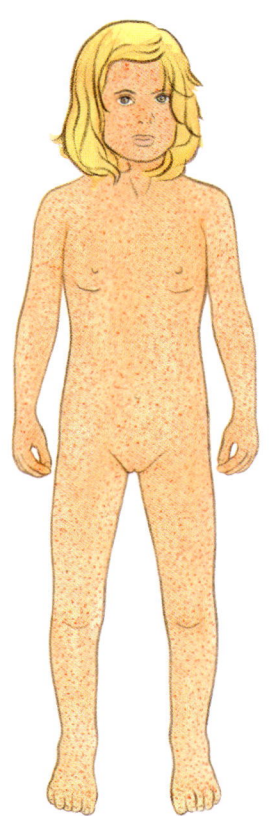

Die roten Flecken sind bei Röteln kleiner als bei Masern und treten spärlicher auf.

# Scharlach

Scharlach ist eine sehr ansteckende Krankheit, die keine Immunität erzeugt. Das bedeutet, sie kann immer wieder neu auftreten.

## Ursachen

Scharlach wird durch Bakterien ausgelöst, sogenannte Streptokokken, deren Inkubationszeit ein bis fünf Tage betragen. Die Keime

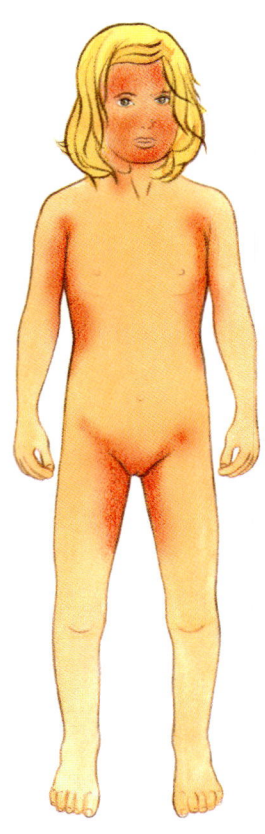

rufen eine eitrige Mandelentzündung (Angina) hervor. Die Strepto-kokken werden durch Tröpfcheninfektion weitergegeben und die Er-krankung breitet sich daher vor allem in Kindergärten und Schulen oft sehr rasch aus.

## Beschwerden

Kinder, die an Scharlach erkrankt sind, entwickeln zumeist ganz plötzlich hohes Fieber und Schüttelfrost. Oft müssen die kleinen Patienten auch erbrechen und haben Halsweh, Kopf- und Glieder-schmerzen. Dann schwellen die Halslymphknoten an, im Bereich der Rachenhinterwand entwickelt sich eine feuerrote, »scharlach-rote« Entzündung. Die Mandeln sind verdickt und tragen gelblich weiße Beläge oder Eiterstippchen. Die erkrankten Kinder klagen außerdem meist über heftige Halsschmerzen und Schluckbe-schwerden.

In einer zweiten Phase der Scharlacherkrankung bildet sich ein Ausschlag mit kleinen roten Fleckchen. Diese zeigen sich zunächst vor allem in den Achseln, Leisten, Schenkelbeugen und verteilen sich später über den ganzen Körper. In einer dritten Phase verblasst der Ausschlag allmählich und die Haut beginnt, sich großflächig abzuschuppen.

## Wann zum Arzt?

Bei Verdacht auf Scharlach sollten Sie grundsätzlich den Kinder- und Jugendarzt aufsuchen. Er muss zunächst andere Erkrankungen aus-schließen und dann Ihr Kind genau untersuchen.

## Behandlung

Der Arzt verabreicht Ihrem Kind Antibiotika, die gegen die krank-heitserregenden Scharlachbakterien wirken. Diese Medikamente müssen unbedingt konsequent entsprechend der Verordnung ein-genommen werden, um mögliche Folgeerscheinungen wie das rheumatische Fieber zu verhüten. Auch mögliche Komplikationen wie eine Mittelohrentzündung, Nierenentzündung oder Herzmus-kelentzündung müssen durch die rechtzeitige Gabe von Antibiotika verhindert werden.

## Selbsthilfe

➤ Sorgen Sie dafür, dass Ihr kleiner Patient Ruhe hat, um sich zu erholen.
➤ Außerdem sollte Ihr Kind viel trinken, am besten verdünnte Säfte und Kräutertees.

➤ Gurgellösungen und Lutschtabletten aus der Apotheke mildern die Halsschmerzen.

➤ Auch Kamillen-Salbei-Spülungen vermögen die entzündliche Reizung und die Schmerzen im Rachen zu lindern. Lassen Sie Ihr Kind so oft wie möglich, am besten jede Stunde, mit lauwarmen Kamillen-Salbei-Tee gurgeln.

➤ Ein lauwarmer Halswickel verringert die Schwellung der Lymphknoten im Halsbereich und mildert das Druckgefühl sowie auch die Schluckbeschwerden.

### Vorbeugung

➤ Wenn im Kindergarten oder in der Schule Scharlachfälle auftreten, sollte Ihr Kind nach Möglichkeit für einige Zeit den Kontakt mit den Erkrankten meiden.

➤ Stärken Sie die Abwehrkräfte Ihres Kindes, damit es die Krankheitskeime frühzeitig in Schach halten kann. Hier helfen frische Lebensmittel, die vor allem reich an Vitamin C sind, darüber hinaus viel Bewegung an frischer Luft und ausreichend Schlaf.

## Windpocken

Die Windpocken werden in der Fachsprache als Varizellen bezeichnet und sind ausgesprochen ansteckend.

### Ursachen

Ausgelöst werden die Windpocken durch ein Virus, das zur Gruppe der Herpesviren gehört und durch eine Tröpfcheninfektion übertragen wird. Die Inkubationszeit der Erkankung beträgt ungefähr sieben bis 21 Tage.

### Beschwerden

Der Windpockenausschlag geht mit roten Bläschen einher, die in der Mitte mit einer wässrigen Flüssigkeit gefüllt sind und sehr stark jucken. Zunächst zeigt sich der Ausschlag meist auf der Brust, auf den Armen oder im Gesicht. Später kann er aber auch auf den ganzen Körper übergehen und sogar auch die Augenlider und die Mundschleimhaut befallen. Häufig ist die Krankheit von Fieber begleitet, auch Husten können die kleinen Patienten haben.

### Wann zum Arzt?

Windpocken verlaufen in den meisten Fällen harmlos. Sollte sich der Ausschlag aber sehr stark ausbreiten und Ihr Kind durch den heftigen Juckreiz sowie andere Krankheitssymptome in seinem Allgemeinbe-

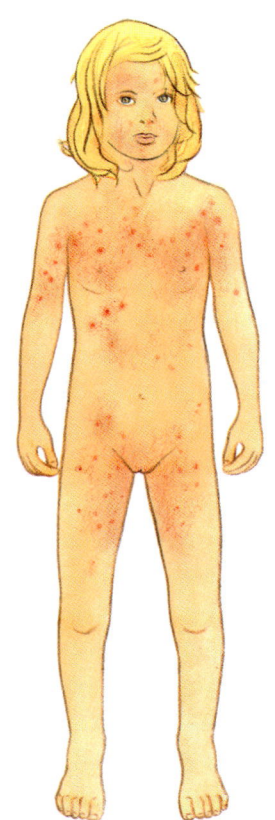

Die Windpocken zeigen sich mit kleinen, roten Pusteln und Bläschen am Körper und auch im Gesicht.

finden (stark) beeinträchtigt sein, ist es auf jeden Fall ratsam, den Kinder- und Jugendarzt zu konsultieren. Auch hohes Fieber, Abgeschlagenheit, Kopfschmerzen oder Krämpfe sollten Sie umgehend zum Arzt führen, weil dies Symptome ein sehr seltenen Gehirnentzündung sein können.

## Behandlung

Die Varizellenerkrankung benötigt meist keine besondere Therapie. Allerdings kann das Aufkratzen der Windpockenbläschchen zu einer zusätzlichen bakteriellen Infektion sowie zu späteren Narben auf der Haut führen. Besteht ein sehr starker Juckreiz, wird der Kinder- und Jugendarzt Ihrem Kind juckreizstillende Mittel verordnen, die in der Regel in Form von Salben, Puder oder Lotionen lokal aufgetragen werden.

## Selbsthilfe

➤ Ihr Kind braucht Ruhe und soll deshalb in der Zeit bis zur Ausheilung der Windpocken zu Hause bleiben dürfen und nicht den Kindergarten oder die Schule besuchen.

➤ Leichte Baumwollkleidung, die angenehm auf der Haut liegt und keine Reizung verursacht, ist jetzt wichtig, da Ihr Kind empfindlich reagiert.

➤ Wenn Ihr Kind noch Windeln trägt, während es mit Windpocken angesteckt worden ist, sollten Sie diese möglichst oft wechseln oder am besten ganz weglassen. Die warme, feuchte Atmosphäre, die im Windelpaket herrscht, verstärkt nämlich den Juckreiz und begünstigt die Ausbreitung der entzündlichen Hautreizung. Die Bläschen können so weniger schnell verschorfen und brauchen auch entsprchend länger, um abheilen zu können.

➤ Schneiden Sie die Nägel Ihres Kindes ganz kurz, damit es sich – vor allem in der Nacht – nicht die Bläschen aufkratzt.

➤ In der Apotheke erhalten Sie Kieselsäuregel, das mehrmals täglich auf die betroffenen Hautstellen getupft werden sollte, um den Juckreiz zu mildern.

➤ Auch eine Ganzkörperabwaschung mit Obstessigwasser kühlt die Haut und mildert den Juckreiz.

## Vorbeugung

Gegen Windpocken gibt es seit einiger Zeit eine Impfung, die gut vertragen wird, die allerdings nur für Kinder und Jugendliche zwischen dem 9. und 17. Lebensjahr gedacht ist (siehe dazu auch die Checkliste auf S. 45).

# Kopf und Hals

## Bindehautentzündung

Die Bindehaut umkleidet die Innenseite der Lider und verbindet sie mit dem Augapfel und überzieht diesen. Eine entzündliche Reizung dieser zarten Schleimhaut kommt bei Kindern recht häufig vor.

### Ursachen

Eine Bindehautentzündung wird zumeist durch Viren, seltener auch Bakterien hervorgerufen. Reizstoffe wie chloriertes Schwimmbadwasser können ebenfalls die entzündlichen Erscheinungen am Auge auslösen. Darüber hinaus tritt eine Bindehautentzündung häufig im Gefolge einer allergischen Erkrankung auf. Hausstaubmilbenkot, Tierhaare sowie Pollen sind dabei die bevorzugten Allergene, die zur Bindehautreizung führen.

### Beschwerden

Die Entzündung ruft eine Rötung an den Augen hervor. Dann verspürt der kleine Patient häufig Juckreiz, ein Brennen sowie ein Fremdkörpergefühl. Die Augen können Sekret absondern, das schleimig oder eitrig ist und die Lidränder verklebt. Symptome wie leichtes Fieber oder Schwellungen der Lymphknoten im Kieferwinkel können die Bindehautentzündung begleiten.

Eine Bindehautentzündung ziehen sich Kinder oft beim Baden in gechlortem Wasser zu.

### Wann zum Arzt?

Sind die Symptome nur gering ausgeprägt und kennen Sie die wahrscheinliche Ursache – z. B. ein längerer Schwimmbadaufenthalt –, dann brauchen Sie sich keine Sorgen zu machen. Diese Formen der Bindehautreizung sind fast immer harmlos und vergehen

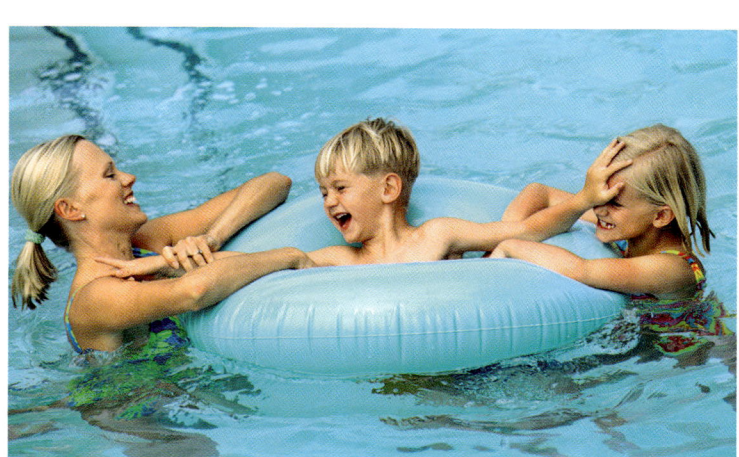

nach kurzer Zeit von selbst wieder. Sollte ein »rotes Auge« aber über mehrere Tage bestehen bleiben, ist es ratsam den Arzt aufzusuchen. Auch wenn andere Beschwerden wie Brennen, Juckreiz und auffällige Sekretbildungen an Heftigkeit zunehmen, muss Ihr Kind vom Kinder- oder Augenarzt untersucht werden.

### Behandlung

Der Arzt verordnet Augentropfen, die die Reizung mildern und die Entzündung eindämmen. Besteht Verdacht auf eine bakteriell aus- gelöste Bindehautentzündung, wird er eine Behandlung mit Antibio- tikatropfen empfehlen.

### Selbsthilfe

➤ Waschen Sie die Augen Ihres kleinen Patienten mit einem Mull- läppchen und abgekochtem, lauwarmem Wasser vorsichtig aus, um sie von Sekret zu befreien.
➤ Auch feuchte Augenkompressen lindern die Beschwerden und fördern die Regeneration der gereizten Bindehaut. Sie können die Kompresse auch mit Augentrost durchführen, einer Heilpflanze, die vor allem bei allergisch bedingter Bindehautreizung eine gute Hilfe bietet. Vorsicht aber mit Kamillentee: Er kann zu allergi- schen Reaktionen am Auge führen!

### Vorbeugung

➤ Wenn Ihr Kind empfindlich auf Chlorwasser reagiert, sollte es mit Schwimmbadbesuchen vorsichtig sein und beim Baden am besten eine spezielle Brille tragen, die die Augen schützt.
➤ Achten Sie auch sonst darauf, dass Ihr Kind keinen Reizstoffen sowie staubiger, trockener Luft ausgesetzt ist.
➤ Wenn Ihr Kind eine ansteckende Bindehautentzündung hat, darf es 14 Tage nicht in den Kindergarten, um die Übertragung der Krankheitserreger zu vermeiden.

## Gerstenkorn

Das Gerstenkorn wird in der Fachsprache Hordeolum genannt. Es handelt es sich um ein kleines entzündliches Knötchen am Lidrand.

### Ursachen

Bakterielle Krankheitserreger lösen die entzündliche Veränderung am Auge aus. Dabei zählen vor allem sogenannte Staphylokokken zu den Verursachern, seltener sind Streptokokken am Gerstenkorn schuld.

## Beschwerden

Das betroffene Augenlid schwillt an, das Auge beginnt zu brennen, jucken und tränen. Dann zeigt sich das Gerstenkorn als eine rote, sehr schmerzhafte Vorwölbung am Wimpernrand, in der sich etwas später ein gelblichen Eiterherd ausbildet.

## Wann zum Arzt?

Wenn Ihr Kind starke Beschwerden und die Entzündung ausgeprägt ist, sollten Sie mit Ihrem Kind den Kinderarzt und gegebenenfalls auch einen Augenarzt konsultieren.

## Behandlung

Der Arzt kann Augentropfen verschreiben, die schmerzlindernd wirken. Häufig wird er aber auch ein Präparat verordnen, das zusätzlich noch ein Antibiotikum, z. B. Gentamicinsulfat enthält.

## Selbsthilfe

➤ Eine Quark-Augenpackung lindert Schmerzen und wirkt Schwellungen und Rötungen entgegen.
➤ Auch eine Auflage mit lauwarmer Kochsalzlösung mildert die entzündliche Reizung.
➤ Eine Wärmebehandlung mit einer Infrarotlampe bietet zusätzliche Unterstützung und fördert den Heilprozess. Das Kind muss dabei aber unbedingt die rote Schutzbrille tragen!

## Vorbeugung

➤ Achten Sie darauf, dass Ihr Kind keinen Reizstoffen wie Staub oder Rauch ausgesetzt ist.
➤ Gesunde, vitaminreiche Kost ist wichtig, um das Immunsystem Ihres Kindes zu stabilisieren und wiederkehrenden Gerstenkörnern vorzubeugen.

# Halsschmerzen

Halsweh entsteht durch eine Reizung der Rachenschleimhaut, zumeist an der Rachenhinterwand.

## Ursachen

Halsschmerzen werden fast immer durch Erkältungsviren verursacht, die besonders in der kalten Jahreszeit verstärkt auftreten können. Bei Kindern können aber auch Bakterien an Halsschmerzen schuld sein. Diese treten dann besonders häufig im Rahmen einer eitrigen
→ Mandelentzündung (S. 79 f.) auf.

## Beschwerden

Die Rachenschleimhaut ist gerötet, der kleine Patient verspürt ein Kratzen und Brennen im Hals. Außerdem können die Kinder Probleme mit dem Schlucken haben und unter Heiserkeit leiden.

## Wann zum Arzt?

Halsschmerzen sind im Allgemeinen harmlos und treten häufiger im Rahmen eines grippalen Infektes auf. Wenn jedoch Verdacht auf eine eitrige Mandelentzündung oder eine andere ernstere Erkrankung besteht, sollten Sie den Kinderarzt aufsuchen.

## Behandlung

Zur symptomatischen Behandlung von Halsweh kann der Arzt Gurgellösungen oder Lutschtabletten verordnen, die schmerzlindernde Substanzen enthalten, z. B. sogenannte Lokalanästhetika (örtliche Betäubungsmittel). Bei Verdacht auf eine eitrige Halsentzündung, die durch Bakterien verursacht ist, wird er mit großer Wahrscheinlichkeit zu einer Therapie mit Antibiotika raten.

## Selbsthilfe

➤ Eine Teemischung aus Salbei und Kamille lindert auf sanfte Weise die entzündliche Reizung im Hals.

➤ Größere Kinder können schon gut mit Salwasserlösung gurgeln und sollten dies regelmäßig morgens und abends durchführen, um Speisereste wegzuspülen, die sich an der Rachenhinterwand abgelagert haben, sowie die Schleimhaut zu reinigen.

➤ Ein kalter Quark-Halswickel wirkt angenehm kühlend und hilft die Beschwerden zu mildern.

➤ Auch dürfen Sie Ihr Kind jetzt etwas mehr Eis essen lassen, denn auch Speiseeis wirkt kühlend und lindert die Reizung.

## Vorbeugung

➤ Stärken Sie die Abwehr Ihres Kindes durch Bewegung an frischer Luft und gesunde Kost mit vielen Vitaminen und Mineralstoffen.

➤ Überprüfen Sie außerdem regelmäßig die Luftfeuchtigkeit in Ihren Wohnräumen, vor allem im Kinderzimmer. Sie sollte über 50 Prozent betragen, weil sonst die Schleimhäute, besonders in den oberen Atemwegen, austrocknen und Infekten gegenüber anfällig werden. Spezielle Luftbefeuchter – und in geringem Maß auch Zimmerbrunnen – können die Luftfeuchtigkeit in Ihren Räumen erhöhen.

# Hörstörungen

Hörprobleme kommen bei Kindern selten vor. Und von den Babys, die mit einer Hörstörung auf die Welt kommen, sind nur zwei Prozent völlig taub. Allerdings hat eine nicht erkannte Schwerhörigkeit gravierende Folgen für die Entwicklung eines Kindes.

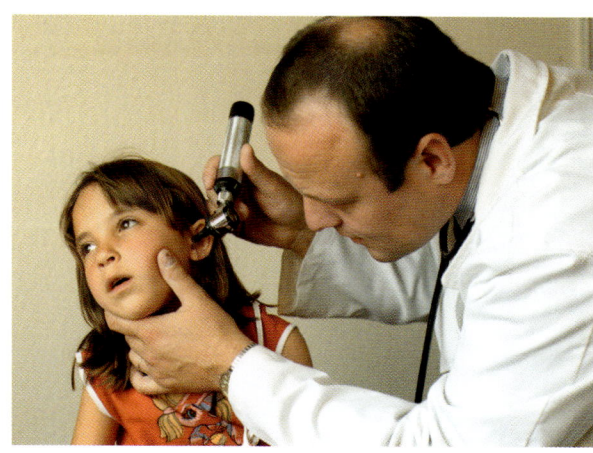

## Ursachen

Neben einer erblichen Veranlagung spielen Infektionskrankheiten wie → Masern (S. 63 f.), → Mumps (S. 64 ff.), eine Gehirnhautentzündung, Geburtsprobleme sowie entzündliche Prozesse im Ohr bei der Entstehung einer Schwerhörigkeit eine Rolle. Bei schweren Erkältungen, einer – insbesondere chronisch verlaufenden – → Mittelohrentzündung (S. 82 ff.) sowie → Nasenpolypen (S. 89 f.) kann das Hörvermögen vorübergehend beeinträchtigt sein. Darüber hinaus gibt es harmlose Ursachen für eine zeitweise Hörminderung wie etwa ein Pfropfen aus Ohrenschmalz, der sich im Gehörgang festgesetzt hat, oder Wasser, das ins Ohr eingedrungen ist, z. B. weil das Kind sehr viel getaucht hat.

> Es ist besonders wichtig, kindliche Hörprobleme frühzeitig vom Arzt abklären zu lassen.

## Beschwerden

Bei länger anhaltender und schon früh bestehender Schwerhörigkeit zeigen die Kinder eine verminderte oder sogar keine Reaktion auf Geräusche, wie z. B. wenn jemand in die Hände klatscht, die Tür zuschlägt oder das Telefon klingelt. Sie sind oft auffallend ruhig, ihre gesamte Entwicklung, vor allem die Sprachentwicklung ist verzögert. Schulkinder haben Probleme mit dem Lernen, sie stellen die Stereoanlage oder das Fernsehen auf extreme Lautstärke.

## Wann zum Arzt?

Früherkennung ist das A und O! Deshalb sollten Sie bei Verdacht auf eine Hörminderung den Kinder- und Jugendarzt konsultieren. Auch wenn durch chronische Infekte im Nasen-Rachen-Raum sowie Ohrbereich das Hören beeinträchtigt erscheint, muss dies vom Arzt abgeklärt werden.

## Behandlung

Wenn bei Babys eine Schwerhörigkeit vorhanden ist, können die Hörfunktionen mittels technischer Geräte gezielt trainiert werden. So gibt es moderne Hörgeräte, die Säuglingen schon wenige Tage nach der

Geburt angepasst werden können. Auch andere Möglichkeiten des Hörtrainings sowie logopädische Maßnahmen sind ausgesprochen erfolgreich – vorausgesetzt, sie erfolgen möglichst frühzeitig.

Liegen lang anhaltende Infekte wie eine chronische Mittelohrentzündung vor, dann muss der Arzt therapeutische Maßnahmen ergreifen, um den schwelenden Entzündungsprozess zu stoppen. Gegebenenfalls ist dann auch eine längere Behandlung mit Antibiotika nötig.

### Selbsthilfe

Beobachten Sie Ihr Kind aufmerksam und prüfen Sie insbesondere, wie gut es auf Geräusche reagiert. Kleine Tests können Sie auch schon mit Ihrem Baby durchführen: Klatschen Sie beispielsweise aus einem Meter Entfernung in die Hände und achten Sie darauf, ob es mit den Augen zuckt. Auch andere lautere Geräusche sowie Ihre Stimme sollten die Aufmerksamkeit Ihres Babys erregen.

### Vorbeugung

Dank der Vorsorgeuntersuchungen können die Kinderärzte einer Hörstörung frühzeitig auf die Spur kommen. Wichtig ist aber, dass Sie mit Ihrem Arzt gut kooperieren und ihm wichtige Informationen und Beobachtungen bezüglich Ihres Kindes zukommen lassen.

## Kopfschmerzen

Kopfweh tritt bei Kindern seltener auf als bei Erwachsenen, ist aber ebenso facettenreich.

### Ursachen

Neben organischen Ursachen von Kopfschmerzen wie etwa als Folgeerscheinung einer Gehirnerschütterung sowie allgemeinen Infekten, die oft mit Kopf- und Gliederschmerzen einhergehen, haben Kinder häufiger aufgrund seelischer Probleme Kopfweh. So können Überlastungen in der Schule, Lernstress, Zeugnisangst, aber auch Konflikte in der Familie oder mit den Freunden zu Kopfschmerzen führen. Schlafmangel, zu wenig Bewegung an frischer Luft, eine einseitige Haltung sowie Fehlhaltungen, etwa durch zu viel Sitzen vor dem Fernseher oder Computer können ebenfalls Kopfschmerzen bei Kindern und Jugendlichen hervorrufen.

### Beschwerden

Die Schmerzen können klopfend, hämmernd, stechend oder dröhnend sein, sich über den ganzen Kopf erstrecken oder aber auch nur Teilbereiche wie Stirn, Schläfe oder Hinterkopf betreffen.

## Wann zum Arzt?

Starke oder häufig wiederkehrende Kopfschmerzen sollten Sie vom Kinderarzt abklären lassen. Gegebenenfalls wird er auch empfehlen, einen Neurologen hinzuziehen, um beispielsweise eine → Migräne (S. 80 ff.) abklären zu lassen, die als Auslöser kindlicher Kopfschmerzen ebenfalls manchmal infrage kommt.

## Behandlung

Der Arzt kann schmerzlindernde Medikamente verschreiben, die für Kinder geeignet sind, z. B. mit dem Wirkstoff Paracetamol. Andere Schmerzmittel wie etwa Präparate mit Acetylsalicylsäure (ASS, z. B. in Aspirin) sollten Kinder unter 15 Jahren nur in Ausnahmefällen und nur nach ausdrücklicher ärztlicher Verordnung erhalten.

## Selbsthilfe

➤ Ihr Kind sollte Ruhe haben und vor allem nicht vor dem Computer oder TV-Gerät sitzen.
➤ Eine Teemischung aus Melisse und Pfefferminze hilft vor allem bei Kopfschmerzen, die durch nervöse Anspannung ausgelöst sind, z. B. aufgrund von hohen Anforderungen in der Schule oder Prüfungsangst.
➤ Auch Einreibungen mit Pfefferminzöl entfalten eine gute schmerzlindernde Wirkung. Studien haben gezeigt, dass die Wirkung des natürlichen Heilmittels dem einer milden Schmerztablette gleichkommt.
➤ Massieren Sie Schläfen, Stirn, Hinterhaupt und Nackenpartie mit sanft kreisenden Bewegungen. Zur Massage können Sie auch ein Aromaöl verwenden. Gut eignen sich Öle mit Pfefferminze, Lavendel, Eukalyptus, Zitrone oder Lemongrass.

## Vorbeugung

➤ Achten Sie darauf, dass Ihr Kind ausreichend Schlaf und viel Bewegung an frischer Luft hat.
➤ Die Kost Ihres Kindes sollte ausgewogen sein und reichlich frisches Obst und Gemüse enthalten.
➤ Schränken Sie die Zeiten, die Ihr Kind vor dem Fernseher oder vor dem Computer-Bildschirm verbringt, ein.
➤ Versäumen Sie nicht, im Rahmen der Vorsorgeuntersuchungen das Sehvermögen Ihres Kindes testen zu lassen. Probleme mit dem Sehen können in manchen Fällen auch Kopfschmerzen auslösen.

# Lippenbläschen

Der medizinische Fachausdruck für Lippenbläschen lautet Herpes labialis. Im Volksmund sind aber auch die Begriffe »Gletscherbrand« und »Fieberbläschen« verbreitet.

## Ursachen

Auslöser für Lippenbläschen ist Herpes simplex (HSV) Typ 1, ein Virus aus der Herpesgruppe. Seelische und körperliche Belastungen, Stress, eine vorübergehende Abwehrschwäche sowie eine hohe Sonneneinstrahlung, z. B. am Meer oder im Hochgebirge, fördern die Entstehung von Herpes labialis.

## Beschwerden

Zunächst beginnt die Haut, am Lippenrand zu brennen und zu spannen. Etwas später tritt ein umschriebener Ausschlag mit kleinen Bläschen auf, die eine klare Flüssigkeit beinhalten und stark schmerzen können. Nach ein paar Tagen platzen die Bläschen und verwandeln sich in eitrige Krusten, die zu einem bräunlichen Schorf eintrocknen und schließlich abfallen. Leichtes Fieber und eine Beeinträchtigung des Allgemeinbefindens können den Herpes labialis begleiten.

## Wann zum Arzt?

Lippenbläschen sind fast immer harmlos und benötigen keine besondere Behandlung. Wenn aber stärkere Schmerzen bestehen oder das Fieber auf hohe Werte über 39 °C klettert, sollten Sie den Kinder- und Jugendarzt konsultieren. In sehr seltenen Fällen kann sich die Infektion ausbreiten und andere Bereiche des Gesichtes in Mitleidenschaft ziehen.

## Behandlung

Bei ausgeprägtem oder häufiger wiederkehrendem Lippenherpes kann der Arzt spezielle Cremes und Pasten verschreiben, die zum einen virushemmende Wirkstoffe wie Aciclovir, zum anderen Heilsubstanzen wie Zinksulfat enthalten. Diese Cremes sollten möglichst schon beim Auftreten eines ersten Spannungsgefühls aufgetragen werden, um das volle »Aufblühen« des Herpes labialis zu verhindern.

## Selbsthilfe

➤ Kompressen mit Kamille entfalten eine sanft entzündungshemmende Wirkung und sorgen dafür, dass die Herpesbläschen schneller abtrocknen.

➤ Auch Tinkturen aus Ringelblume oder Hamamelis sind gut geeignet, um die entzündliche Reizung am Lippenrand zu verringern sowie Juckreiz und Brennen zu lindern.

➤ Eine Auflage mit Zinnkraut und Melisse hat sich ebenfalls bei Lippenherpes bewährt.

## Vorbeugung

➤ Stärken Sie das Immunsystem Ihres Kindes durch eine hochwertige, vitalstoffreiche Kost sowie reichlich Bewegung an frischer Luft. Auf diese Weise sind mehr Immunkräfte verfügbar, um den Herpeslabialis-Ausschlag besser abzuwehren.

➤ Auch sollten Sie Ihr Kind, z. B. beim Skifahren in den Alpen oder beim Sommerurlaub am Meer, durch entsprechende Kleidung, Kopfbedeckung und Anwendung von Sonnencremes vor starker UV-Strahlung schützen.

➤ Vorsicht bei Babys! Personen, die einen akuten Lippenherpesausschlag haben, dürfen auf keinen Fall Kontakt zu Neugeborenen haben. Die Viren können sich bei ihnen schnell ausbreiten und zu gefährlichen Erkrankungen führen.

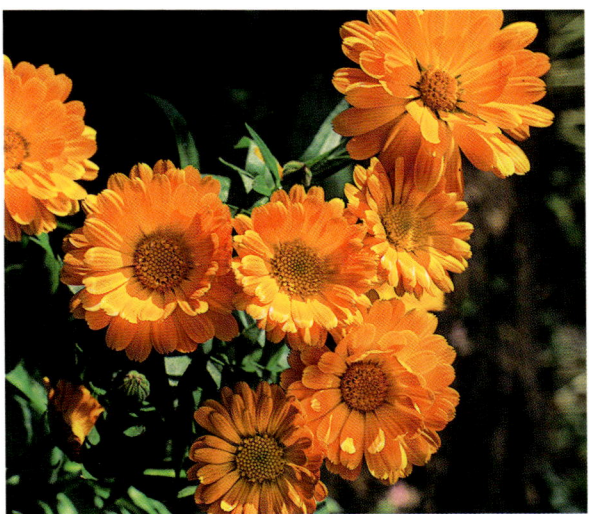

Heilpflanzentinkturen mit Ringelblume lindern die entzündliche Reizung bei Herpes.

# Mandelentzündung

Die Mandelentzündung wird von Medizinern als Angina tonsillaris bezeichnet. Dabei kommt es zu einer Entzündung der Rachenmandeln, einer sehr häufigen Erkrankung bei Kindern.

## Ursachen

Die Angina kann sowohl durch Viren als auch durch Bakterien hervorgerufen werden. Zu einer eitrigen Angina kommt es, wenn bakterielle Erreger die Infektion ausgelöst haben. Zumeist handelt es sich um sogenannte Streptokokken – spezielle kugelförmige Bakterien –, die auch → Scharlach (S. 67 ff.) verursachen.

## Beschwerden

Die Mandeln sind gerötet, geschwollen und zeigen oft stippchenartige weißliche Beläge. Häufig sind die Halslymphknoten ebenfalls geschwollen. Die Kinder klagen über Halsweh und Beschwerden beim Schlucken. Die Entzündung kann von Fieber begleitet sein, das nicht selten auf Werte bis zu 39 °C klettert. Oft ist das Allgemeinbefinden der kleinen Patienten beinträchtigt.

### Wann zum Arzt?

Bei Verdacht auf eine eitrige Mandelentzündung sollten Sie in jedem Fall den Kinder- und Jugendarzt aufsuchen, da Ihr Kind genau untersucht werden muss und in den meisten Fällen eine ärztlich verordnete Therapie nötig ist.

### Behandlung

Bei bakterieller Angina wird der Kinderarzt höchstwahrscheinlich Antibiotika verschreiben, um die Krankheitskeime an der Ausbreitung zu hindern. Auch Mittel zur Linderung der Halsschmerzen kann er Ihrem Kind verordnen. Das sind vor allem Gurgellösungen und Lutschtabletten, die sogenannte Lokalanästhetika enthalten und das Brennen auf der Schleimhaut mildern können.

### Selbsthilfe

➤ Als begleitende Behandlung helfen Gurgellösungen mit Salbeiblättern und Zitrone, um die entzündliche Reizung und die Halsschmerzen zu mildern.
➤ Auch ein ungesüßter Teeaufguss aus Brombeerblättern ergibt eine sehr wirksame Mundspül- und Gurgellösung zur Linderung der Beschwerden.
➤ Ein Zwiebel-Halswickel leistet ebenfalls gute Hilfe und trägt dazu bei, dass die Krankheitssymptome schneller abklingen.

### Vorbeugung

Ein starkes Immunsystem hilft Infektionskrankheiten wie eine Mandelentzündung zu verhüten. Neben einer ausgewogenen Ernährung, viel Bewegung und ausreichend Schlaf sind Echinacea-Präparate zur Immunstärkung bewährt.

## Migräne

Migräne tritt zwar häufiger im Erwachsenenalter auf, doch kann sie auch schon bei Kindern vorkommen. Die Krankheit betrifft Jungen etwas häufiger als Mädchen.

### Ursachen

Die Migräne ist zu einem gewissen Grad genetisch bedingt, d. h., Kinder von betroffenen Eltern haben ein erhöhtes Risiko, selbst zu erkranken. Daneben spielen aber auch äußerliche Faktoren eine

Rolle: Zu den häufigsten Auslösern einer kindlichen Migräne zählen Überlastungen, z. B. durch zu viel Fernsehen und Computerspielen sowie durch mangelnde Bewegung. Aber auch seelische Probleme, wie Konflikte in der Schule oder in der Familie, können Migräneanfälle verursachen. Darüber hinaus vermuten die Wissenschaftler, dass Nahrungsmittelunverträglichkeiten an der Migräneentstehung beteiligt sein können.

## Beschwerden

Die typischen Migräneschmerzen treten anfallsartig auf, sind oft einseitig und von einem ständigen Pulsen oder Pochen geprägt. Auch ein sogenannter Halbseitenkopfschmerz kommt nicht selten vor. Außerdem kann ein Migräneanfall von anderen Symptomen wie Übelkeit, Erbrechen, Licht- oder Lärmempfindlichkeit sowie Schwindel begleitet sein. Im Vorfeld können Erscheinungen (sogenannte Aura) auftreten wie Verschwommensehen, Blitze oder Sternchen vor den Augen.

## Wann zum Arzt?

Bei Verdacht auf Migräne sollten Sie mit Ihrem Kind grundsätzlich den Kinder- und Jugendarzt aufsuchen. Er muss Ihr Kind ausführlich untersuchen und andere Erkrankungen ausschließen. Gegebenenfalls wird der Kinderarzt Sie noch zu anderen Medizinern, beispielsweise zu einem Neurologen überweisen, um die Diagnose zu sichern.

Ein Migränetagebuch ist hilfreich, um festzustellen, wann die Schmerzanfälle auftreten.

## Behandlung

Es gibt synthetische Medikamente, die gezielt gegen den Migränekopfschmerz wirken. Diese Mittel sollten bei Kindern jedoch nur mit größter Zurückhaltung und ausschließlich nach ärztlicher Verordnung verabreicht werden, da sie Nebenwirkungen mit sich bringen. Leichtere Schmerzmittel wie Paracetamol sind für Kinder geeignet und sollten zumindest am Anfang der Therapie die Mittel der Wahl sein.

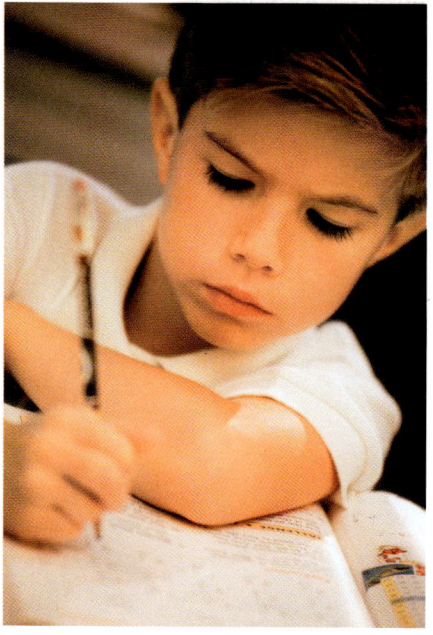

## Selbsthilfe

➤ Zur Behandlung von Migräne lesen Sie bitte auch im Kapitel → Kopfschmerzen (S. 76 f.).

➤ Eine Teemischung aus Johanniskraut und Melisse eignet sich vorzüglich zur schonenden Therapie einer kindlichen Migräne. Die Heilpflanzen entfalten einen sanften schmerzlindernden Effekt. Melisse wirkt zusätzlich beruhigend auf den Magen und dämpft Begleitsymtome wie Übelkeit und Brechreiz.

➤ Auch eine Teezubereitung aus Weidenrindenextrakt, Liebstöckel und Waldmeister wirkt einer leichten Migräne entgegen.

➤ Eine sanfte Massage sowie Akupressur der betroffenen Areale wirkt entspannend und schmerzlindern. Sie können zur Massage Pfefferminzöl verwenden.

➤ Lassen Sie Ihr Kind ein Migränetagebuch führen, in das es einträgt, wann, wie oft und unter welchen Bedingungen die Anfälle auftreten. Dies liefert Ihnen und dem Arzt wichtige Hinweise über mögliche Auslöser, wie z. B. bestimmte Nahrungsmittel, die Ihr Kind nicht verträgt.

### Vorbeugung

➤ Ihr Kind sollte ausreichend schlafen und in seinem Alltag Strukturen sowie einen regelmäßigen Rhythmus haben.

➤ Achten Sie auf viel Bewegung an frischer Luft und auf eine ausgewogene Kost. Schränken Sie insbesondere den Süßigkeitenkonsum ein und gewährleisten Sie, dass Ihr Kind möglichst viel frische Lebensmittel, am besten aus Bioanbau, zu sich nimmt.

➤ Wenn Ihr Kind größeren Anforderungen ausgesetzt ist, z. B. in der Schule, helfen Entspannungsübungen wie autogenes Training.

## Mittelohrentzündung

Bei der Otitis media – so der medizinische Fachbegriff für die Mittelohrentzündung – entzündet sich der Bereich im Mittelohr, der hinter dem Trommelfell gelegen ist.

### Ursachen

Eine Mittelohrentzündung wird zumeist durch Viren oder Bakterien verursacht. Häufig sind Infekte des Nasen-Rachen-Raums vorausgegangen. Bei kleineren Kindern hat eine häufiger wiederkehrende Mittelohrentzündung oftmals anatomische Gründe: Ihre sogenannten Ohrtuben – schmale Verbindungsgänge zum Nasen-Rachen-Raum – sind noch nicht voll entwickelt und noch nicht so gut belüftet. Dadurch können sich Krankheitskeime leichter in ihnen ausbreiten und die Entzündung hervorrufen.

### Beschwerden

Das typischste Zeichen sind ausgeprägte, zumeist heftig pulsierende Ohrenschmerzen, die mit Ohrgeräuschen einhergehen können. Das Kind nimmt ein Klingeln oder Glucksen im Ohr wahr und hat das

Gefühl, dass sich ein Fremdkörper darin befindet. Das Hören ist häufig eingeschränkt. Fieber und eine Schwellung der seitlichen Halslymphknoten können die Otitis media begleiten. Nach zwei bis drei Tagen kommt es zum sogenannten Ohrenlaufen mit Absonderung von Sekret durch ein Loch im Trommelfell. Danach klingen die Schmerzen zumeist ab.

## Wann zum Arzt?

Stärkere Ohrenschmerzen sollten grundsätzlich vom Kinder- und Jugendarzt abgeklärt werden. Wenn eine Otitis media nicht frühzeitig genug erkannt und behandelt wird, kann sie chronisch werden und sogar das Hörvermögen sowie die Sprachentwicklung des Kindes beeinträchtigen. Darüber hinaus besteht auch ein kleines Risiko, dass die Entzündung auf benachbarte Knochen übergreift.

## Behandlung

Bei einer bakteriellen Mittelohrentzündung wird Ihr Kinderarzt mit großer Wahrscheinlichkeit Antibiotika verordnen. In Kombination mit schmerzlindernden und abschwellenden Ohrentropfen bringen diese Mittel eine rasche Linderung der Schmerzen, weil die Entzündung schnell eingedämmt wird.

## Selbsthilfe

➤ Mildern Sie die Beschwerden Ihres Kindes mit einer Zwiebelauflage. Zwiebeln enthalten antientzündliche und abschwellende Wirkstoffe und tragen auf diese Weise zur Schmerzlinderung bei.

➤ Auch eine heiße Kompresse mit Kamille oder Zitrone mildert die Ohrenschmerzen.

➤ Ebenfalls ein bewährtes Hausmittel ist ein Umschlag mit Senfmehl. Es dämmt die Entzündung ein und fördert die Abheilung.

➤ Eine Bestrahlung des erkrankten Ohres mit einer Rotlichtlampe kann die Behandlung unterstützen. Vorsicht: Nicht in der akuten Phase anwenden, da die Wärme die Schmerzen häufig noch verstärkt!

## Vorbeugung

➤ Schützen Sie im Herbst und Winter die Ohren Ihres Kindes vor kalter Zugluft durch entsprechende Kopfbedeckung (Mütze, Schal, Ohrenschützer).

Eine einfache Auflage aus gehackten Küchenzwiebeln wirkt gut gegen Ohrenschmerzen.

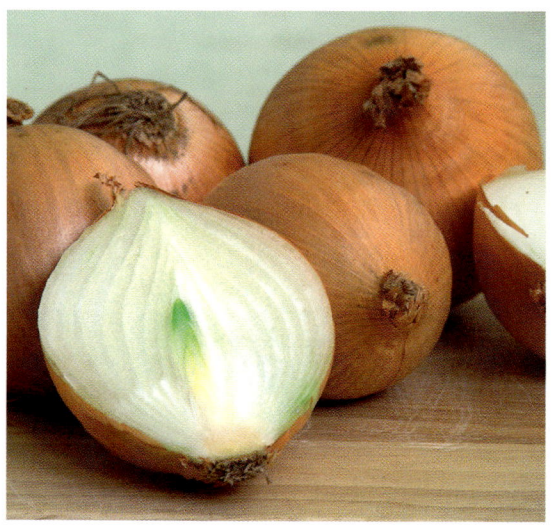

➤ Achten Sie darauf, dass Ihr Kind nach überstandener Entzündung nicht gleich ins Schwimmbad geht, um das Risiko einer Neuinfektion zu vermeiden.

➤ Stärken Sie das Immunsystem Ihres Kindes durch gesunde, vitaminreiche Kost sowie Bewegung an frischer Luft.

## Mundgeschwüre (Aphthen)

Das Mundgeschwür wird in der medizinischen Fachsprache als Stomatitis aphthosa bezeichnet. Es handelt sich um eine augesprochen schmerzhafte Entzündung der Mundschleimhaut.

### Ursachen

Die Stomatitis aphthosa wird durch das Herpes-simplex-Virus ausgelöst, das auch die → Lippenbläschen (S. 78 f.) hervorruft. In seltenen Fällen können sich auch bakterielle Infekte hinter der Schleimhautentzündung verbergen.

### Beschwerden

Typisch sind linsengroße, weißliche Geschwüre mit rotem Rand, die wie kleine »Mondkrater« aussehen. Brennende Schmerzen im Mund machen den kleinen Patienten oft sehr zu schaffen. Auch Mundgeruch kann auftreten. Zusätzlich ist die Zunge häufig belegt, die Mundschleimhaut ist trocken. Fieber und ein allgemeines Krankheitsgefühl können die Stomatitis aphthosa begleiten.

### Wann zum Arzt?

Normalerweise heilt die Stomatitis aphthosa innerhalb von 14 Tagen aus und die Kleinen erholen sich rasch wieder. Trotzdem sollten Sie bei ausgeprägten Beschwerden den Kinderarzt konsultieren und von ihm entscheiden lassen, welche Behandlung angezeigt ist.

### Behandlung

Der Arzt kann Gels verordnen, die schmerzbetäubende Wirkstoffe enthalten. Diese lassen sich mit einem Wattebausch oder Wattestäbchen auftragen.

### Selbsthilfe

➤ Da die Mundschleimhaut so empfindlich ist, hat Ihr Kind sicher Probleme mit dem Kauen. Bieten Sie Ihrem kleinen Patienten daher eher weiche Kost an wie Kartoffel- oder Karottenbrei und lassen Sie ihn viel trinken. Flüssigkeiten und Speisen sollten nicht zu warm und nicht zu kalt sein, um die Schleimhaut im Mund nicht noch zusätzlich zu reizen.

➤ Ratanhia-Spülungen wirken zusammenziehend (adstringierend) und tragen auf diese Weise zu einer schnelleren Regeneration der Mundschleimhaut bei. Ratanhia-Tinktur bekommen Sie in der Apotheke.

➤ Auch verdünnte Myrrhentinktur (ebenfalls aus der Apotheke) erweist sich als schmerzlindernd, wenn Sie die betroffenen Stellen im Mund vorsichtig damit betupfen.

➤ Salbeiöl sowie eine Kräuterteemischung aus Thymian, Salbei und Rosmarin sind für Mundspülungen ebenfalls gut geeignet und wirken entzündungs- und schmerzhemmend.

### Vorbeugung

Achten Sie bei Ihrem Kind auf eine konsequente tägliche Mundhygiene mit regelmäßigem Zähneputzen und gegebenenfalls auch Mundspülungen, die geschmacklich an die Bedürfnisse von Kindern angepasst sind. Wechseln Sie die Zahnbürste Ihres Kindes regelmäßig aus.

## Nasenbluten

Nasenbluten kommt bei Kindern häufiger vor, ist aber im Allgemeinen harmlos.

### Ursachen

Trockene Raumluft, vor allem in der Heizperiode im Herbst und Winter, ist die häufigste Ursache für Nasenbluten. Die empfindliche Schleimhaut in der Nase trocknet aus; es bilden sich Krusten, die sich von selbst lösen oder von den Kindern heruntergekratzt werden. Dabei reißen feine Kapillargefäße in der Schleimhaut ein und lösen die Blutung aus. Allergische Erkrankungen der oberen Luftwege sowie Erkältungen können ebenfalls ein harmloses Nasenbluten hervorrufen. Nicht zuletzt können auch beim Spielen und Herumtoben Schläge auf die Nase zu kurzzeitigem Nasenbluten führen.

### Beschwerden

Aus einem oder beiden Nasenlöchern tritt mehr oder wenig stark Blut aus.

### Wann zum Arzt?

Wenn das Nasenbluten nach 20 Minuten noch nicht aufgehört hat, sollten Sie einen Arzt, am besten Ihren Kinderarzt oder einen

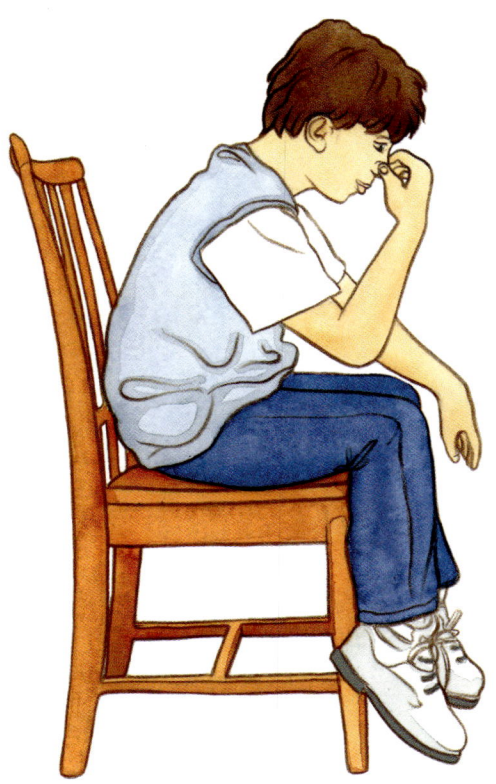

HNO-Arzt aufsuchen. Auch ständig wiederkehrendes Nasenbluten müssen Sie abklären lassen, da sich medizinische Probleme
wie z. B. eine Blutgerinnungsstörung dahinter verbergen können. Sofort den Notarzt rufen, wenn hellrotes Blut in größerer
Menge aus der Nase läuft und die Blutung
sich nicht stillen lässt!

### Behandlung

Der Arzt inspiziert den Naseninnenraum
und führt Maßnahmen zur Blutstillung
wie eine Nasentamponade durch.
Wenn das Nasenbluten häufiger vorkommt,
wird er medizinische Untersuchungen
vornehmen, um ernstere Ursachen auszuschließen.

### Selbsthilfe

➤ Harmloses Nasenbluten können Sie zum
Stillstand bringen, indem Sie die Nasen-
löcher mit Daumen und Zeigefinger etwa
fünf Minuten lang fest zudrücken. Ihr
Kind soll dabei sitzen und sich leicht nach vorn beugen.
➤ Sie können auch einen Wattebausch in das Nasenloch stecken,
um die Blutung zu stoppen.
➤ Wenn Sie einen Eisbeutel oder eine Kältepackungen in den Na-
cken Ihres Kindes legen, verengen sich die Blutgefäße und die
Blutung kommt schneller zum Stillstand.

> Leichtes Nasen-
> bluten lässt
> sich einfach
> durch Zudrücken
> der Nasenlöcher
> stillen.

### Vorbeugung

➤ Nasenspülungen oder Inhalationen mit Meersalz befeuchten
die Nasenschleimhaut und wirken trockenen Krusten entgegen.
Es gibt auch Meerwasser-Nasentropfen rezeptfrei in der Apotheke
zu kaufen.
➤ Sorgen Sie vor allem in der kalten Jahreszeit, wenn viel geheizt
wird, für eine ausreichend hohe Luftfeuchtigkeit in Ihren Räumen,
vor allem im Kinderzimmer. Die Luftfeuchtigkeit sollte idealerweise über 50 Prozent liegen. In Fachgeschäften gibt es spezielle
Luftbefeuchter, die sehr wirksam sind. Eine Alternative sind größere Zimmerbrunnen, die immer wieder mit frischem (zumeist
destilliertem) Wasser aufgefüllt werden.

# Nasennebenhöhlenentzündung

Bei der im medizinischen Sprachgebrauch Sinusitis genannten Nasennebenhöhlenentzündung kommt es zu einer Entzündung in den
Hohlräumen, die sich in den Gesichtsknochen beidseits der Nase,
an der Nasenwurzel und im Stirnbereich über den Augenbrauen befinden. Dies sind die Kieferhöhlen, Siebbeinhöhlen und Stirnhöhlen.

## Ursachen

Die Nasennebenhöhlen sind mit Schleimhaut ausgekleidet und mit
Luft gefüllt. Außerdem stehen sie mit der Nase in Verbindung. Wenn
es aufgrund von grippalen Infekten, Erkältungen oder allergischen
Erkrankungen wie Heuschnupfen zu einer Reizung im Nasen-Rachen-Raum kommt, schwillt die Schleimhaut in den Nasennebenhöhlen an. Krankheitserreger, die über die Nase eindringen, haben
dann leichtes Spiel, sich in den Nebenhöhlen auszubreiten und eine
Entzündung hervorzurufen.

## Beschwerden

Charakteristisch für eine Sinusitis ist ein → Schnupfen (S. 95 ff.),
der länger als zwei Wochen anhält. Fast immer geht diesem »Stock-
schnupfen« ein Infekt der oberen Luftwege voraus. Durch die verstopfte Nase und die Schleimhautreizung ist die Nasenatmung eingeschränkt, und die Kinder müssen durch den Mund atmen. Typisch
ist ein gelbliches oder grünliches Schnupfensekret, das aus der Nase
austritt. Auch Kopfschmerzen, ein Druckgefühl im Stirn- und/oder
Wangenbereich sowie Zahnschmerzen sind häufige Begleiterscheinungen einer Sinusitis. Wenn die Nasennebenhöhlenentzündung
durch Bakterien ausgelöst ist, kann sie hoch akut verlaufen. Das Kind
bekommt hohes Fieber, Wangen und Nase sind stark geschwollen,
die Augen tränen und sind gerötet.

## Wann zum Arzt?

Wenn die Beschwerden ausgeprägt sind und Verdacht auf eine
bakterielle Nasennebenhöhlenentzündung besteht, sollten Sie den
Kinderarzt, gegebenenfalls auch einen Arzt für Hals-Nasen-Ohren-
Heilkunde konsultieren.

## Behandlung

Der Arzt wird Medikamente verordnen, die die Entzündung hemmen
und die Schleimhaut zum Abschwellen bringen. Bei bakterieller Sinusitis sind oft Antibiotika nötig. Außerdem kann er Ihrem Kind Nasentropfen verordnen, deren Inhaltsstoffe – z. B. Xylometazolin –

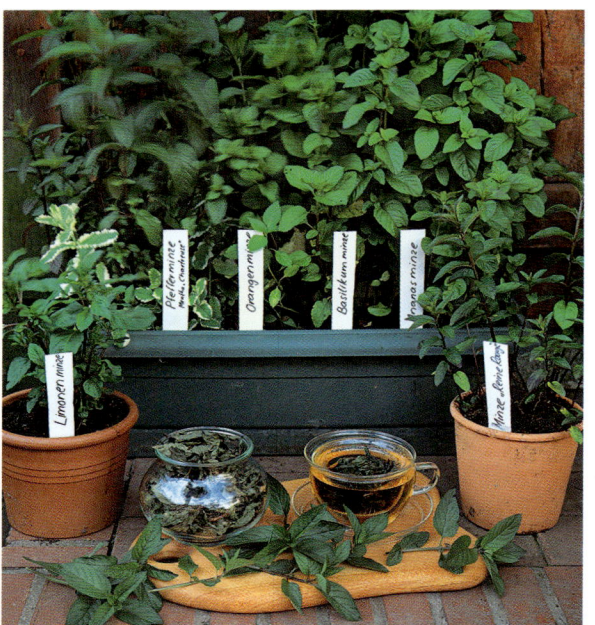

die Nasenschleimhaut zum Abschwellen bringen und so die Nasenatmung wieder erleichtern. Diese Mittel sind in kindgerechter Dosierung erhältlich, sollten aber nicht zur Langzeittherapie eingesetzt werden, weil sie die Schleimhäute längerfristig austrocknen können.

## Selbsthilfe

➤ Lagern Sie im Bett den Oberkörper Ihres Kindes hoch, das macht ihm das Atmen leichter.

➤ Ihr Kind braucht viel Flüssigkeit, um die Schleimhäute gut zu befeuchten und Krankheitserreger besser aus dem Körper auszuschwemmen. Gut geeignet sind Heilkräutertees mit Pfefferminze, Thymian und Kamille.

Frische oder getrocknete Heilkräuter als Tees, Salben oder Inhalationen zubereitet, wirken lindernd bei Nebenhöhlenentzündung.

➤ Für Säuglinge und Kleinkinder gibt es spezielle Nasentropfen mit Kamillenzusatz, die entzündungshemmend wirken.

➤ Sie können die Nasenschleimhaut Ihres Kindes auch mit einer speziellen Salbe aus Berberitze und Schlehe einreiben, die Sie in der Apotheke erhalten. Diese Salbe hat abschwellende Eigenschaften und fördert so die Regeneration der oberen Atemwege.

➤ Bei verstopfter Nase hilft außerdem eine Dampfinhalation mit Meersalz, die Schleimhaut zu regenerieren und die Nasenatmung zu erleichtern.

➤ Eine Rotlichtbehandlung kann die Therapie unterstützen und den Heilprozess fördern.

**Vorsicht:** Kinder unter sechs Jahren sollten keine ölhaltigen Nasentropfen bekommen. Auch Präparate mit starken ätherischen Ölen wie Menthol oder Kampfer sind für Babys und Kleinkinder ungeeignet und können sogar gefährlich werden, weil sie manchmal Atemprobleme hervorrufen.

## Vorbeugung

➤ Der beste Schutz vor Nasennebenhöhlenentzündungen ist ein starkes Immunsystem, das vor allem Erkältungs- und Schnupfenviren gut in Schach zu halten vermag. Stärken Sie die Abwehr Ihres Kindes durch eine gesunde Kost, viel Bewegung an frischer Luft sowie ausreichenden Schlaf.

➤ Bei wiederkehrenden Nasennebenhöhlenentzündungen kann sich eine Kurbehandlung mit Enzympräparaten als wirksam erweisen. Enzyme sind Aktivstoffe, die die Ausheilung von Entzündungsprozessen im Körper fördern und so das Immunsystem sehr effektiv bei seiner Arbeit unterstützen. Präparate, die auch für Kinder geeignet sind, gibt es rezeptfrei in der Apotheke.

## Nasenpolypen

Polypen werden in der medizinischen Fachsprache als Adenoide bezeichnet. Es handelt sich um gutartige Wucherungen der Rachenmandeln.

### Ursachen

Adenoide entstehen durch eine ständige entzündliche Reizung der oberen Luftwege. Da Kinder sehr viele Infekte durchmachen, ist dieser schwelende Entzündungsprozess ausgesprochen häufig. Infolge der Schleimhautwucherung werden die oberen Luftwege eingeengt, was zu Problemen mit der Atmung führt.

### Beschwerden

Infolge der verstopften Nase atmen die Kinder meist durch den Mund. Typisch sind auch eine nasale Sprache sowie ein nächtliches Schnarchen. Der Nachtschlaf kann durch die erschwerte Atmung beeinträchtigt sein, die Kinder sind dann am Tag müde, unkonzentriert und unausgeglichen. Wenn die Ohrtube (Verbindung von Mittelohr und Nase) durch die Schleimhautwucherung verlegt wird, kann dies eine → Mittelohrentzündung nach sich ziehen. Auch das Risiko für → Nasennebenhöhlenentzündungen ist durch die Adenoide erhöht.

### Wann zum Arzt?

Wenn die Beschwerden ausgeprägt sind und Ihr Kind in seinem Allgemeinbefinden beeinträchtigt ist, sollten Sie Ihren Kinder- und Jugendarzt konsultieren.

### Behandlung

Kinderärzte raten öfter zu einer operativen Entfernung der vergrößerten Rachenmandeln. Dieser Eingriff sollte aber frühestens nach dem dritten Geburtstag erfolgen. Es besteht in vielen Fällen nämlich die berechtigte Hoffnung, dass sich das Problem von selbst »auswächst«, wenn die Kinder nicht mehr so sehr von Infekten heimgesucht werden und sich die anatomischen Verhältnisse im Na-

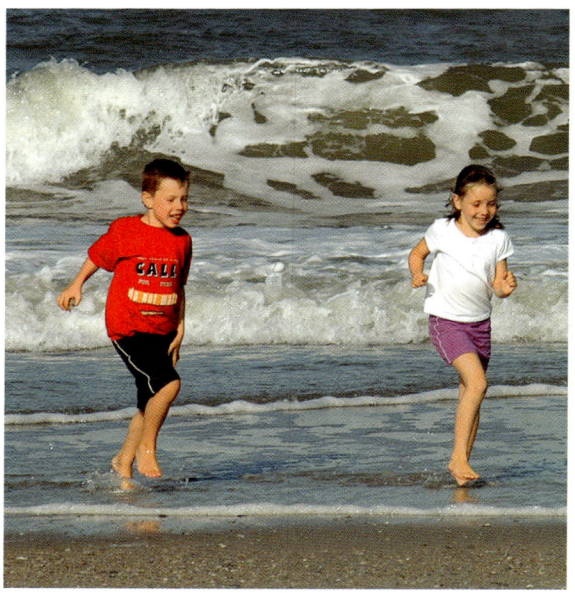

Ein Aufenthalt
am Meer stärkt
das Immunsystem
Ihres Kindes und
hilft, Infekten
vorzubeugen.

sen-Rachen-Raum beim heranwachsenden Kind nach und nach optimieren. Sie sollten sich mit Ihrem Kinderarzt bezüglich einer Operation oder alternativer Therapien ausführlich besprechen.

### Selbsthilfe

➤ Eine mehrwöchige Teekur mit einer Heilpflanzenmischung aus Linden- und Arnikablüten sowie Salbeiblättern kann zur Behandlung vergrößerter Rachenmandeln erfolgreich sein und die Schleimhautwucherung verringern.

➤ Salzwasserspülungen oder -inhalationen stabilisieren die Schleimhaut und wirken entzündlichen Reizungen entgegen.

### Vorbeugung

Als vorbeugende Maßnahme sollten Sie versuchen, die Zahl der Infekte bei Ihrem Kind möglichst gering zu halten, indem Sie sein Immunsystem stärken. Neben allgemeinen Maßnahmen der »Abhärtung« wie Bewegung an frischer Luft, Kneippschen Anwendungen wie Wechselduschen und Güssen (siehe ab S. 230) sind Ferienaufenthalte an der See eine vorzügliche Möglichkeit, die Gesundheit Ihres Kindes zu stabilisieren und vor allem grippale Infekte zu verhüten. Die salzhaltige Luft sowie das Meerwasser reinigen und regenerieren die Schleimhäute, sodass sie gegen Entzündungsprozesse gewappnet sind.

## Schilddrüsenprobleme

Die Schilddrüse ist ein kleines, schmetterlingförmiges Organ unterhalb des Kehlkopfs, das die beiden Hormone Thyroxin und Thyronin bildet. Diese haben essenzielle (lebenswichtige) Funktionen im gesamten Stoffwechsel und sind bei Kindern auch am Wachstum sowie an der Entwicklung der Organe beteiligt. Die häufigsten Schilddrüsenprobleme sind die Über- und die Unterfunktion sowie die Kropfbildung, in der Fachsprache Struma genannt. Erwachsene haben zwar häufiger mit diesen Störungen zu tun, doch können auch schon Kinder betroffen sein.

### Ursachen

Eine **Schilddrüsenunterfunktion** kann durch eine organische Fehlentwicklung, durch Entzündungen oder durch Jodmangel entstehen.

Vor allem wenn während der Schwangerschaft ein ausgeprägter Jodmangel bestand, kann die Leistungsfähigkeit der Schilddrüse stark beeinträchtigt werden. In der Folge zirkulieren zu wenig Schilddrüsenhormone im Organismus, was zu einer Beeinträchtigung im gesamten Stoffwechsel, Herz-Kreislauf- und Nervensystem führt. Der **Kropf** ist eine krankhafte Vergrößerung der Schilddrüse. Auch dieser Störung liegt fast immer ein Jodmangel zugrunde. Die Schilddrüse benötigt das Spurenelement Jod, um die beiden Hormone zu bilden. Wenn zu wenig Jod vorhanden ist, versucht das Drüsenorgan, diesen Mangel auszugleichen, indem es mehr Gewebe bildet und sich vergrößert.

Eine **Schilddrüsenüberfunktion** ist ursächlich zumeist auf eine sogenannte Autoimmunerkrankung wie die Basedowsche Krankheit zurückzuführen. Aufgrund einer erblichen Störung werden im Immunsystem Substanzen gebildet, die die Schilddrüse stark anregen. Das Drüsenorgan produziert daraufhin zu viele Schilddrüsenhormone, die den Stoffwechsel durcheinanderbringen. Bei Kindern ist die Basedowsche Krankheit jedoch extrem selten.

## Beschwerden

Schilddrüsenprobleme zeigen sich sehr facettenreich und mit den unterschiedlichsten Symptomen.

➤ Eine Schilddrüsenunterfunktion kann mit einer verzögerten körperlichen und geistigen Reife einhergehen. Auch Müdigkeit, Apathie, Konzentrationsstörungen, Verstopfung, Gewichtszunahme sowie eine teigige Haut können auf einen Mangel an Schilddrüsenhormonen hinweisen.

➤ Ein Kropf verursacht zunächst meist keine besonderen körperlichen Beschwerden. Erst wenn er an Größe zunimmt, kann er als Vorwölbung am Hals sichtbar werden sowie manchmal ein Druck- und Kloßgefühl erzeugen.

➤ Eine Schilddrüsenüberfunktion äußert sich vor allem durch Nervosität, Gereiztheit, Schlafstörungen, Herzrasen und Gewichtsverlust. Charakteristisch für die Basedowsche Krankheit ist nach längerem Bestehen ein Hervortreten der Augen.

## Wann zum Arzt?

Wenn Verdacht auf eine Schilddrüsenstörung besteht, müssen Sie unbedingt den Kinder- und Jugendarzt sowie gegebenenfalls auch einen Hormonspezialisten (Endokrinologen) konsultieren. Bleibt eine Schilddrüsenerkrankung unbehandelt, kann dies ernste Probleme nach sich ziehen. Die Diagnostik von Schilddrüsenstörungen ist sehr umfassend und beinhaltet eine Reihe von Untersuchungen mit bildgebenden Verfahren wie z. B. Ultraschall, Magnetresonanztomografie (Kernspintomografie) und Szintigrafie sowie Blutuntersuchungen.

### Behandlung

Die Behandlung orientiert sich an dem zugrunde liegenden Befund. Bei einem einfachen Kropf reicht oft die Gabe von Jodtabletten. Sind die Werte der Schilddrüsenhormone zu niedrig, wird der Arzt wahrscheinlich Medikamente verordnen, die die Hormone ersetzen. Diese Arzneimittel müssen dann regelmäßig eingenommen werden. Auch Kontrollen der Blutwerte sind in bestimmten Abständen nötig. Bei einer Überfunktion und bei der Basedowschen Krankheit sind Medikamente nötig, die das Immunsystem regulieren und die überschießende Bildung von Schilddrüsenhormonen unterdrücken. Auch diese Behandlung bedarf der sorgfältigen Überwachung durch den Arzt.

### Selbsthilfe

➤ Eine ausgewogene Ernährung ist bei Problemen mit der Schilddrüse sehr wichtig. Achten Sie darauf, dass sie alle Vitamine, Mineralstoffe und Spurenelemente beinhaltet. Täglich sollten Milch und Milchprodukte auf den Tisch kommen und mindestens einmal, besser zwei- bis dreimal pro Woche eine Fischmahlzeit. Bei der Zubereitung der Gerichte unbedingt immer jodiertes Speisesalz verwenden!

➤ Algenextrakte helfen bei leichter Unterfunktion. Die Meerespflanzen enthalten besonders viele Mineralstoffe und Spurenelemente, vor allem Jod. Diese haben eine anregende Wirkung auf die Schilddrüse. Algenextrakte gibt es als Pulver oder Tabletten in Reformhäusern. Sie sind in Asienläden frisch zu bekommen, z. B. zur Zubereitung von Sushi, Sashimi und anderen japanischen Meeresspezialitäten. Sprechen Sie sich mit dem Kinderarzt ab, bevor Sie Ihrem Kind Algenextrakte verabreichen, weil die anregende Wirkung auf den Stoffwechsel oft recht stark ist und daher Vorsicht bei der Dosierung geboten ist.

### Vorbeugung

➤ Da eine Schilddrüsenunterfunktion im kindlichen Organismus verheerende Folgen hat, wird bei jedem Neugeborenen gleich nach der Geburt ein Test durchgeführt, der diese Stoffwechselstörung nachweist.

➤ Während der Schwangerschaft ist es von großer Bedeutung, dass die werdende Mutter ausreichend Jod mit der Nahrung zu sich nimmt, damit sich ihr Ungeborenes gesund entwickeln kann. Neben einer jodreichen Ernährung sind gegebenenfalls Nahrungsergänzungspräparate sinnvoll, die einen Jodmangel sicher verhüten.

# Schielen

Bei Babys im ersten Lebenshalbjahr ist es ganz normal, dass sich die Augen noch nicht ganz parallel bewegen. Erst danach ist Schielen eine behandlungsbedürftige Störung.

## Ursachen

Neben gewissen genetischen Einflüssen kann vor allem ein nicht korrigierter Sehfehler, wie z. B. eine Weitsichtigkeit, zum Schielen führen.
Auch eine Fehlfunktion der Augenmuskeln, eine Netzhautschwäche nach Infektionen sowie andere seltene Augenerkrankungen können ein Schielen nach sich ziehen.

## Beschwerden

Äußerlich zeigt sich das Schielen dadurch, dass die beiden Augen nicht parallel schauen, sondern in unterschiedliche Blickrichtungen abweichen. Das Kind selbst nimmt Doppelbilder wahr – es sieht also statt eines scharfen zwei unscharfe Bilder. Allerdings gleicht das kindliche Gehirn die Doppelbilder kurzerhand aus, indem es nur noch das Bild eines Auges wahrnimmt und das andere unterdrückt.

## Wann zum Arzt?

Ein Schielen jenseits des frühen Babyalters muss möglichst frühzeitig vom Augenarzt korrigiert werden. Ansonsten besteht die große Gefahr, dass der Sehnerv des vom Gehirn »stillgelegten« Auges mit der Zeit verkümmert. Dieses Risiko ist umso größer, je länger das Auge nicht mehr genutzt wird. Ab einem bestimmten Zeitpunkt lässt sich die Degeneration nicht mehr rückgängig machen und das Auge ist für immer beeinträchtigt.

## Behandlung

Ein leichterer Schielfehler lässt sich mit dem Abdecken eines Auges korrigieren. Dazu haben sich spezielle Schielbrillen bewährt, die auf einer Seite ein mattiertes Glas haben. Das Schielauge wird auf diese Weise gezwungen, in die richtige Richtung zu blicken und ein scharfes Bild zu erzeugen. Mit der Zeit blicken dann beide Augen parallel und das Schielen verschwindet. Auch gezielte Sehübungen mit Hilfe spezieller technischer Geräte können einen Schielfehler beheben. Ist das Schielen aber sehr ausgeprägt, reichen diese Behandlungen unter Umständen nicht aus. Dann wird der Augenarzt wahrscheinlich zu einer Operation raten, bei der die Augenmuskeln mittels mikrochirurgischer Technik reguliert werden.

### Selbsthilfe

Ein kleiner Test gibt Ihnen einen Hinweis, ob Ihr Kind schielt oder nicht: Leuchten Sie mit einer kleinen schwachen Taschenlampe Ihrem Kind in die Augen. Wenn sich beide Lichtpunkte an gleicher Stelle auf der Pupille zeigen, sind die Augen in Ordnung und Sie brauchen sich keine Sorgen zu machen.

### Vorbeugung

Im Rahmen der kinderärztlichen Vorsorgeuntersuchungen werden die Augen Ihres Kindes überprüft. Nehmen Sie diese Möglichkeiten der Vorsorge unbedingt regelmäßig wahr!

## Sehfehler

Die häufigsten Sehfehler bei Kindern sind die Weit- und die Kurzsichtigkeit. Andere Sehprobleme wie z. B. eine Stabsichtigkeit kommen dagegen nur selten vor.

### Ursachen

Karotten enthalten große Mengen an Vitamin A, das die Sehkraft Ihres Kindes stärkt.

Kurz- und Weitsichtigkeit entstehen durch eine anatomische Abweichung der Augapfellänge. Bei der Kurzsichtigkeit ist er zu lang, entfernte Gegenstände werden deshalb nur unscharf auf der Netzhaut abgebildet. Bei der Weitsichtigkeit liegt der umgekehrte Fall vor: Der Augapfel ist zu kurz, der Punkt des schärfsten Sehens (dort wo das scharfe Bild entsteht) liegt also hinter der Netzhaut.

### Beschwerden

Kurzsichtige Kinder sehen nahe Objekte sehr gut, fern gelegene dagegen nur verschwommen. Weitsichtige Kinder dagegen können gut in der Ferne sehen, aber nicht scharf wahrnehmen, was sich nah vor ihren Augen befindet. Im Alltag fallen Kinder mit Sehfehlern z. B. dadurch auf, dass sich häufig anstoßen, stolpern, die Augen zusammenkneifen, Gegenstände vor die Nase halten oder sich häufig die Augen reiben. In der Schule fällt außerdem weitsichtigen Kindern oft das Lesen schwer, kurzsichtige bekommen nicht mit, was an der Tafel steht.

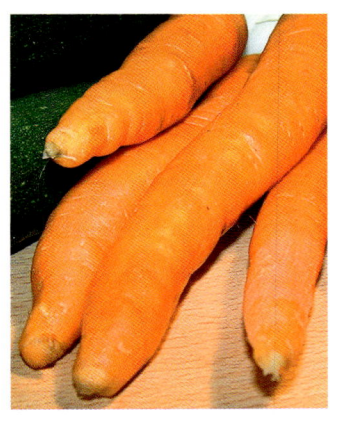

## Wann zum Arzt?

Wenn Verdacht auf einen Sehfehler besteht, müssen Sie grundsätzlich den Augenarzt konsultieren. Er führt spezielle Tests und Untersuchungen durch, um dem Sehproblem auf die Spur zu kommen.

## Behandlung

Leichtere Sehfehler lassen sich sehr gut mit einer Brille beheben. Deren »optische« Gläser sind so geschliffen, dass sie den Brechungsfehler des Auges ausgleichen und auf diese Weise ein scharfes Bild erzeugen. Für ältere Kinder eignen sich auch Kontaktlinsen. Bei sehr schweren Sehfehlern können auch operative Korrekturen zum Einsatz kommen.

## Selbsthilfe

➤ Kleine Sehtests können Sie selbst mit Ihrem Kind durchführen, z. B. indem Sie es Tafeln mit unterschiedlich großen Buchstaben und Zahlen aus unterschiedlicher Distanz oder kleine Buchtexte lesen lassen.

➤ Auch sollten Sie Ihr Kind im Alltag aufmerksam beobachten und darauf achten, ob es sich häufiger anstößt oder stolpert.

## Vorbeugung

➤ Nutzen Sie die Vorsorgeuntersuchungen beim Kinderarzt. Durch eine gute Zusammenarbeit von Eltern und Arzt lässt sich vermeiden, dass Sehfehler zu spät erkannt werden.

➤ Um die Sehkraft Ihres Kindes zu stärken, sollte es vitaminreiche Kost erhalten. Vor allem Vitamin A ist für die Bildung des Sehfarbstoffs Rhodopsin nötig und schützt vor Sehstörungen wie Nachtblindheit. Vitamin A ist besonders in Karotten, Brokkoli, Spinat Feldsalat, Kalbsleber, Leberwurst, Edelpilzkäse und Hühnerei enthalten.

# Schnupfen

Schnupfen bedeutet im Volksmund weitgehend dasselbe wie Erkältung. Es handelt sich meist um einen harmlosen Infekt der oberen Atemwege, der nach kurzer Zeit schnell wieder abklingt.

## Ursachen

Der Infekt wird durch die zahllosen Schnupfenviren hervorgerufen, die durch Tröpfcheninfektion über die Atemwege in den Organismus gelangen. Schnupfen ist sehr oft aber auch Zeichen einer Allergie gegen verschiedene Substanzen. Beim Heuschnupfen wird die Reaktion durch Pollen von Gräsern, Sträuchern, Bäumen und Blüten ausgelöst. Doch auch Hausstaubmilben, Tierhaare oder andere Allergene können die Schleimhaut in den Atemwegen reizen und einen Schnupfen nachsichziehen.

### Beschwerden

In der Nase bildet sich reichliches, zumeist wässriges Sekret, das aus der Nase läuft. Die Schleimhaut ist geschwollen und gereizt, das Kind muss häufig niesen. Durch die Schwellung kann die Nase verstopfen, die Nasenatmung wird dadurch behindert.

### Wann zum Arzt?

Wenn der Schnupfen länger als zehn Tage anhält, auffälliges Sekret aus der Nase tritt oder Begleitsymptome wie → Husten (S. 103 f.) und Fieber (S. 156 f.) an Heftigkeit zunehmen, sollten Sie mit Ihrem Kind zum Kinderarzt gehen.

### Behandlung

Ein einfacher Schnupfen benötigt keine besondere Behandlung. Bei länger anhaltendem oder auffälligem Schnupfen muss der Arzt jedoch die Ursache, z. B. eine → Nasennebenhöhlenentzündung (S. 87 ff.) oder eine allergische Erkrankung, abklären und eine entsprechende Therapie einleiten. Um die Nasenschleimhaut zu regenerieren, kann der Arzt abschwellende Nasentropfen in kindgerechter Dosierung verabreichen.

### Selbsthilfe

➤ Ihr Kind braucht jetzt viel Flüssigkeit, am besten Kräutertees, verdünnte Säfte und Mineralwasser.
➤ Ein Heilkräutertee aus Thymian, Kamille und Salbei hilft bei akuten Entzündungen der oberen Atemwege. Lassen Sie Ihr Kind mehrmals täglich eine Tasse warmen Tee trinken.
➤ Inhalationen mit Meersalz oder Kamillenextrakt befeuchten die Schleimhäute und erleichtern das Atmen.
➤ Bei größeren Kindern ist Meersalz auch zur Nasenspülung geeignet. Die Salzlösung lockert den Schleim und reinigt die Schleimhäute. Für Babys und Kleinkinder gibt es bereits fertige Meersalz-Nasensprays aus der Apotheke.

### Vorbeugung

➤ Bewegung an frischer Luft reinigt die Atemwege und härtet ab. Lassen Sie Ihr Kind deshalb viel draußen spielen und herumtoben.

➤ Eine ausgewogene und vitaminreiche Ernährung mit Obst und Gemüse wirkt vor allem in der kalten Jahreszeit vorbeugend gegen Erkältungen. Dabei stärkt besonders Vitamin C aus Zitrusfrüchten, Acerolakirschen, Sanddornsaft, Johannisbeeren, frischen Kräutern, Kohl und Brokkoli die körperlichen Abwehrkräfte und wirkt Entzündungen im Organismus entgegen.

➤ Echinacea-Präparate helfen vorbeugend. Der Rote Sonnenhut gehört zu den Immunstimulanzien und vermag einen Schnupfen im Vorfeld zu unterdrücken, also noch bevor Ihr Kind niesen muss oder die Nase zu laufen beginnt.

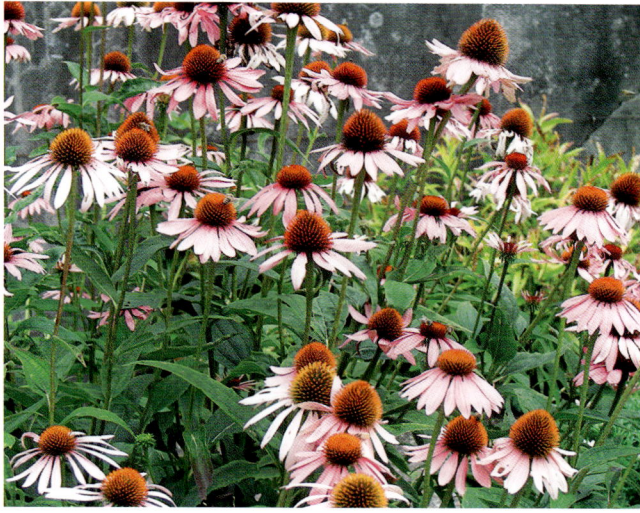

➤ Sorgen Sie vor allem in der Heizperiode für eine ausreichend hohe Luftfeuchtigkeit (sie sollte idealerweise nicht unter 50 Prozent sinken) in Ihrer Wohnung – z. B. durch einen Luftbefeuchter oder indem Sie nasse Tücher auf die Heizung legen.

> Extrakte des Roten Sonnenhuts (Echinacea) vermögen das Immunsystem zu stimulieren.

## Zahnschmerzen

Zahnweh kann als nicht krankhaftes Phänomen auftreten, wenn Babys ihre ersten Zähne bekommen. Krankhafte Zahnschmerzen liegen bei Problemen wie Karies vor.

### Ursachen

Wenn die Zahnschmerzen durch Karies entstehen, dann sind an diesem Prozess immer Bakterien beteiligt. Neben einer unausgewogenen Ernährung mit viel Zucker spielt hier vor allem eine nicht ausreichende Mundhygiene eine wichtige Rolle. Bei mangelhafter Pflege kann sich nämlich Zahnbelag festsetzen. Dieser Belag wird auch Plaque genannt. Die Plaque-Bakterien verwandeln Zucker und Stärke in Säuren, die den Zahnschmelz angreifen und zu Karieslöchern führen.

### Beschwerden

Kariöse Zähne reagieren besonders empfindlich auf Hitze oder Kälte. Bei größeren Löchern treten die Schmerzen auch bei einem Luftzug auf, sie sind pochend, klopfend oder ziehend und können in den ganzen Kiefer ausstrahlen.

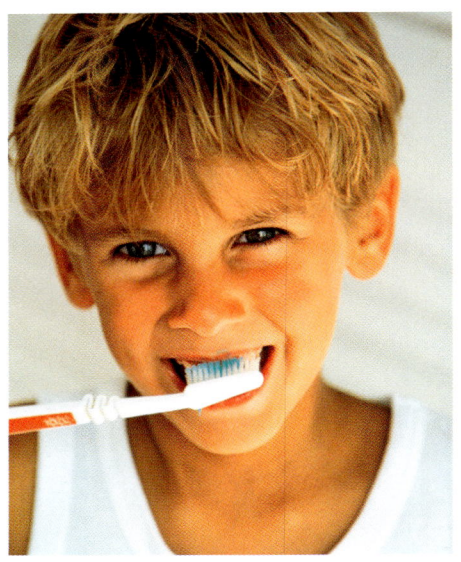

## Wann zum Arzt?

Karies ist grundsätzlich ein Fall für den Zahnarzt. Wenn Ihr Kind über Zahnschmerzen klagt, sollten Sie also mit dem Arzttermin nicht zögern.

## Behandlung

Der Zahnarzt wird die Zähne und das Zahnfleisch genau untersuchen. Entdeckt er Karieslöcher, muss er diese sanieren. Dafür ist es in aller Regel auch nötig zu bohren, was Kindern verständlicherweise Angst bereitet. Allerdings kann der Zahnarzt das Bohren unter örtlicher Betäubung vornehmen, sodass in dem zu behandelnden Bereich das Schmerzempfinden ausgeschaltet ist. Begleitend kann der Arzt Ihrem Kind schmerzlindernde Medikamente wie Paracetamol verordnen.

Das A und O für gesunde Zähne: die regelmäßige Pflege und die Kontrollen beim Zahnarzt.

## Selbsthilfe

➤ Arnika, Salbei und Kamille wirken den Schmerzen entgegen. Bis zum Zahnarztbesuch können Sie mehrmals täglich Spülungen vornehmen.

➤ Wenn das Zahnfleisch bei Ihrem Kind gereizt ist, dann helfen Mundspülungen mit Meersalz. Die Salzlösung wirkt im Mundbereich desinfizierend und beschleunigt die Regeneration des Zahnfleischs.

➤ Wenn Babys beim Zahnen Probleme haben, dann helfen Beißringe, die im Kühlschrank gekühlt wurden. Sie können Ihrem Kleinen auch Rohkost wie z. B. Karottenstücke zum Kauen geben. Darüber hinaus gibt es in der Apotheke spezielle Gels, die Sie auf den Zahnfleischrand auftragen können, um Babys Beschwerden zu lindern.

## Vorbeugung

➤ Schränken Sie den Süßigkeitenkonsum Ihres Kindes ein! Wenn es genascht hat, sollte es idealerweise danach die Zähne putzen oder zumindest ein spezielles Zahnpflege-Kaugummi kauen.

➤ Achten Sie auf eine regelmäßige Zahnpflege mit entsprechender Zahnbürste und Kinderzahnpasta. Zur Vorbeugung von Karies ist zweimal tägliches Zähneputzen ein Muss.

➤ Besprechen Sie mit dem Kinderarzt und auch dem Zahnarzt die Einnahme von Fluoridtabletten. Sie härten den Zahnschmelz und verringern das Risiko von Karies. Für ältere Kinder gibt es auch spezielle Zahngele, die einmal in der Woche aufgetragen werden sollen und ebenfalls zu einer Härtung des Zahnschmelzes beitragen.

# Brust und Lunge

## Asthma bronchiale

Der Begriff »Asthma« stammt aus dem Griechischen und bedeutet so viel wie »keuchen«. Das Asthma bronchiale ist eine Erkrankung der Atemwege, die in jedem Lebensalter des Kindes auftreten kann, zumeist chronisch verläuft, sich aber in bestimmten Lebensphasen wie der Pubertät auch wieder verlieren kann.

### Ursachen

Asthma wird oft durch Allergien verursacht. Die häufigsten Auslöser sind Hausstaubmilbenkot, Pollen, Schimmelpilze oder Tierhaare. Auch eine nicht richtig ausgeheilte → Bronchitis (S. 101 ff.) kann zu Asthma führen. Es gibt jedoch auch psychisch bedingte Formen.

### Beschwerden

Charakteristische Symptome eines Asthma bronchiale sind eine pfeifende Atmung sowie ein sogenanntes Giemen, das als quietschendes Atemgeräusch über dem Brustkorb zu vernehmen ist. Typisch ist auch eine vermehrte zähe Schleimansammlung in den Bronchien, die einen Hustenreiz hervorruft. Bei einem Asthmaanfall kommt es zu akuter Atemnot.

### Wann zum Arzt?

Asthma bronchiale sollte bei Kindern grundsätzlich von qualifizierten Ärzten, z. B. Fachärzten für Lungen- und Bronchialkrankheiten sowie Allergologen behandelt werden, die als spezialisiertes Team mit dem Kinderarzt zusammenarbeiten. Wenn Ihr Kind einen sogenannten Status asthmaticus erleidet, müssen Sie sofort den Notarzt rufen! Dabei handelt es sich um einen lebensbedrohlichen Anfall akuter Atemnot, der mit Notfallmedikamenten gestoppt werden muss.

### Behandlung

Heute gibt es eine Palette wirksamer Medikamente sowie anderer Therapieverfahren, mit denen die behandelnden Ärzte Ihren kleinen

Patienten sehr gut helfen können. Viele der Arzneimittel gegen Asthma können örtlich angewendet werden, sodass sich das Risiko von Nebenwirkungen deutlich verringert. So wirken bestimmte Inhalationssprays, z. B. mit den Wirkstoffen Fenoterol, Salbutamol, Theophyllin und Terbulatin bronchialerweiternd und bringen bei akuter Luftnot rasche Linderung. Wenn ein Asthma bronchiale richtig medikamentös eingestellt ist, kommen Kinder meist sehr gut mit der Krankheit zurecht und sind in ihrer Lebensqualität kaum eingeschränkt.

### Selbsthilfe

➤ Warme Brustwickel, z. B. mit Zitrone oder Senfmehl, lösen zähen Schleim in den Bronchien und entspannen die Atemwege.

➤ Auch eine Teezubereitung aus Schwarzkümmel, Anis und Süßholzwurzel lindert Asthmabeschwerden. Schwarzkümmel ist zudem als mildes Antiallergikum wirksam.

➤ Sie können Ihrem Kind auch grünen Tee verabreichen. Er enthält geringe Mengen an Theophyllin, einer der Substanzen, die das Bronchialsystem erweitern und deshalb einem Asthma bronchiale entgegenwirken.

➤ Lungenkrauttee hat sich in der Asthmabehandlung ebenfalls bewährt. Die Heilpflanze enthält Kieselsäure, die zur Elastizitätsverbesserung des Lungengewebes beiträgt.

➤ Bringen Sie Ihrem Kind Atemübungen bei. Die Techniken, z. B. der Bauch- und Flankenatmung, helfen Ihrem Kind, seine Atemkapazität besser auszuschöpfen und die Leistungsfähigkeit der Lunge zu erhöhen.

### Vorbeugung

Vor allem dem allergisch bedingten Asthma bronchiale können Sie mit bestimmten Maßnahmen vorbeugen:

➤ Verzichten Sie bei der Einrichtung der Wohnung auf Staubfänger wie Rosshaarmatratzen, schwere Stoffvorhänge sowie auf Federbetten und -kissen.

➤ Achten Sie in der Heizperiode auf eine Lufttemperatur von 21 bis 23 °C und eine Luftfeuchtigkeit von 40 bis 50 Prozent; lüften Sie häufig, das vermindert das Risiko von Schimmelpilz- und Hausstaubmilbenallergien.

➤ Seien Sie im Umgang mit Deodorants, Haarspray oder anderen Sprays vorsichtig, da das Bronchialsystem Ihres Kindes auf Sprühnebel empfindlich reagieren kann.

➤ Auch Rauchen in der Nähe Ihres Kindes sollte absolut tabu sein, da Zigarettenrauch die Atemwege sehr belastet.

➤ Lassen Sie Ihr Kind mäßig, aber regelmäßig Sport treiben. Das tut seinem Organismus gut und stärkt auch die Atemwege.

➤ Eine vitaminreiche Ernährungsweise mit möglichst frischen und naturbelassenen Lebensmitteln ist für kleine Asthmapatienten besonders wichtig.

➤ Achten Sie auf eine ausgeglichene Lebensweise und versuchen Sie, Faktoren, die bei Ihrem Kind Stress auslösen, möglichst auszuschalten.

# Bronchitis

Eine Bronchitis ist eine akute oder chronische Entzündung der Bronchien, der Verzweigungen der Luftröhre in der Lunge.

## Ursachen

Eine Bronchitis wird zumeist durch Krankheitserreger wie Viren oder Bakterien hervorgerufen. Oft tritt die Entzündung der unteren Atemwege nach einem grippalen Infekt auf, der nicht richtig ausgeheilt wurde. Sie kann aber auch allergisch bedingt sein oder – in selteneren Fällen – durch Reizstoffe ausgelöst werden.

## Beschwerden

Als charakteristisches Symptom tritt zunächst ein hartnäckiger → Husten (S. 103 f.) auf, der anfangs zumeist trocken ist und später in Husten mit Verschleimung übergehen kann. Auch Fieber, Schnupfen, Kopf- und Gliederschmerzen sowie ein allgemeines Krankheitsgefühl sind häufige Begleiterscheinungen einer Bronchitis.

## Wann zum Arzt?

Wenn der Husten hartnäckig ist, an Heftigkeit zunimmt oder Ihr Kind andere Symptome wie Fieber und Abgeschlagenheit zeigt, sollten Sie die Beschwerden in jedem Fall vom Kinder- und Jugendarzt abklären lassen. Eine länger dauernde Bronchitis kann später auch in ein → Asthma bronchiale (S. 99 ff.) oder in eine → Lungenentzündung (S. 104 f.) übergehen.

## Behandlung

Bei Verdacht auf eine bakterielle Infektion verordnet der Arzt häufig Antibiotika. Außerdem verabreicht er möglicherweise Medikamente, die helfen, den Schleim zu verflüssigen. Gegen Husten kommen auch Hustensäfte, -sirups oder -dragees zum Einsatz (→ Husten S. 103 f.).

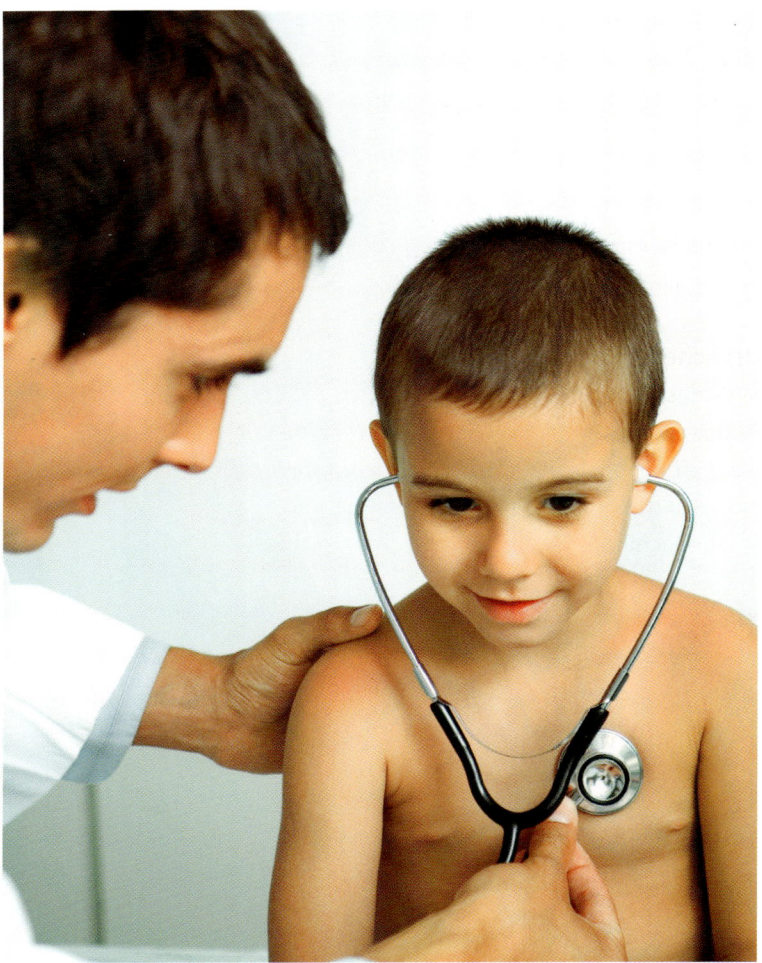

> Bei einem länger anhaltenden Husten sollten Sie Ihr Kind ärztlich untersuchen lassen.

### Selbsthilfe

➤ Inhalationen und Dampfbäder mit Kamille helfen bei trockenem Reizhusten zu Beginn der Erkrankung.

➤ Eine Teemischung aus Fenchel, Spitzwegerich, Süßholzwurzel und Thymian wirkt schleimlösend und mildert den Hustenreiz.

➤ Bewährte Hausmittel, um die Bronchien zu entspannen und die Atmung zu erleichtern, sind warme Brustwickel mit Zitronensaft.

➤ Auch ein warmer Kartoffelwickel hilft, die Verkrampfung in den Bronchien zu lösen und den Hustenreiz zu mildern.

### Vorbeugung

➤ Stärken Sie das Immunsystem Ihres Kindes, das bietet den besten Schutz vor entzündlichen Erkrankungen wie einer Bronchitis. Wichtig: eine gesunde Ernährung mit viel frischem Obst und Gemüse sowie reichlich Bewegung an frischer Luft.

➤ Bei anfälligen Kindern hilft auch eine regelmäßige Klimakur an der See, das Bronchialsystem zu stabilisieren und Krankheiten wie eine chronische Bronchitis und ein Asthma bronchiale zu verhüten.

# Husten

Husten ist ein häufiges Symptom bei Kindern, das zumeist im Rahmen einer Erkältung auftritt.

## Ursachen

Meistens wird der Husten durch Krankheitserreger wie Viren oder Bakterien ausgelöst. Seltener sind Reizstoffe oder Fremdkörper in den Luftwegen die Ursache. Husten ist damit eine natürliche Abwehrreaktion des Körpers gegen Eindringlinge von außen, die eine entzündliche Reizung in den unteren Atemwegen hervorrufen.

## Beschwerden

Husten zeigt sich sehr facettenreich. Er kann bellend, keuchend, rasselnd oder erstickt klingen und tritt häufig anfallsartig mit heftigen Hustenstößen auf. Zu Beginn der Erkrankung besteht oft ein trockener Reizhusten, später geht der Husten häufig mit Schleimbildung einher. Typisch sind Begleitsymptome wie → Schnupfen (S. 95 ff.), Fieber (S. 156 f.), Halsschmerzen (S. 73 f.) und Heiserkeit.

## Wann zum Arzt?

Zumeist ist Husten harmlos und vergeht nach ein paar Tagen von selbst wieder. Bleibt er jedoch länger bestehen oder nimmt an Heftigkeit zu, sollten Sie sich an den Kinder- und Jugendarzt wenden.

## Behandlung

Der Arzt muss zunächst nach der Ursache des Hustens fahnden und gravierendere Erkrankungen wie etwa einen → Keuchhusten (S. 61 ff.) oder eine → Bronchitis (S. 101 ff.) ausschließen. Dann kann er Mittel verordnen, die den Hustenreiz mildern und den Schleim lösen. Solche Medikamente gibt es zumeist als Saft oder Sirup in kindgerechter Zubereitung und Dosierung. Sie enthalten Wirkstoffe wie Acetylcystein, Ambroxol oder Clobutinol.

## Selbsthilfe

➤ Gegen trockenen Reizhusten wirkt eine Teemischung mit Anisfrüchten, Eibischwurzel, Sonnentaukraut und Isländisch Moos.

➤ Auch Lutschpastillen mit Isländisch Moos helfen gegen Reizhusten und werden von Kindern meist gerne angenommen.

➤ Ebenfalls wirkungsvoll ist Fenchelhonig, den Sie in Apotheken, Reformhäusern oder Drogerien erhalten.

➤ In der akuten Phase des Hustens wirkt ein Brustwickel mit fingerdick aufgestrichenem, kühlem Quark hustenstillend und kühlend.

➤ In der späteren Phase entkrampft ein warmer Leinsamenumschlag auf der Brust die Atemwege und erleichtert das Abhusten.

➤ Meerwasserinhalationen regenerieren die gereizte Schleimhaut in den unteren Atemwegen und fördern den Heilungsprozess.

### Vorbeugung

➤ Zur Stärkung der Abwehr sollte sich Ihr Kind viel an frischer Luft bewegen.

➤ Weil im Herbst und Winter die Luft in Innenräumen durchs Heizen schnell trocken wird, sollten Sie Luftbefeuchter aufstellen. Ansonsten besteht die Gefahr, dass die Schleimhäute in den Atemwegen austrocknen und anfällig für Infektionen werden.

➤ Rauchen in der Umgebung Ihres Kindes sollte absolut tabu sein, da der Zigarettenqualm die Atemwege sehr belastet.

## Lungenentzündung

Eine Lungenentzündung wird in der Fachsprache Pneumonie genannt. Die meisten Eltern sind sehr besorgt, wenn sie diese Diagnose hören. Allerdings verläuft eine Lungenentzündung im Kindesalter häufig relativ mild und heilt rasch wieder aus.

### Ursachen

In den meisten Fällen wird eine Lungenentzündung durch Krankheitserreger wie Viren oder Bakterien ausgelöst. Seltener sind Reizstoffe wie bestimmte Gase oder Fremdkörper an einer Pneumonie schuld.

### Beschwerden

Oft beginnt die Krankheit mit hohem Fieber und Schüttelfrost. Es besteht ein zumeist trockener Husten, die Atmung ist häufig beschleunigt und oberflächlich. Das Kind ist blass und abgeschlagen. Kopfschmerzen, Übelkeit und Erbrechen können die Krankheit begleiten.

## Wann zum Arzt?

Bei Verdacht auf eine Lungenentzündung müssen Sie in jedem Fall den Kinderarzt aufsuchen! Sollte Ihr Kind schon länger und stärker husten oder plötzlich höheres Fieber bekommen, müssen Sie diese Symptome als Warnzeichen erkennen.

## Behandlung

Der Arzt untersucht Ihr Kind und entscheidet nach den Befunden und dem Allgemeinbefinden des kleinen Patienten, ob er zu Hause bleiben kann oder besser stationär in einem Krankenhaus behandelt werden soll. In den meisten Fällen wird der Arzt neben Medikamenten zur Schleimlösung und Hustenmilderung auch Antibiotika verordnen, um die Entzündung schnell zu stoppen und die Ausheilung zu fördern.

## Selbsthilfe

➤ Nehmen Sie sich jetzt Zeit für Ihr krankes Kind. Ihre Zuwendung vermittelt ihm Geborgenheit und beschleunigt die Genesung.
➤ Lagern Sie den Oberkörper Ihres Kindes hoch, damit ihm das Atmen leichter fällt.
➤ Ihr Kind braucht jetzt mehr Flüssigkeit, vor allem wenn es fiebert. Geeignet sind verdünnte Fruchtsäfte, Mineralwasser und Tee.
➤ Geben Sie Ihrem kleinen Patienten in der Krankheitsphase nur leichte Kost zu essen, am besten gedünstetes Gemüse und Obst, Hühnchen, gedünsteten Fisch und Milchprodukte.
➤ Ein Heilkräutertee aus Eibischwurzel, Huflattich, Lungenkraut und Spitzwegerich lindert den Hustenreiz und fördert das Abhusten von Schleim.
➤ Um die Atmung zu erleichtern, können Sie den Brustkorb Ihres Kindes mit einer Olivenöl-Lavendelöl-Mischung einreiben.

## Vorbeugung

➤ Um die Widerstandskraft Ihres Kindes zu stärken, sollte es jeden Tag an der frischen Luft spielen – auch bei Wind und Wetter. Achten Sie aber selbstverständlich auf die entsprechende Kleidung, die Kälte und Nässe abweisend sein sollte.
➤ Geben Sie Ihrem Kind frische, vitaminreiche Kost zu essen, die weitgehend aus frischen, naturbelassenen Lebensmitteln bestehen sollte.
➤ Wenn Ihr Kind infektanfällig ist, können vorbeugend eingenommen Echinacea-Präparate helfen, das Immunsystem zu stärken und vor schwerer wiegenden Entzündungen zu bewahren.

# Mukoviszidose

Mukoviszidose ist der lateinische Begriff für »Krankheit mit zähem Schleim«. Das Leiden, das auch als Cystische Fibrose (CF) bezeichnet wird, ist die häufigste vererbbare Stoffwechselerkrankung in Mitteleuropa. Mehrere Tausend Kinder, Jugendliche und Erwachsene sind in Deutschland davon betroffen.

## Ursachen

Der Stoffwechselkrankheit liegt eine Enzymstörung zugrunde. Ausgelöst wird die Mukoviszidose durch einen Gendefekt. Durch den »Software-Fehler« werden bestimmte Eiweißbausteine der Zellmembranen (Zellwände) falsch zusammengebaut. Die gestörte Funktion der Zellwand hat zur Folge, dass die Drüsenzellen, die in allen Schleimhäuten vorhanden sind, vermehrt Salz (Natriumchlorid) ausscheiden. Dadurch entsteht ein zähflüssiges Sekret, das die Ausführungsgänge von Drüsen verstopft, den Austausch von Stoffen verhindert und schließlich die Zellen zerstört.

## Beschwerden

Die Krankheit kann sich an vielen Organen niederschlagen, am schwer wiegendsten sind jedoch Lunge und Bauchspeicheldrüse betroffen. In Lunge und Bronchien kann das klebrige Sekret nicht einfach abtransportiert werden, die kleinen Patienten leiden unter starkem Husten. Der zähe Schleim ist außerdem ein idealer Nährboden für Krankheitserreger, die Entzündungen in den Atemwegen hervorrufen können. Auch die Bauchspeicheldrüse, die wichtige Verdauungssäfte produziert, wird durch den zähen Schleim beeinträchtigt. Die winzigen Ausführungsgänge der Drüse verstopfen, was zu Störungen des Stoffwechsels und der Verdauung führen kann. Sehr oft gedeihen die Kinder nicht richtig, sie sind klein, schmächtig und neigen zu erhöhter → Infektanfälligkeit (S. 159 ff.).

## Wann zum Arzt?

Bei häufigen Atemwegsinfekten sowie Gedeihstörungen sollten Sie unbedingt den Kinder- und Jugendarzt aufsuchen, damit er die Ursache abklären und feststellen kann, ob sich möglicherweise eine Mukoviszidose dahinter verbirgt.

## Behandlung

Mit einem genetischen Testverfahren sowie einem Schweißtest und einer Stuhluntersuchung lässt sich die Mukoviszidose nachweisen. Eine möglichst frühzeitige Erkennung der Krankheit ist wichtig, um eine gezielte Behandlung einzuleiten und den Verlauf des Leidens zu mildern. Die Therapie richtet sich im Wesentlichen nach den Symptomen. So kann der Arzt Medikamente verschreiben, um Entzündungen zu stoppen und das zähe Sekret in den Atemwegen zu verflüssigen. Verdauungsenzyme kommen zum Einsatz, um mukoviszidosebedingte Verdauungsprobleme zu beheben und die Aufnahme der Nahrung im Darm zu verbessern. Ganz wichtig sind auch spezielle krankengymnastische Maßnahmen und eine Atemtherapie sowie gegebenenfalls psychotherapeutische Behandlungen, die das chronisch kranke Kind seelisch stützen.

### Selbsthilfe

➤ Geben Sie Ihrem Kind viel liebevolle Zuwendung, stärken Sie sein Selbstvertrauen und vermitteln Sie ihm Geborgenheit.

➤ Nehmen Sie die Termine beim Krankengymnasten regelmäßig wahr und halten Sie den Behandlungsplan ein. Ihr Kind muss beispielsweise regelmäßig inhalieren, damit sich der zähe Schleim verflüssigt und Ihr Kind nicht zu stark von Husten geplagt wird.

➤ Auch das regelmäßige Abklopfen des Brustkorbs ist bei Mukoviszidose sehr wichtig. Lassen Sie sich diese Behandlung vom Therapeuten zeigen und lernen Sie, sie unter Anleitung selbst durchzuführen.

➤ Achten Sie auf eine vollwertige Ernährung, die Ihrem Kind alle wichtigen Nähr- und Vitalstoffe liefert.

➤ Suchen Sie den Kontakt zu einer Selbsthilfegruppe. Das Gespräch und der Austausch mit anderen Betroffenen mildert oft die Sorgen und lässt die eigene Situation etwas leichter erscheinen.

### Vorbeugung

Leider lässt sich der Mukoviszidose nicht vorbeugen, da ihr ein Gendefekt zugrunde liegt. Wenn Sie Ihrem Kind und sich selbst aber regelmäßig Erholung gönnen, steigert das die Lebensqualität trotz der Schwere der Erkrankung sehr. Gut geeignet sind z. B. längere Aufenthalte an der See, z. B. in Form einer Kur. Die salzhaltige Luft und das Baden im Meerwasser regeneriert die Schleimhäute, bremst Entzündungen, löst den Schleim und verbessert die Atmung. Auch Sport in Maßen tut Ihrem Kind gut und steigert seine Abwehrkräfte.

## Pseudokrupp

Der Pseudokrupp wird im Volksmund häufig auch als Krupphusten bezeichnet. Er unterscheidet sind vom »echten« Krupp, der bei der → Diphtherie (S. 60 f.) auftritt.

## Ursachen

Der Pseudokrupp wird durch eine entzündliche Reizung der oberen Atemwege und des Rachens ausgelöst. Zumeist ist ihm ein Schnupfen oder ein anderer Virusinfekt vorausgegangen. Auch gilt es als erwiesen, dass Witterungseinflüsse und Umweltverschmutzung einen negativen Einfluss haben und das Risiko für einen Krupphusten erheblich erhöhen können.

## Beschwerden

Die Schleimhaut im Bereich des Kehlkopfs schwillt ganz plötzlich an und verengt die Luftröhre. Die Atmung wird dadurch eingeschränkt, das Kind verspürt Atemnot. Darüber hinaus zeigen sich eine pfeifende Einatmung, ein lauter, bellender Husten und Heiserkeit. Die Lippen des kleinen Patienten können sich blau verfärben.

## Wann zum Arzt?

Wenn Sie die oben genannten Zeichen eines Pseudokrupps bei Ihrem Kind bemerken und sich sein Zustand trotz angewendeter Hilfemaßnahmen nicht bessert, sollten Sie sofort einen Arzt rufen!

## Behandlung

Der Arzt kann muss zunächst andere Erkrankungen wie z. B. eine bakterielle Kehldeckelentzündung (eine sogenannte Epiglottitis) ausschließen. Die Therapie des Pseudokrupps erfolgt dann symptomatisch, das bedeutet, sie ist darauf ausgerichtet, die Beschwerden zu mildern.

## Selbsthilfe

Eine hohe Luftfeuchtigkeit ist für Kinder mit Krupphusten von großer Bedeutung. Gehen Sie während eines Anfalls am besten mit Ihrem Kind ins Badezimmer und drehen Sie den Heißwasserhahn der Badewanne oder der Dusche weit auf. Lassen Sie das heiße Wasser ins Becken prasseln, sodass sich der Wasserdampf gut im Raum verteilen kann. Der heiße Dampf entspannt die Atemwege Ihres Kindes und hilft, den Anfall zu unterbrechen.

## Vorbeugung

Zur Vorbeugung von Krupphusten haben sich allgemeine abwehrstärkende Maßnahmen bewährt. Ihr Kind sollte regelmäßig an die frische Luft gehen, auch in der kalten Jahreszeit, um die Widerstandskraft in den Atemwegen zu erhöhen. Schützen Sie Ihr Kind im Winter aber durch warme Kleidung.

# Magen und Darm

## Bauchschmerzen

Bauchweh kommt bei Kindern häufig vor und ist zumeist harmlos.

### Ursachen

Bei Säuglingen lösen vor allem die sogenannten Drei-Monats-Koliken Bauchschmerzen aus. Dabei entstehen im Darm schmerzhafte → Blähungen (S. 111 f.), da das Verdauungssystem des Babys noch nicht richtig ausgereift ist und Säuglingsnahrung bzw. die Muttermilch deshalb nicht so gut vertragen werden. Auch Darminfekte oder Nahrungsmittelunverträglichkeiten können den Kleinen zu schaffen machen. Darüber hinaus können alle Erkrankungen der Ober- und Unterbauchorgane, z. B. eine Blinddarmentzündung, Blasen- und Nierenentzündung oder Fehlanlage der Speiseröhre mehr oder weniger charakteristische Bauchschmerzen hervorrufen. Als seelische Ursache von Bauchweh kommen die sogenannten Nabelkoliken in Betracht. Diese treten beispielsweise als Folge von Schulängsten oder Familienkonflikten auf. Das Kind klagt über heftige Schmerzen im Bereich des Nabels und wirkt auch sonst häufig bedrückt und kummervoll.

### Beschwerden

Die Schmerzsymptome sind sehr vielgestaltig und reichen von dumpfen Schmerzen über krampfartige Beschwerden bis hin zu einem stechenden oder ziehenden Schmerz im Ober- oder Unterbauch. Babys können die Schmerzen ja noch nicht benennen und bringen sie daher durch Schreien und Weinen zum Ausdruck. Außerdem krümmen sie sich oft und ziehen die Beinchen an den Bauch heran. Bauchschmerzen können von anderen Symptomen wie Blähungen, Gurgelgeräuschen, Fieber oder Blässe begleitet sein.

### Wann zum Arzt?

Bei unklaren Bauchschmerzen, die länger als zwei Tage anhalten oder plötzlich heftiger werden, sollten Sie den Kinderarzt zurate

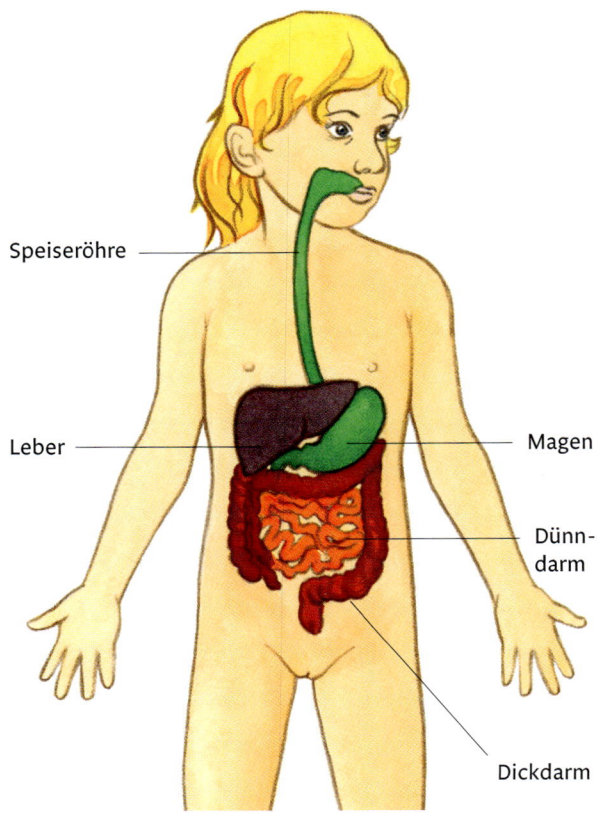

Speiseröhre

Leber

Magen

Dünn-
darm

Dickdarm

ziehen. Auch wenn sich zum Bauchweh noch Symptome wie → Durchfall (S. 113 f.), Erbrechen (S. 114 ff.), Fieber (S. 156 f.) und Apathie gesellen, ist eine ärztliche Abklärung nötig. Es könnten sich ernstere Ursachen dahinter verbergen wie z. B. eine Blinddarmentzündung oder ein schwer wiegender Darminfekt. Sofort den Notarzt rufen, wenn die Bauchschmerzen hoch akut auftreten, Ihr Kind eine starke Abwehrspannung der Bauchdecke zeigt, unstillbares Erbrechen, Stuhl- oder Urinverhalt bestehen oder die Darmgeräusche versiegen!

## Behandlung

Die Therapie von Bauchschmerzen richtet sich nach den Ursachen. Zur symptomatischen Behandlung kann der Arzt krampflösende Medikamente verabreichen, bei einem Darminfekt verordnet er möglicherweise entzündungshemmende Medikamente.

Magen-Darm-Beschwerden sind bei Kindern in der Regel harmlos und lassen sich gut mit einfachen Hausmitteln selbst behandeln.

## Selbsthilfe

➤ Leichteres Bauchweh lässt sich gut mit sanft wirkenden Heilpflanzen behandeln. So beruhigt eine Teemischung aus Anis, Pfefferminze, Fenchel, Kümmel sowie Süßholzwurzel, die es auch als fertige Zubereitung in der Apotheke gibt, das Verdauungssystem und wirkt leicht krampflösend und blähungslindernd.

➤ Ein warmer Bauchwickel mit einem in Kamillentee getränkten Handtuch lindert ebenfalls das Bauchweh.

➤ Um Babys mit Drei-Monats-Koliken zu helfen, eignet sich eine sanfte Massage mit Majoransalbe aus der Apotheke. Massieren Sie stets im Uhrzeigersinn (von Ihnen aus gesehen) mit sanften kreisenden Bewegungen. Die Majoransalbe vertreibt die Blähungen und wirkt auf diese Weise krampflösend.

➤ Geben Sie Ihrem Nachwuchs vorerst nur leichte Kost zu essen und achten Sie darauf, dass er ausreichend trinkt. Nach einem Darminfekt beruhigt eine Haferschleimsuppe aus Gemüsebrühe und Haferflocken den Verdauungstrakt. Auch Kartoffel- und Karottenbrei eignen sich als schonende Kost.

## Vorbeugung

Wenn Sie Ihr Baby stillen, achten Sie darauf, keine blähenden Speisen wie Hülsenfrüchte, Kohlsorten oder Knoblauch zu sich zu nehmen. Beginnen Sie mit der Umstellung der Säuglingsnahrung langsam und geben Sie Beikost ganz behutsam zu. Wenn Ihr Kind dann mit Ihnen am Tisch isst, achten Sie auf eine ausgewogene Kost mit nur mild gewürzten Speisen. Auch kurz gedünstetes Obst oder Gemüse ist meist besser verträglich als rohes.

# Blähungen

Blähungen treten bei Säuglingen und Kleinkindern ausgesprochen häufig auf und sind zumeist eine harmlose, vorübergehende Erscheinung.

## Ursachen

Blähungen entstehen durch eine vermehrte Gasansammlung im Darmtrakt, zumeist hervorgerufen durch Gas bildende Nahrungsmittel wie beispielsweise Hülsenfrüchte oder Kohl. Auch Nahrungsmittelunverträglichkeiten oder eine Beeinträchtigung der Darmflora, z. B. nach Darminfekten, können Blähungen nach sich ziehen. Besonders unangenehm ist eine → Laktose(Milchzucker)-Unverträglichkeit (S. 116 f.), die sich u.a. mit starken Blähungen nach dem Genuss von Milch und Milchprodukten äußert. Bei Säuglingen treten Blähungen vor allem in den ersten drei Lebensmonaten auf, weshalb sie auch Drei-Monats-Koliken genannt werden.

## Beschwerden

Typisch sind ein Völlegefühl, → Bauchschmerzen (S. 109 ff.) sowie ein gespannter Bauch. Die Blähungen können sich auch durch den Abgang von Winden zeigen.

## Wann zum Arzt?

Wenn die Beschwerden ausgeprägt sind und Ihr Kind stark beeinträchtigen, sollten Sie den Kinderarzt aufsuchen.

## Behandlung

Entschäumende Mittel, die in Form von Tropfen oder Tabletten rezeptfrei in der Apotheke erhältlich sind, lösen die Gasbläschen im Darm, sodass die frei gewordene Luft rasch abtransportiert werden kann. Bei Bedarf kann der Arzt auch krampflösende Medikamente verordnen.

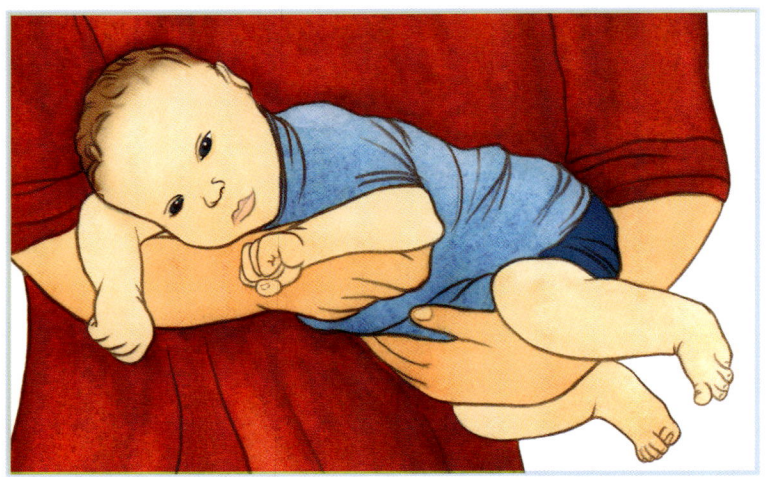

## Selbsthilfe

➤ Eine Teemischung aus Fenchel, Kamille, Melisse und Kümmel ist bewährt, um die Verdauung anzukurbeln, die Gasbildung im Darm zu reduzieren und den Darm insgesamt zu beruhigen. Die Teemischung kann auch schon Säuglingen ins Fläschchen gegeben werden.

➤ Führen Sie eine sanfte Bauchmassage durch und verwenden Sie dazu eine spezielle Majoransalbe aus der Apotheke, die die Blähungen zu vertreiben vermag.

➤ Eine Teezubereitung aus frischem oder getrocknetem Majoran erweist sich ebenfalls als wirkungsvoll gegen Blähungen. Damit Ihr Kind den Tee annimmt, können Sie den Geschmack durch die Zugabe von – am besten frischer – Zitronenmelisse sowie Pfefferminze optimieren.

➤ Wärme beruhigt den Bauch und lindert blähungsbedingte Beschwerden. Füllen Sie eine Kinder-Wärmflasche zur Hälfte mit warmem Wasser und legen Sie sie auf den Bauch Ihres Kindes.

## Vorbeugung

➤ Wenn Sie Ihr Baby stillen, sollten Sie auf blähende Speisen verzichten. Achten Sie bei der Ernährung mit dem Fläschchen, dass Ihr Kind nicht zu viel Luft schluckt. Viele Säuglinge reagieren auf die Umstellung der Nahrung und das Zufüttern von Beikost erst einmal mit Blähungen. Beginnen Sie mit neuer Nahrung deshalb zunächst ganz langsam und vorsichtig, füttern Sie nur in kleinen Mengen zu. Je älter Kinder werden und je mehr sie sich bewegen, desto aktiver wird auch ihr Verdauungssystem, sodass sie weniger unter Blähungen zu leiden haben.

➤ Wenn Ihr Kind älter ist, achten Sie auf viel Bewegung und eine ballaststoffreiche Ernährung. Körperliche Aktivität stimuliert auch die Darmtätigkeit und Ballaststoffe aus Vollkornprodukten sowie Obst und Gemüse sorgen für eine geregelte Verdauung.

➤ Würzen Sie Speisen mit den Küchenkräutern Basilikum, Thymian, Petersilie, Rosmarin, Kümmel und Majoran, weil diese blähende Lebensmittel neutralisieren und so Darmgasen entgegenwirken.

# Durchfall

Bei Durchfall kann die Nahrung im Darm nicht mehr richtig aufgenommen werden und wird stattdessen unvollständig verarbeitet wieder ausgeschieden.

## Ursachen

Am häufigsten wird Durchfall durch Krankheitserreger ausgelöst, die einen Darminfekt hervorrufen. Aber auch Nahrungsmittelunverträglichkeiten oder seelische Probleme, wie z. B. Prüfungs- oder Schulangst können bekanntermaßen Durchfall hervorrufen. Im Darm kommt es dann zu einer Reizung der Schleimhaut. Darüber hinaus entsteht ein Ungleichgewicht im vegetativen Nervensystem, das den Magen-Darm-Trakt steuert.

## Beschwerden

Der Stuhl ist zu weich und zu dünnflüssig. Außerdem sind Darmentleerungen zu häufig, marchmal sind auch Schleim, Blut oder andere Sekrete beigemengt. In v elen Fällen ist Durchfall mit anderen Symptomen wie Übelkeit, → Erbrechen (S. 114 ff.), → Bauchschmerzen (S. 109 ff.) und Fieber (S. 156 f.) verbunden.

## Wann zum Arzt?

Bei Durchfall, der länger als zwei Tage anhält und von anderen Symptomen begleitet ist, sollten Sie sicherheitshalber immer den Kinderarzt um Rat fragen. Vor allem Säuglinge sind schnell gefährdet, durch die Verdauungsstörung zu viel Flüssigkeit und Mineralstoffe zu verlieren, was Kreislaufprobleme nach sich ziehen kann. Dieser in der Fachsprache als Dehydratation bezeichnete Flüssigkeitsverlust geht mit Alarmzeichen wie einer zunehmender Schwäche, Blässe, Apathie, einer trockenen Haut und Mundschleimhaut sowie dunklen Ringen unter den Augen einher. Sofort den Notarzt rufen, wenn sich diese Symptome zeigen!

> Bei Urlaubsreisen in fremde Länder steigt das Risiko für Magen-Darm-Infektionen.

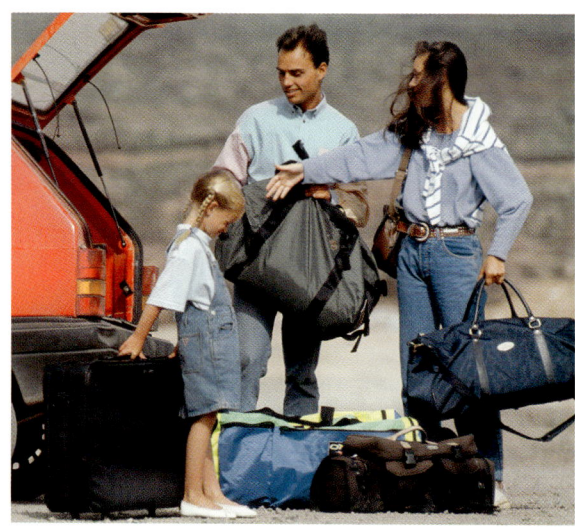

## Behandlung

Verlorene Flüssigkeit und Mineralstoffe gleicht der Arzt durch spezielle Glucose-Elektrolyt-Lösungen wieder aus. Medizinische Kohle und andere Präparate vermögen die Flüssigkeit zu binden und den Durchfall zu stoppen.

### Selbsthilfe

➤ Ein Elektrolytgetränk, das im Akutfall wertvolle Flüssigkeit und Mineralstoffe ersetzt, ist schnell selbst gemacht, in dem Sie 1 Teelöffel Kochsalz und 10 Teelöffel Traubenzucker in 1 Glas Orangensaft anrühren und mit 1 Liter stillem Mineralwasser verdünnen.

➤ Salzstangen, Kekse, Kräcker oder auch Zwieback sind geeignete Lebensmittel, um Durchfall zu lindern. Ihr Kind soll das Gebäck langsam essen und gut durchkauen.

➤ Heidelbeeren beruhigen den Darm und wirken Durchfall entgegen. Auch schwarze Johannisbeeren haben sich als Heilmittel gegen Durchfallerkrankungen bewährt. Sie können Ihrem Kind einen schmackhaften Tee aus beiden Beerensorten zubereiten und so die Beschwerden im Darm mildern.

➤ Auch geriebene Apfelschnitze (am besten von Bioäpfeln) helfen Ihrem Kind. Sie enthalten viel reinigendes Apfelpektin, das Giftstoffe bindet, die beispielsweise bei Darminfekten vermehrt anfallen.

➤ In der asiatischen Medizin haben sich Dattelpflaumen und Bananen gegen Durchfall bewährt.

➤ Nach einer Durchfallerkrankung sollten Sie die Kost Ihres Kindes langsam und schonend wieder aufbauen. Geeignet sind beispielsweise Reisschleim- und Karottensuppen sowie Kartoffelbrei.

### Vorbeugung

➤ Leidet Ihr Kind unter eine Nahrungsmittelunverträglichkeit, sollten Sie das betreffende Lebensmittel meiden.

➤ Achten Sie auf eine ballaststoffreiche Ernährung mit Obst, Gemüse und Getreideprodukten, die die Verdauung fördern.

➤ Durchfall tritt besonders häufig im Urlaub auf. Achten Sie daher in fremden Ländern besonders darauf, Hygienevorkehrungen zu treffen und z. B. kein ungewaschenes Obst zu verzehren oder Mineralwasser nur aus steril abgefüllten und verschlossenen Behältern zu trinken.

## Erbrechen

Erbrechen und das sogenannte Spucken bei Säuglingen ist ein häufiges und zumeist harmloses Phänomen im Kindesalter.

### Ursachen

Wenn Krankheitserreger Magen-Darm-Infekte auslösen oder der Magen durch den Verzehr verdorbener Speisen gereizt wird, führt dies häufig zu Übelkeit und Erbrechen. Zudem kann dieses Symptom bei Kindern durch zahlreiche andere Infekte wie eine Mandelentzündung hergerufen werden. Auch Nahrungsmittelunverträglichkeiten sind manchmal die Ursache von Erbrechen. Außerdem verbergen sich in seltenen Fällen organische Störungen, wie z. B. eine Fehlanlage im Verdauungssystem, dahinter. Darüber hinaus kann »Speihen« Ausdruck seelischer Konflikte oder von Trotzreaktionen sein. Manche Kinder versuchen, ihre Eltern damit unter Druck zu setzen und Aufmerksamkeit auf sich zu lenken.

## Beschwerden

Am Anfang verspürt der kleine Patient häufig Übelkeit. Er hat Bauchweh, fühlt sich schwach und elend. Dann erfolgt das Würgen und Spucken von Mageninhalt oder auch nur Flüssigkeit.

## Wann zum Arzt?

Leichtes Erbrechen ist bei Kindern nichts Ungewöhnliches und auch nicht weiter besorgniserregend. Beobachten Sie Ihr Kind aber genau und achten Sie auf seinen Allgemeinzustand. Wenn höheres Fieber auftritt und sich sein Befinden sichtbar verschlechtert, sollten Sie umgehend den Arzt rufen. Auch wenn Ihr Kind immer wieder erbricht und nicht richtig gedeihen möchte, müssen Sie dies kinderärztlich abklären lassen.

> Nach dem Erbrechen ist es wichtig, dass Ihr Kind viel Flüssigkeit zu sich nimmt.

## Behandlung

Wenn natürliche Mittel nicht helfen, kann der Arzt Medikamente gegen die Übelkeit und den Brechreiz verschreiben. Stärkerer Flüssigkeits- und Mineralstoffverlust muss genauso wie bei → Durchfall (S. 113 f.) mit einer Glucose-Elektrolyt-Lösung ausgeglichen werden.

## Selbsthilfe

➤ Zur Beruhigung der gereizten Magenschleimhaut und Verminderung von Übelkeit und Brechreiz hat sich eine Teemischung aus Kamille, Melisse und Pfefferminze bewährt.
➤ Die asiatische Medizin empfiehlt Zimt- und Ingwertee gegen Übelkeit und Erbrechen. Sie können Ihrem Kind als Alternative auch einen milden Fruchtsaft (z. B. trüben Apfelsaft) zu trinken geben, den sie mit einer Prise Zimt und ein wenig frischem, geraspeltem Ingwer gewürzt haben.

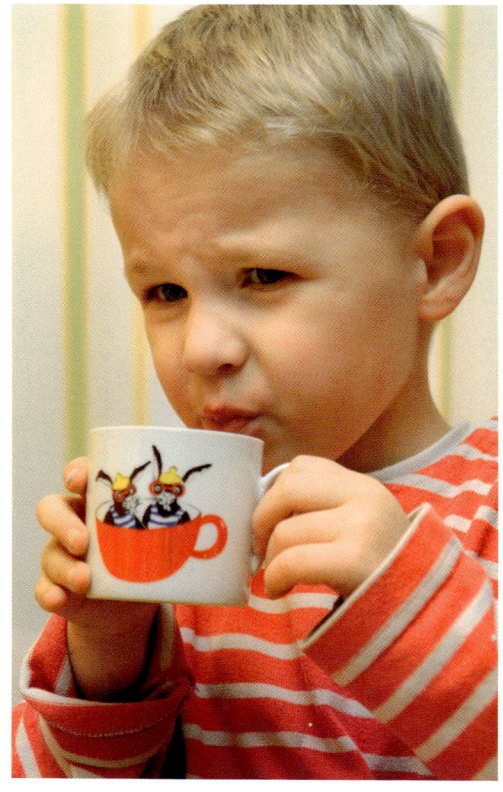

### Vorbeugung

➤ Zwingen Sie Ihr Kind nicht zum Essen. Viele Kinder spucken nämlich, weil sie plötzlich eine Abneigung gegen Essen verspüren.
Lassen Sie Ihr Kind lieber kleinere Portionen einer leichten, be-
kömmlichen Kost verzehren. Achten Sie im Urlaub besonders auf
die Einhaltung von Hygieneregeln.

➤ Gegen die sehr belastende »Reisekrankheit« helfen spezielle Kau-
gummis oder Kapseln aus der Apotheke. Sie vermögen die oft
starke Übelkeit und den Brechreiz zu mildern, müssen aber vorbeugend, also einige Zeit vor Antritt der Reise eingenommen werden.

## Laktoseintoleranz (Milchzuckerunverträglichkeit)

Milch und Milchprodukte enthalten neben Eiweiß, Fett, Mineralien,
Vitaminen und Spurenelementen auch Milchzucker (Laktose). Bei
der Laktoseintoleranz ist der Organismus nicht in der Lage, Milchzucker in ausreichender Weise abzubauen.

### Ursachen

Dieses Problem beruht auf einer Aktivitätsminderung des Enzyms
Laktase, das im Darm den Milchzucker in einzelne Bausteine auf-
spaltet. Die Symptome zeigen sich meist schon sehr früh, nämlich
wenn das Baby Milchnahrung erhält.

### Beschwerden

Es kommt es zu Störungen des Appetites sowie zu Durchfall. Die
Kinder gedeihen nicht richtig, erscheinen blass und kränklich.

### Wann zum Arzt?

Bei anhaltenden Verdauungsproblemen sollten Sie in jedem Fall den
Kinderarzt konsultieren. Ob Ihr Kind unter Milchzuckerunverträglichkeit leidet, kann dieser anhand von speziellen Tests erkennen, beispielsweise dem Laktose-Atemtest oder dem Laktose-Belastungstest.

### Behandlung

Die Therapie besteht in der Vermeidung milchzuckerhaltiger Lebensmittel, was oft nicht leicht ist, weil Laktose als Zusatzstoff sich beispielsweise häufig in Fertigprodukten befindet, ohne dass dies auf
der Packung vermerkt ist.
Der Arzt kann Ihrem Kind Laktaseenzyme verordnen, die es vor dem
Essen einnehmen muss. Allerdings wirken diese Enzyme nicht bei
jedem Betroffenen.

## Selbsthilfe

Finden Sie – am besten mit Hilfe einer Ernährungsberaterin – heraus, welche Lebensmittel Ihr Kind verträgt und welche nicht.

## Vorbeugung

Die Milchzuckerunverträglichkeit beeinträchtigt die Gesundheit Ihres Kindes nicht, solange es kalziumreich ernährt wird. Sie müssen also auf eine kalziumhaltige Kost achten. Der Mineralstoff ist nämlich vor allem in der Wachstumsphase ungeheuer wichtig. Möglicherweise verträgt Ihr Nachwuchs Schnittkäse problemlos. Sojaprodukte eignen sich ebenfalls zur gesunden Ernährung, sofern sie mit Kalzium angereichert sind. Weiterhin empfohlen sind kalziumreiche Mineralwässer, Mandeln, Haselnüsse, Sonnenblumenkerne, Kresse Brokkoli, Walnüsse und Obst wie getrocknete, ungeschwefelte Aprikosen, frische Schwarze Johannisbeeren und Brombeeren. In Supermärkten gibt es inzwischen eine laktosefreie Milch. Tester Sie, ob Ihr Kind diese Milch verträgt.

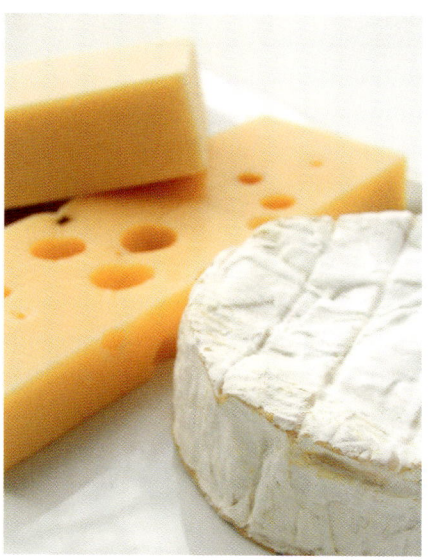

Kinder, die an Laktoseintoleranz leiden, vertragen häufiger Käse ohne Probleme.

# Verstopfung

Verstopfung wird im medizinischen Fachjargon als Obstipation bezeichnet. Dieses Verdauungsproblem kommt bei Erwachsenen, vor allem bei Frauen, sehr häufig vor. Im Kindesalter ist es vergleichsweise selten. Die Obstipation ist von einer mehr oder weniger starken Darmträgheit geprägt. Bei Säuglingen ist eine seltene Darmentleerung, die nur alle vier bis sogar sieben Tage stattfindet, nichts Ungewöhnliches – vor allem wenn sie gestillt werden.

## Ursachen

In den meisten Fällen ist eine kindliche Obstipation harmlos und sozusagen »hausgemacht«. Sehr häufig lässt sie sich auf falsche Ernährungsgewohnheiten mit zu viel Weißmehlprodukten, Kuchen, Süßigkeiten und Fastfood zurückführen. Dem Verdauungssystem fehlen dann wichtige Ballaststoffe, die es für eine geregelte Tätigkeit dringend braucht. Auch durchgemachte Infekte und Kinderkrankheiten können mit einer Verstopfung einhergehen, die aber meist nur vorübergehend besteht und sich mit der Zeit von selbst wieder verliert. In seltenen Fällen kann eine Reizung im Analbereich, z. B. durch einen → Soor (S. 151 f.) zu einem »reflektorischen« Stuhlverhalt führen, weil das Kind Angst hat, dass die Entleerung schmerzhaft sein könnte.

### Beschwerden

Der Stuhl besteht aus kleinen harten Knollen, die nur selten und unregelmäßig entleert werden. Manche Kinder klagen außerdem über Völlegefühl, → Bauchschmerzen (S. 109 f.), → Blähungen (S. 111 f.).

### Wann zum Arzt?

Bei besonders hartnäckiger Obstipation sowie Beschwerden wie Bauchschmerzen sollten Sie Ihr Kind vom Kinder- und Jugendarzt untersuchen lassen. Er muss die Ursache für die Stuhlunregelmäßigkeit abklären und nach möglichen Darmfunktionsstörungen fahnden.

### Behandlung

Abführmittel bringen zwar schnelle Hilfe, sind aber für Kinder nur in absoluten Ausnahmefällen und nach umfassender medizinischer Untersuchung geeignet. Der Arzt kann ihnen aber Miniklistiere (Einläufe) sowie kleine Glycerinzäpfchen verschreiben, die sogar schon bei Babys angewendet werden können.

### Selbsthilfe

Eine Bauchmassage im Uhrzeigersinn lindert Bauchweh und regt die Darmtätigkeit an.

➤ Eine Teemischung aus Kamille, Fenchelsamen und Gänsefingerkraut kann auf sanfte Weise eine Obstipation mildern.
➤ Geben Sie in einen Becher Joghurt oder Quark 1 bis 2 Teelöffel Weizenkleie oder geschroteten Leinsamen. Beides ist sehr ballaststoffreich und aktiviert die Verdauung auf natürliche Weise.

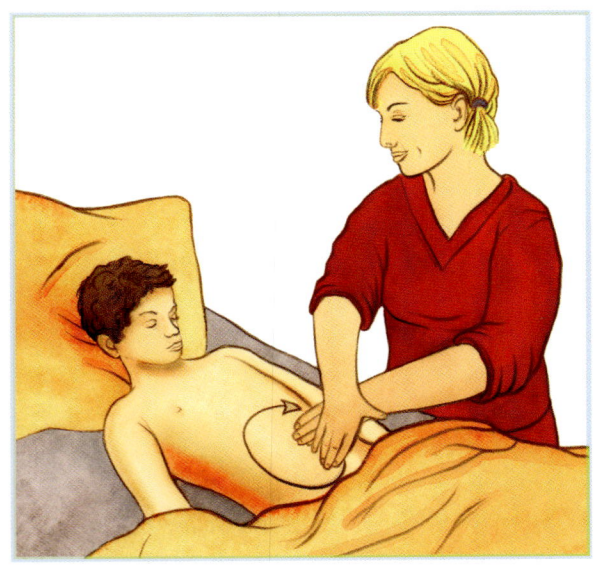

➤ Sauerkrautsaft ist ebenfalls ein idealer Darmaktivator und trägt durch die milchsaure Gärung sehr zu einer ausgeglichenen Verdauungstätigkeit bei. Sie können Ihrem Kind täglich ein kleines Glas Sauerkrautsaft – am besten aus biologischer Erzeugung – zu trinken geben. Fall Ihr Kind den Geschmack nicht so sehr mag, können Sie den Sauerkrautsaft mit anderen Säften mischen.
➤ Bewährt sind auch Trockenpflaumen und Trockenfeigen, um die Verdauung anzukurbeln. Sie können die Trockenfrüchte, die Sie über Nacht in etwas Wasser eingeweicht haben, morgens Ihrem Kind ins Müsli geben.

➤ Führen Sie eine sanfte Bauchmassage durch, indem Sie den Ober- und Unterbauch Ihres Kindes mit leichten, kreisenden Bewegungen im – von Ihnen aus gesehenen – Uhrzeigersinn massieren.

## Vorbeugung

➤ Achten Sie auf eine vollwertige, ballaststoffreiche Ernährung mit frischem Obst und Gemüse sowie Vollkornprodukten. Sorgen Sie dafür, dass Ihr Kind nicht zu viel Fastfood und zu viele Süßigkeiten zu sich nimmt.

➤ Lassen Sie Ihr Kind ausreichend trinken. Die ideale Menge beträgt zwei bis drei Liter pro Tag – am besten Tee, Mineralwasser, Schorlen und Säfte. Der Darm braucht die Flüssigkeit, um optimal zu funktionieren.

➤ Wichtig ist auch viel Bewegung, denn körperliche Trägheit macht auch den Darm träge. Ihr Kind sollte deshalb jeden Tag ausreichend Zeit haben, um zu spielen und zu toben.

# Wurmerkrankungen

Ein Wurmbefall kommt bei Kindern recht häufig vor. Zumeist handelt es sich um Madenwürmer, sogenannte Oxyuren, Spul- und Bandwürmer sind dagegen seltener.

## Ursachen

Kinder können sich an vielen Orten mit **Madenwürmern** infizieren, auf dem Spielplatz, im Kindergarten, in der Schule, beim Spielen mit Hunden. Meist über verschmutzte Hände gelangen die Parasiten zum Mund und dann in den Darm, wo sie in der Analregion ihre Eier ablegen.
Die Eier von **Spulwürmern** werden zumeist durch unzureichend gewaschenen Salat und ungewaschenes Gemüse übertragen.
Die Larven von **Bandwürmern** gelangen durch den Verzehr von rohem Fleisch (z. B. Tartar), das nicht ausreichend kontrolliert wurde, in den Körper.

## Beschwerden

Wenn Oxyuren in der Analregion nisten und ihre Eier dort ablegen, erzeugt das einen sehr starken Juckreiz. Die Kinder kratzen sich fortwährend, dabei können Ekzeme entstehen.
Band- und Spülwürmer bleiben hingegen oft lange symptomlos. Sie können jedoch auch Gedeihstörungen und Bauchschmerzen nach sich ziehen.

### Wann zum Arzt?

Ein Wurmbefall muss unbedingt vom Arzt abgeklärt werden. Er führt Tests durch, die die Infektion nachweisen. Gegebenenfalls müssen sich alle Familienangehörigen einer Untersuchung unterziehen, um festzustellen ob noch mehr Personen infiziert sind.

### Behandlung

Der Arzt verordnet Medikamente zum Einnehmen, die die Würmer sowie deren Larven und Eier abtöten. Die Medikamente wirken sehr gut, allerdings muss die Wurmkur konsequent in der vom Arzt genannten Dosierung durchgeführt werden.

### Selbsthilfe

➤ Achten Sie während der Therapie auf peinliche Sauberkeit. Bettwäsche, Handtücher und Unterwäsche müssen häufig gewechselt und stets ausgekocht werden.
➤ Waschen Sie die Hände Ihres Kindes mehrmals am Tag. Die Fingernägel müssen kurz geschnitten sein und ebenfalls regelmäßig gereinigt werden.
➤ Die ätherischen Öle in Karotten sowie Zwiebeln und Knoblauch sind natürliche Mittel, um eine Wurmbehandlung zu unterstützen, da sie einer Vermehrung der Parasiten entgegenwirken. Lassen Sie Ihr Kind reichlich Karottensaft trinken sowie Karotten, Zwiebeln und Knoblauch als Gemüse verzehren.

### Vorbeugung

➤ Bringen Sie Ihrem Kind frühzeitig bei, sich die Hände zu waschen, vor allen Dingen nach dem Spielen im Freien und vor dem Essen.
➤ Unterziehen Sie Ihren Hund und Ihre Katze in regelmäßigen Abständen einer Wurmkur.
➤ Gehen Sie mit Ihrem Kind nur auf Spielplätze, die sauber sind und auf die keine Hunde dürfen.

## Zöliakie

Die Zöliakie ist eine angeborene Nahrungsmittelunverträglichkeit. Dabei wird der Eiweißstoff Gliadin nicht vertragen. Gliadin ist Bestandteil des Klebereiweißes Gluten in Weizen und Roggen. In geringer Menge kommt Gliadin auch in Hafer und Gerste vor.

### Ursachen

Wenn ein Baby, bei dem eine Zöliakie vorliegt, erstmals einen Getreidebrei bekommt, treten die ersten Symptome auf. Beim Kontakt

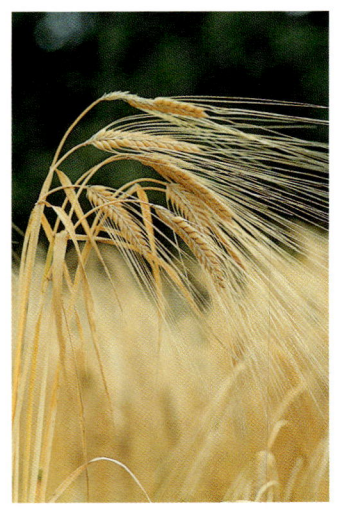

Der für manche gefährliche Eiweißstoff Gliadin steckt vor allem in Weizen und Roggen, in geringen Mengen auch in Gerste (Foto).

der Dünndarmschleimhaut mit Gliadin kommt es zu einer Immunreaktion, bei der große Mengen von Antikörpern freigesetzt werden. Dadurch wird die Darmschleimhaut gereizt, es entsteht eine Entzündung. In der Folge können wichtige Nährstoffe wie Kohlenhydrate, Fettsäuren und Vitamine nicht mehr richtig aufgenommen werden, was zu einer Mangelernährung führt.

## Beschwerden
Die betroffenen Babys und Kleinkinder sind blass, schwach und quengelig. Sie leiden unter Appetitlosigkeit und nehmen nicht mehr an Gewicht zu. Der Stuhl ist weißlich, fettglänzend, manchmal auch schaumig und äußerst unangenehm riechend. Oft sind die kleinen Patienten von → Bauchschmerzen (S. 109 ff.) und → Blähungen (S. 111 f.) geplagt.

## Wann zum Arzt?
Bei Verdacht auf Zöliakie müssen Sie in jedem Fall den Kinderarzt konsultieren. Er wird Ihr Kind genau untersuchen, verschiedene Labortests durchführen und so die Diagnose sichern.

## Behandlung
Es gibt keine andere Therapie als eine konsequente Diät und Vermeidung glutenhaltiger Getreidesorten. Der Arzt wird – gegebenenfalls zusammen mit einer Ernährungsberaterin – für Ihr Kind einen Diätplan erstellen, dem Sie entnehmen können, was es essen darf und was nicht.

## Selbsthilfe
Halten Sie den Diätplan genau ein und stellen Sie die Ernährung Ihres Kindes um. In aller Regel werden Reis, Mais, Buchweizen und Hirse gut vertragen. Im Reformhaus gibt es auch spezielle Getreideprodukte, die garantiert gliadinfrei sind.

## Vorbeugung
Die Zöliakie lässt sich leider nicht verhüten, da es sich um eine angeborene Erkrankung handelt. Die Diät muss deshalb oft auch ein Leben lang eingehalten werden. Allerdings können Sie zusammen mit dem Arzt und der Ernährungsberaterin in gewissen Abständen prüfen, ob nicht doch die eine oder andere Getreidesorte vertragen wird. Sollte dies aber nicht der Fall sein, muss sie sofort wieder vom Speiseplan verschwinden.

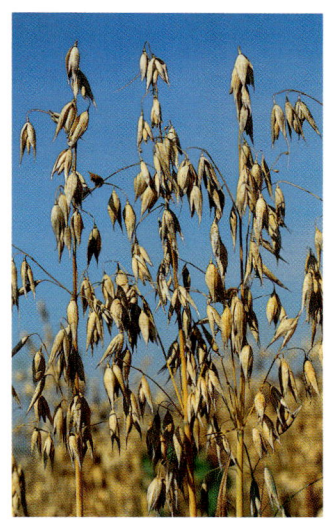

Gliadin, in geringen Mengen auch im Hafer enthalten, verursacht bei Zöliakie eine Entzündung der Darmschleimhaut.

# Harnwege und Geschlechtsorgane

## Harnwegsinfekt

Ein Harnwegsinfekt entsteht durch eine entzündliche Reizung im Bereich von Harnröhre und Blase. Selten kann der Infekt auch in die Nieren aufsteigen. Kleine Mädchen sind wegen der anatomischen Verhältnisse weit häufiger von Harnwegsinfektionen betroffen als Jungen.

### Ursachen

Häufig wird ein Harnwegsinfekt durch Krankheitserreger wie Viren oder Bakterien ausgelöst, die von außen über die Harnröhre in die Blase eindringen und manchmal sogar bis ins Nierenbecken gelangen können. Eine der typischen Ursachen für einen Harnwegsinfekt ist die Unterkühlung des Unterleibs, etwa wenn Kinder im Schwimmbad zu lange in nassen Badehosen herumlaufen. Andere Ursachen, wie z. B. organische Veränderungen im Harntrakt (etwa eine Harnröhrenverengung), kommen selten in Betracht.

### Beschwerden

Das Kind verspürt Schmerzen und Brennen beim Wasserlassen und sehr häufigen Harndrang. Kleine Kinder klagen manchmal auch über Bauchschmerzen. Der Infekt kann von → Fieber (S. 156 f.) begleitet sein. Häufig verändert sich der Urin, er wird trüb, riecht auffällig und enthält manchmal sogar Beimengungen von Blut, das von der gereizten Blasen- und Harnröhrenschleimhaut stammt.

### Wann zum Arzt?

Wenn die Beschwerden ausgeprägt sind, länger anhalten oder häufiger wiederkehren, sollten Sie den Kinderarzt konsultieren. Auch Schmerzen in der Nierenregion sollten Sie unbedingt ärztlich abklären lassen, denn sie könnten ein Hinweis sein, dass die Infektion aufgestiegen ist und eine Nierenbeckenentzündung ausgelöst hat.

## Behandlung

Der Arzt muss die genauen Ursachen der Beschwerden abklären und gegebenenfalls auch noch einen Kinderurologen zurate ziehen. Bei leichteren Infekten reicht im Allgemeinen die Gabe von schmerzlindernden und krampflösender Medikamenten aus. Bei Verdacht auf eine bakteriell ausgelöste Entzündung in den Harnwegen und Gefahr einer Ausbreitung in Richtung Nieren wird der Arzt wahrscheinlich eine Therapie mit Antibiotika verordnen.

## Selbsthilfe

➤ Spezielle Heilkräutermischungen, die es teilweise auch als Fertigpräparate in der Apotheke gibt, wirken krampflösend. Außerdem haben sie einen harntreibenden Effekt und helfen somit, Krankheitserreger schneller aus dem Harntrakt zu spülen. Die Teemischungen enthalten vor allem Heilpflanzen wie Bärentraubenblätter, Orthosiphonblätter, Queckenwurzel, Birkenblätter, Goldrutenkraut, Hauhechelwurzel und Süßholzwurzel.

➤ Auch ein Tee aus Bohnenschalen, Liebstöckel und Brennnessel vermag die Beschwerden zu mildern.

➤ Geben Sie Ihrem Kind Brunnen- und Kaupzinerkresse zu essen, z. B. als Zugabe zu grünem Salat. In Maßen verzehrt wirken die Küchengewürze ebenfalls harntreibend sowie blutreinigend.

➤ Wärmebehandlungen mit einer Wärmflasche oder Infrarotlampe tun Ihrem Kind gut, beruhigen den Unterleib und lindern Blasenkrämpfe.

➤ Auch eine Auflage mit warmen Kartoffeln entfaltet eine krampflösende und schmerzlindernde Wirkung.

## Vorbeugung

➤ Achten Sie darauf, dass Ihr Kind ausreichend trinkt, am besten Mineralwasser, verdünnte Säfte und Tee.

➤ Ihr Kind sollte den Unterleib immer warm halten und am besten Baumwollunterwäsche tragen.

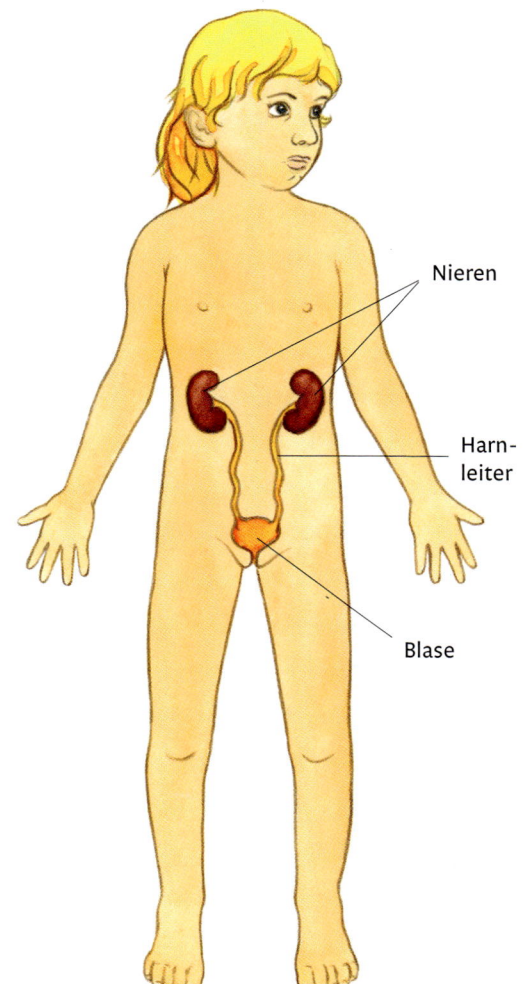

Nieren

Harn-
leiter

Blase

Lassen Sie Ihr Kind bei einem Harnwegsinfekt viel trinken – am besten warme Heilkräutertees.

> ➤ Die bauchfreie Mode junger Mädchen steigert das Risiko für Harnwegsinfekte. Versuchen Sie, Ihre Tochter zu überzeugen, besser Bodys und längere T-Shirts zu tragen. Auch zu enge Strumpfhosen oder Jeans können zu einer Blasenreizung führen.
> ➤ Ihr Kind sollte bei kalter Witterung entsprechende Schuhe und auch Socken tragen sowie sich nicht auf kalte Steine oder ins feuchte Gras setzen.
> ➤ Auch im Hochsommer sollte die nasse Badehose immer sofort gewechselt werden.

## Hodenentzündung

Eine Hodenentzündung tritt bei erwachsenen Männern häufiger auf, im Kindesalter ist sie jedoch selten. Die Entzündung der männlichen Geschlechtsdrüse wird in der Fachsprache Orchitis genannt.

### Ursachen

Bei kleinen Jungen kann die Kinderkrankheit → Mumps (S. 64 f.), auch Ziegenpeter genannt, eine Hodenentzündung auslösen. Sind beide Hoden betroffen, besteht die Gefahr späterer Unfruchtbarkeit.

### Beschwerden

Das Kind leidet unter ziehenden Schmerzen im Bereich des Hodens, die oft in die Leistenregion ausstrahlen. Die Hoden können ein- oder beidseitig angeschwollen und gerötet sein. Auch eine Lymphknotenschwellung in der Leiste, mitunter begleitet von Fieber, ist symptomatisch. Vor allem bei kleinen Jungen kommen manchmal Bauchweh, Übelkeit und Erbrechen hinzu.

### Wann zum Arzt?

Bei Beschwerden wie Schmerzen, Schwellung und Rötung muss unbedingt ein der Kinder- und Jugendarzt sowie gegebenenfalls auch ein Urologe konsultiert werden. Gelegentlich kann es bei Kindern und Jugendlichen zu einer sogenannten Hodentorsion kommen. Dabei verdreht sich der Samenstrang und der betroffene Hoden erhält keine Blutversorgung mehr. Rufen Sie bei Verdacht auf eine Hodentorsion sofort den Notarzt, denn Ihr Sohn muss unverzüglich ins Krankenhaus gebracht und operiert werden, da sonst ein Absterben des Hodengewebes droht!

### Behandlung

Der Arzt muss Ihr Kind untersuchen und feststellen, wodurch Schmerzen und Schwellungen im Hodenbereich ausgelöst wurden.

Zur Behandlung einer leichten Entzündung kann er entzündungshemmende Gels oder Salbe zur äußerlichen Anwendung verordnen.

### Selbsthilfe

➤ Bereiten Sie einen Umschlag aus Verbandmull, der mit Retter-
spitzlösung getränkt ist, und legen Sie ihn so lange auf den
Hoden, bis die Flüssigkeit verdunstet ist. Diese Auflage hat einen
kühlenden und entzündungshemmenden Effekt.
➤ Ein Sitzbad mit Eichenrindenextrakt wirkt ebenfalls entzündungshemmend und lindert die Beschwerden

### Vorbeugung

➤ Lassen Sie Ihren Sohn gegen Mumps impfen, damit ist er vor der
Hodenentzündung geschützt, die im Gefolge dieser Kinderkrankheit auftreten kann.
➤ Wenn Ihr Sohn in die Pubertät kommt, klären Sie ihn darüber auf,
wie er sich vor sexuell übertragbaren Krankheiten schützen kann –
etwa durch den konsequenten Gebrauch von Kondomen. Sexuell
übertragbare Krankheiten können u.a. zu Hoden- und Nebenho-
denentzündungen führen.

## Phimose (Vorhautverengung)

Beim Baby sind Vorhaut und Eichel normalerweise miteinander
verklebt. In den späteren Jahren sollte sich die Vorhaut jedoch hinter
die Eichel zurückziehen lassen. Ist dies nicht der Fall, liegt eine
Phimose vor.

### Ursachen

Eine Vorhautverengung ist zumeist angeboren. In seltenen Fällen
kann die Phimose auch durch Verletzungen oder Entzündungen im
vorderen Bereich des Penis ausgelöst werden.

### Beschwerden

Das charakteristische Zeichen einer Phimose ist, dass sich die Vorhaut nicht zurückziehen lässt. Manchmal entsteht aufgrund der
engen Vorhaut eine Entzündung der Eichel.

### Wann zum Arzt?

Sie sollten vom Kinder- und Jugendarzt abklären lassen, wie ausge-
prägt die Vorhautverengung ist und ob eine Therapie erfolgen muss.
Gehen Sie sofort zum Arzt, wenn der Harnstrahl abgeschwächt ist.
Dann ist eine sofortige Behandlung angezeigt.

### Behandlung

Wenn der Junge keine Beschwerden hat, raten viele Ärzte, zunächst abzuwarten, ob sich die Vorhaut nicht von selbst langsam löst. Bis spätestens zur Pubertät sollte dies jedoch der Fall sein, damit der Junge keine Probleme bekommt, wenn er seine ersten sexuellen Erfahrungen macht. Eine gering ausgeprägte Phimose kann mit einer leichten Hormonsalbe behandelt werden. Hilft diese nicht oder ist die Vorhautverengung stärker, kann nur ein operativer Eingriff das Problem beheben. Die sogenannte Zirkumzision gehört aber zu den Routineeingriffen und lässt sich ambulant durchführen. Dabei entfernt der Operateur die verengte Vorhaut mit einem zirkulären Schnitt, sodass sie sich problemlos über die Eichel ziehen lässt.

### Selbsthilfe

➤ Ist die Vorhaut entzündlich gereizt, können Umschläge mit Eichenrindenextrakt helfen, die Reizung zu lindern.
➤ Auch Cremes mit Kamille oder Ringelblume wirken entzündungshemmend und fördern die Regeneration.

### Vorbeugung

Durch falsches oder zu heftiges Zurückziehen oder andere Manipulationen der Vorhaut können kleine Verletzungen entstehen, die eine bestehende Vorhautverengung verschlimmern oder gar erst eine Phimose auslösen können. Überlassen Sie daher die Untersuchung der Vorhaut und den Test, ob sie sich zurückziehen lässt, beim ersten Mal besser dem Kinderarzt.

## Scheidenentzündung

Eine Scheidenentzündung ist bei kleinen Mädchen selten, kann aber gelegentlich vorkommen.

### Ursachen

Zumeist liegen der Entzündung Hygienefehler zugrunde, etwa wenn kleine Mädchen sich den Po nach dem großen Geschäft von hinten nach vorn abwischen. Auf diese Weise können Keime aus der Afterregion, z. B. die häufigen Coli-Bakteien, in die Scheide gelangen und dort eine Entzündung auslösen. Auch wenn die Mädchen an ihrem Intimbereich spielen und dabei ungewaschene Finger haben, birgt des das Risiko einer entzündlichen Reizung. In seltenen Fällen können sich auch Pilzinfektionen, Würmer oder ein eingeführter Fremdkörper hinter der Scheideninfektion verbergen.

## Beschwerden

Die Schamlippen sind gerötet und geschwollen; die kleine Patientin verspürt ein Brennen und einen Juckreiz, manchmal besteht auch Ausfluss.

## Wann zum Arzt?

Wenn die Entzündung deutlich erkennbar ist und Ihre Tochter Beschwerden hat, sollten Sie den Kinder- und Jugendarzt aufsuchen. In manchen Fällen wird Ihnen der Arzt vielleicht auch raten, einen Kindergynäkologen zu konsultieren, vor allem wenn eine Scheidenentzündung immer wiederkehrt. Auch bei einem jungen Mädchen im Teenageralter ist neben der Jugendsprechstunde ein Termin beim Frauenarzt oder der Frauenärztin ratsam, um mit ihr ein ausführliches Gespräch zu führen und auch eine körperliche Untersuchung vorzunehmen. Hier kann sich das Mädchen auch zu Themen wie der beginnenden Menstruation, der erwachenden Sexualität und der ersten Liebe äußern und dem Arzt eventuelle Probleme und Sorgen anvertrauen.

## Behandlung

Die Therapie richtet sich nach der auslösenden Ursache. In den meisten Fällen reicht jedoch eine örtliche Behandlung mit entzündungshemmenden Cremes oder Salben aus.

## Selbsthilfe

➤ Waschen Sie den Intimbereich vorsichtig mit einer Lösung aus verdünntem Eichenrindenextrakt ab. Dies lindert die Entzündung und reinigt schonend.

➤ Dünn aufgetragene Kamillencreme wirkt ebenfalls entzündungshemmend und regenerierend.

➤ Auch Cremes mit Ringelblume und Hamamelis mildern durch ihren Gerbstoffgehalt die entzündliche Reizung im Bereich der Scheide.

## Vorbeugung

➤ Bringen Sie Ihrer Tochter bei, wie sie sich richtig den Po abputzt – immer von vorn nach hinten.

➤ Der Intimbereich sollte täglich mit klarem Wasser gereinigt werden. Verwenden Sie eventuell eine pH-neutrale Waschlotion, aber keine Seifen oder Intimwaschmittel.

➤ Achten Sie auf kochfeste Baumwollunterwäsche, die regelmäßig gewechselt wird.

# Muskeln und Knochen

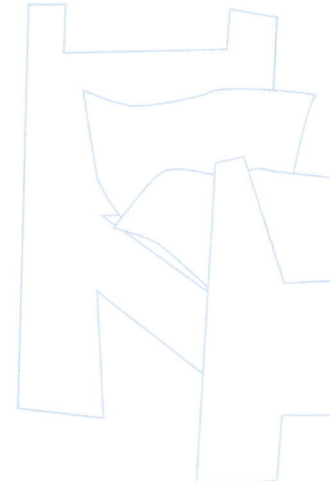

### Haltungsfehler

Haltungsfehler sind bei Kindern heute sehr verbreitet. Vor allem Probleme mit dem Rücken nehmen deutlich zu. Nur in den seltensten Fällen sind Haltungsschäden angeboren.

#### Ursachen

Am häufigsten werden Haltungsprobleme durch Bewegungsmangel, zu viel Sitzen und Übergewicht verursacht. Angeborene Störungen wie bestimmte Fußanomalien oder eine → Skoliose (S. 135 f.) sind dagegen sehr selten. Bei vielen Kindern entwickeln sich Haltungsfehler erst im späteren Kindergartenalter und während der ersten Schuljahre. Das ist die Zeit, in der viele Kinder fast nur noch sitzen, im Klassenzimmer, am Mittagstisch, vor Gameboys und Laptops, vor dem Fernseher. Die einseitige Haltung wird durch den zunehmenden Bewegungsmangel noch verstärkt; die Muskulatur, die die Wirbelsäule stützen soll, erschlafft zunehmend.

#### Beschwerden

Haltungsfehler werden vor allem am Rücken sichtbar, z. B. durch einen Rundrücken und ein Hohlkreuz. Häufig klagen die Kinder über Rückenschmerzen, Nackenverspannungen sowie Beschwerden im Bereich von Becken und Knien.

#### Wann zum Arzt?

Deutliche Haltungsfehler sollten unbedingt ärztlich abgeklärt werden. Am besten suchen Sie Ihren Kinder- und Jugendarzt sowie einen Orthopäden auf, der auf Kinder spezialisiert ist.

#### Behandlung

Der Arzt muss das Skelettsystem Ihres Kindes und speziell den Rücken genau untersuchen, um die Ausprägung der Haltungsstörung zu erfassen. In den meisten Fällen wird zur Korrektur eine Kombinationsbehandlung aus Bewegungstraining und Gymnastik verordnet.

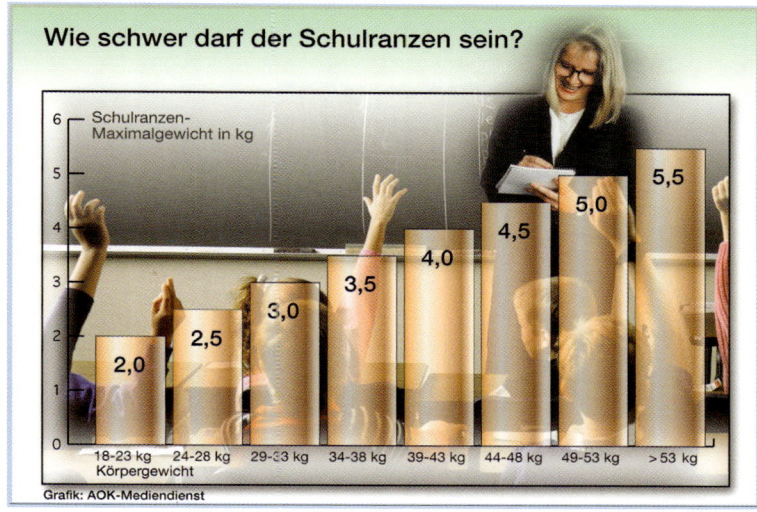

**Wie schwer darf der Schulranzen sein?**

Schulranzen-Maximalgewicht in kg

| Körpergewicht | Maximalgewicht |
|---|---|
| 18–23 kg | 2,0 |
| 24–28 kg | 2,5 |
| 29–33 kg | 3,0 |
| 34–38 kg | 3,5 |
| 39–43 kg | 4,0 |
| 44–48 kg | 4,5 |
| 49–53 kg | 5,0 |
| > 53 kg | 5,5 |

Grafik: AOK-Mediendienst

Achten Sie darauf, dass der Schulranzen des Kindes nicht zu schwer ist, um seinen Rücken zu schonen.

## Selbsthilfe

➤ Nur aktive Bewegung kann die Haltung Ihres Kindes wieder verbessern. Sorgen Sie dafür, dass Ihr Kind die verordneten Gymnastikübungen konsequent durchführt und auch sonst ausreichend körperliche Aktivität im Alltag erfolgt.

➤ Wenn Ihr Kind unter Rückenschmerzen oder Nackenverspannungen leidet, hilft eine Massage, die schmerzhaften Muskeln zu lockern und Verhärtungen zu lösen.

➤ Auch ein warmes Wannenbad, z. B. mit Wacholderzusatz, tut Ihrem Kind gut und lockert verspannte Muskelpartien.

## Vorbeugung

➤ Kinder haben einen natürlichen Bewegungsdrang. Fördern Sie den Spaß an der Bewegung, indem Sie gemeinsam Sport treiben und Ihr Kind viel draußen spielen und herumtoben lassen.

➤ Achten Sie darauf, dass Ihr Kind nicht zu viel Zeit vor dem Computer oder dem Fernseher verbringt. Beide steigern das Risiko für Haltungsprobleme erwiesenermaßen erheblich!

➤ Sorgen Sie durch einen entsprechend Stuhl dafür, dass Ihr Kind eine ergonomische Sitzhaltung einnehmen kann, wenn es am Schreibtisch sitzt und seine Hausaufgaben macht.

➤ Erziehen Sie Ihr Kind zu einer geraden Körperhaltung. Das bedeutet: Kopf hoch, Brust raus, Schultern runter, Bauch rein!

## Prellungen

Prellungen sind zumeist leichte Verletzungen der Körperoberfläche durch Schläge, Stöße oder Stürze. Als typische Begleiterscheinung des Spielens und Herumtobens kommen Prellungen bei Kindern ausgesprochen häufig vor.

## Ursachen

Typischerweise ziehen sich Kinder Prellungen zu, wenn sie beispielsweise mit den Kameraden herumbalgen, sich anrempeln, beim Inlineskaten oder Fahrradfahren hinfallen oder im Schwimmbad ausrutschen.

## Beschwerden

Die betroffene Körperpartie ist schmerzhaft, häufig zeigt sich auch eine leichte Schwellung und Rötung. Bei Prellungen am Kopf können schon nach kurzer Zeit erstaunliche Beulen auftreten, die aber meist nicht weiter besorgniserregend sind. Sie entstehen dadurch, dass die Schwellung durch den dahinter liegenden Schädelknochen nur nach außen unter die Haut entweichen kann. Später bildet sich häufig auch ein → Bluterguss (S. 141 f.).

## Wann zum Arzt?

Wenn Ihr Kind über stärkere Schmerzen klagt, die betroffene Stelle sehr geschwollen ist und eventuell sogar eine Bewegungseinschränkung besteht, sollten Sie mit Ihrem Kind zum Arzt gehen.

> Sicherheit ist das A und O beim Fahrradfahren und der Helm ein Muss!

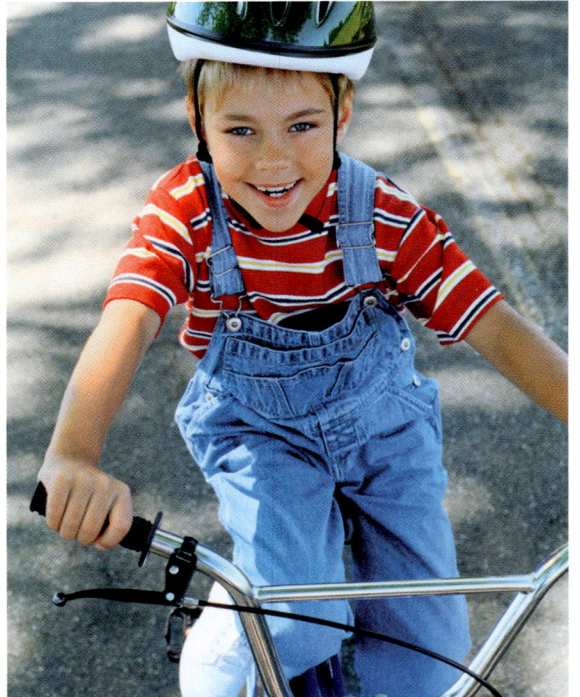

## Behandlung

Der Arzt untersucht Ihr Kind und prüft, wie ausgeprägt die Verletzung ist. Um einen Knochenbruch auszuschließen, wird er gegebenenfalls ein Röntgenbild anfertigen. Wenn er keine gravierenderen Probleme wie eine Verstauchung oder → Zerrung (S. 136 f.) feststellt, kann er Ihrem Kind spezielle Sportsalben oder -gels verordnen, die einen schmerzlindernden Effekt haben und die Schwellung verringern.

## Selbsthilfe

➤ Ein Umschlag mit Arnikaessenz aus der Apotheke wirkt Schwellungen entgegen und beschleunigt die Heilung.
➤ Auch Essigwasserumschläge sind zur Kühlung gut geeignet und helfen, ein starkes Anschwellen zu vermeiden.

## Vorbeugung

➤ Erklären Sie Ihrem Kind die nötigen Sicherheitsregeln bei Sport und Spiel. So soll es beim Fahrradfahren stets einen Helm tragen. Beim Inlineskaten und Skateboarden sind zusätzliche Schutzvorrichtungen wie Knie-, Ellbogen- und Handschützer nötig.

➤ Achten Sie darauf, dass sich Ihr Spross von riskanten Plätzen mit hoher Verletzungsgefahr fernhält.

➤ Weisen Sie Ihren Nachwuchs darauf hin, dass in nassen Bereichen wie im Schwimmbad besondere Rutschgefahr besteht und dass er entsprechend vorsichtig sein soll.

# Rachitis

Früher zählte die Rachitis zu den häufigsten Krankheiten im Kindesalter. Sie trat vor allem in der Zeit der Industrialisierung auf und war in Ländern wie England ungeheuer verbreitet. Dort kamen insbesondere die Kinder der armen Fabrikarbeiter kaum an die frische Luft und erhielten auch keine gesunde Nahrung. Die Rachitis wird deshalb manchmal auch als die »Englische Krankheit« bezeichnet. Im Prinzip handelt es sich um eine Lichtmangelerkrankung, die zu schweren Knochenverbiegungen, Wachstumsstörungen und einer erhöhten → Infektanfälligkeit (S. 159 ff.) führt. Heute ist die Rachitis selten geworden.

## Ursachen

Die Rachitis entsteht durch einen Mangel an Vitamin D und wird durch zu wenig Sonnenlicht sowie eine extrem einseitige Ernährung ausgelöst. Vitamin D spielt im Wachstum und der Entwicklung der Knochen eine herausragende Rolle. Unter Einwirkung von Sonnenlicht wird eine Vorstufe des Vitamins in der Haut gebildet und dann in Leber und Nieren in seine aktive Form umgewandelt. Das aktive Vitamin D unterstützt die Aufnahme von Kalzium aus dem Darm und sorgt dafür, dass der Mineralstoff in die Knochen eingebaut wird, damit diese wachsen können und an Festigkeit gewinnen.

## Beschwerden

Rachitische Kinder sind blass, schwach und gedeihen sehr schlecht. Ihre Entwicklung ist verzögert, sie leiden unter Haarausfall, einer schlaffen Bauchmuskulatur, einem Blähbauch sowie defekten Zähnen. In fortgeschrittenem Stadium verbiegen sich die Knochen und werden extrem brüchig. Die Kinder sind ausgesprochen infektanfällig und werden in der Folge von zahlreichen Entzündungen heimgesucht.

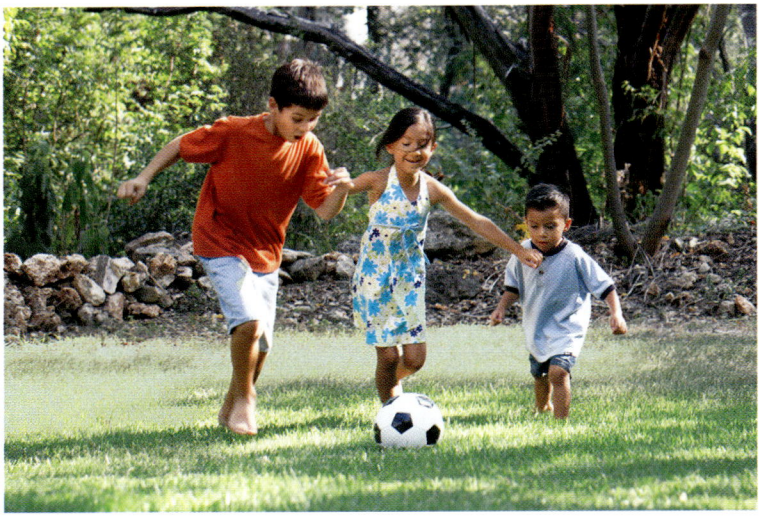

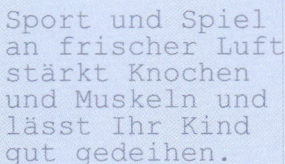

Sport und Spiel an frischer Luft stärkt Knochen und Muskeln und lässt Ihr Kind gut gedeihen.

### Wann zum Arzt?

Die Rachitis muss unbedingt vom Kinder- und Jugendarzt abgeklärt werden. Je früher die Vitaminmangelkrankheit erkannt und behandelt wird, desto größer ist die Chance, dass keine bleibenden Schäden entstehen und die Entwicklung normal verläuft.

### Behandlung

Der Arzt muss den Vitamin-D-Mangel ausgleichen. Dazu verabreicht er dem Kind mehrere Wochen lang hohe Dosen des Vitamins in Kombination mit den Knochenmineralstoff Kalzium.

### Selbsthilfe

Lebertran ist ein ausgezeichneter Vitamin-D-Lieferant. Die Substanz aus der Leber von Fischen wird von den meisten Kindern wegen ihres intensiven Fischgeschmacks allerdings vehement abgelehnt. Heute gibt es sie aber in geruchs- und geschmacksneutralen Kapseln in der Apotheke. Fragen Sie jedoch Ihren Kinderarzt, bevor Sie Ihrem Kind Lebertran verabreichen, damit es zu keiner Überdosierung kommt.

### Vorbeugung

➤ Zur Rachitisverhütung empfehlen Kinderärzte, dem Kind im ersten und eventuell auch noch zweiten Lebensjahr täglich Vitamin D in Kombination mit Fluorid zu verabreichen, das den Zahnschmelz härtet. Besprechen Sie die Vitamingabe mit Ihrem Kinderarzt.

➤ Gehen Sie mit Ihrem Kind regelmäßig raus an die frische Luft, damit es Sonnenlicht tanken kann. Achten Sie aber auf ausreichenden Sonnenschutz durch entsprechende Kopfbedeckung und Anwendung von Sonnencremes.

➤ Sorgen Sie für eine gesunde, abwechslungsreiche Ernährung mit viel frischem Obst und Gemüse, Milch- und Vollkornprodukten. Meeresfisch – besonders Matjes, Bückling, Lachs, Aal – liefert reichlich Vitamin D, deshalb sollte Ihr Kind auch regelmäßig (am besten zweimal in der Woche) Fisch verzehren. Avocados, Rindfleisch und Pilze enthalten ebenfalls viel Vitamin D.

# Rheumatische Beschwerden

Der Begriff »Rheuma« umfasst eine ganze Reihe verschiedener Beschwerden an Knochen, Muskeln und Gelenken, die akut oder chronisch auftreten können. Bei Kindern sind rheumatische Erkrankungen sehr selten.

## Ursachen

Rheumatische Beschwerden im Kindesalter lassen sich zumeist auf entzündliche Prozesse zurückführen. Eine typische Erkrankung ist hier das sogenannte Rheumatische Fieber. Es handelt sich um eine Autoimmunerkrankung, bei der das Immunsystem unangemessen auf bestimmte Bakterien reagiert, die Streptokokken. Diese Krankheitskeime können bei Kindern eine eitrige → Mandelentzündung (S. 79 f.) und → Scharlach (S. 67 ff.) verursachen. Wurden diese Erkrankungen nicht konsequent mit Antibiotika behandelt und verbleiben Krankheitserreger im Körper, können aufgrund der Immunreaktion weitere Entzündungsherde entstehen.

## Beschwerden

Rheumatische Beschwerden schlagen sich zumeist an den Gelenken nieder. Charakteristisch sind reißende, stechende oder pochende Schmerzen in der betroffenen Region. Darüber hinaus können die Gelenke heiß, gerötet und geschwollen sein. Typisch sind auch Fieber, Abgeschlagenheit und ein allgemeines Unwohlsein. Das Rheumatische Fieber kann sich zusätzlich noch durch einen Hautausschlag zeigen. Außerdem kommt es manchmal zu einer Entzündung von Herzklappen, Herzmuskel und Nerven.

## Wann zum Arzt?

Wenn Ihr Kind sich sehr beeinträchtigt fühlt und – beispielsweise nach einer Scharlacherkrankung – deutliche Zeichen einer Folgeentzündung sichtbar werden oder Gelenkbeschwerden auftreten, sollten Sie unbedingt den Kinderarzt konsultieren.

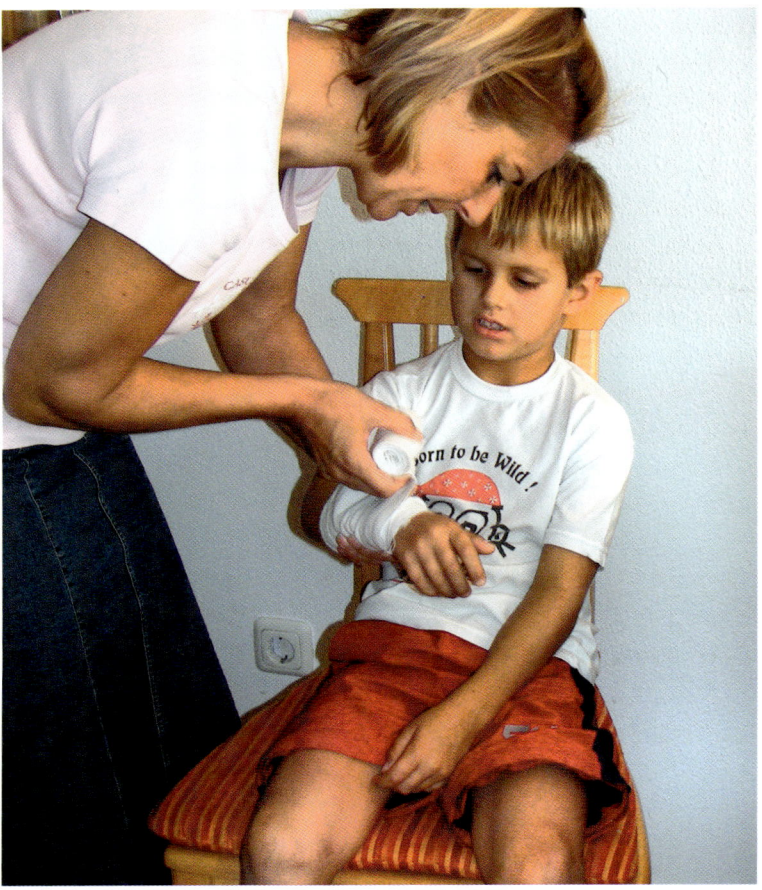

Rheumatische Er-
krankungen im
Kindesalter be-
dürfen einer
konsequenten Be-
handlung.

### Behandlung

Aufgrund einer umfassenden körperlichen Untersuchung sowie verschiedener Diagnoseverfahren wie Bluttests und Ultraschalluntersuchung kann der Arzt eine rheumatische Erkrankung zumeist sicher feststellen. Um die Beschwerden an den Gelenken zu mildern und die Entzündungsprozesse zu stoppen, kann er entzündungshemmende und schmerzlindernde Medikamente verordnen. Um ein Rheumatisches Fieber sicher auszuheilen, muss eine Langzeittherapie mit einem Antibiotikum erfolgen. Hierzu eignet sich in aller Regel Penicillin.

### Selbsthilfe

➤ Zur unterstützenden Therapie rheumatischer Beschwerden eignet sich Borretschsamenöl aus der Apotheke. Das Öl enthält reichlich Gamma-Linolensäure, die im Stoffwechsel und Immunsystem wichtige Funktionen hat und Entzündungsprozessen entgegenzuwirken vermag.

➤ Um den Stoffwechsel anzukurbeln und Abbauprodukte, die bei Entzündungen verstärkt anfallen, besser aus dem Körper zu schwemmen, eignen sich Heilkräutertees mit blutreinigender und entschlackender Wirkung. Geeignet ist eine Kombination aus Brennnessel- und Birkenblättern sowie Schachtelhalmkraut.

➤ Kohlblattauflagen können Schmerzen an den Gelenken lindern. Besonders Weißkohl enthält zahlreiche Stoffe, die eine entzündungshemmende Wirkung haben. Bei akutem Entzündungsschmerz sollte die Auflage kühl sein, bei chronischen Beschwerden möglichst sehr warm.

## Vorbeugung

➤ Achten Sie darauf, dass Infekte bei Ihrem Kind immer gut ausheilen. Vor allem bei der eitrigen Angina und Scharlach ist Vorsichtig geboten. Achten Sie auf eine konsequente Einnahme der vom Arzt verordneten Medikamente und nehmen Sie Termine zur (Nach-)Untersuchung regelmäßig wahr.

➤ Stärken Sie das Immunsystem Ihres Kindes durch eine gesunde, vollwertige Kost, ausreichend Schlaf und viel Bewegung an frischer Luft.

# Skoliose

Die Skoliose ist eine seitliche Verkrümmung der Wirbelsäule. Dabei zeigt das Rückgrat eine seitliche S-Kurve, die Wirbelkörper sind gegeneinander verdreht. Die Skoliose kommt bei Mädchen häufiger vor als bei Jungen.

## Ursachen

Eine Skoliose kann angeboren sein und in seltenen Fällen auch durch unterschiedliche Beinlängen oder eine Fehlstellung der Hüfte hervorgerufen werden. Zumeist ist sie jedoch auf eine Schwäche der Rückenmuskulatur zurückzuführen.

## Beschwerden

Durch die seitliche Verkrümmung des Rückgrats sind einige Horizontalachsen des Körpers asymmetrisch. Häufig bestehen ein Schulterhochstand, ein Hervorspringen eines Schulterblatts sowie ein Beckenschiefstand. Häufig klagen die Kinder über Rückenschmerzen.

## Wann zum Arzt?

Eine Skoliose gehört in jedem Fall in die Behandlung eines Arztes, am besten eines Facharztes für Orthopädie.

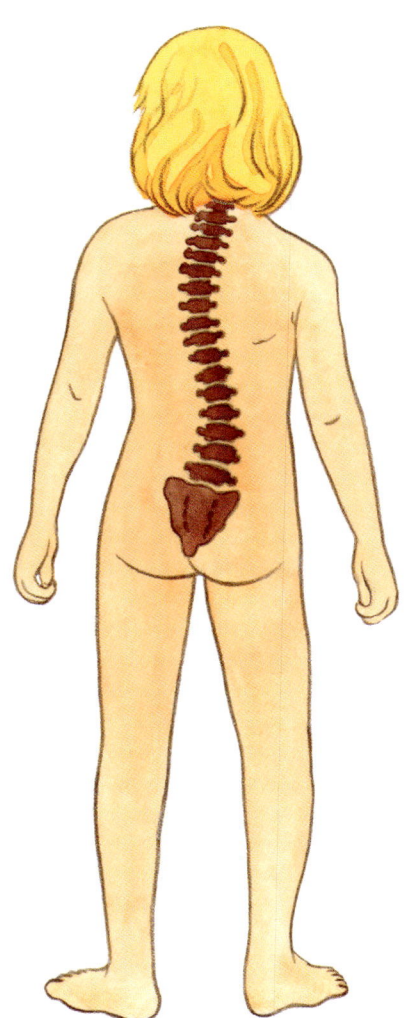

### Behandlung

Bei leichter Skoliose reichen zumeist krankengymnastische Übungen, die jedoch konsequent über einen langen Zeitraum durchgeführt werden müssen. Bei stärker ausgeprägter Verkrümmung müssen andere Maßnahmen wie beispielsweise ein spezielles Korsett oder sogar ein operativer Eingriff zum Einsatz kommen.

### Selbsthilfe

➤ Gestalten Sie den Alltag Ihres Kindes rückenschonend. Achten Sie auf eine ergonomische Sitzweise auf kindgerechten Stühlen und in der Höhe passenden Tischen.
➤ Besorgen Sie Ihrem Kind einen Schulranzen mit Haltegurten, die den Rücken entlasten, und achten Sie darauf, dass der Ranzen nicht zu schwer bepackt ist.
➤ Kaufen Sie Ihrem Kind nur passende Schuhe mit einem richtigen Fußbett.

### Vorbeugung

➤ Zu viel Sitzen vor PC und TV ist Gift für den Rücken. Stattdessen soll Ihr Kind sich viel draußen an der frischen Luft bewegen und sportlichen Aktivitäten nachgehen.
➤ Lassen Sie Ihr Kind eine Sportart wählen, die gezielt die Rückenmuskulatur stärkt. Gut geeignet sind beispielsweise Gymnastik und Schwimmen. Ab einem Alter von ungefähr sieben oder acht Jahren kann Ihr Kind auch ein Fitness-Studio besuchen und dort an Kursen teilnehmen, die auf ein Rückentraining ausgerichtet sind.

## Zerrungen

Zerrungen treten an Muskeln, Sehnen und Bändern auf.

### Ursachen

Bei einer Zerrung kommt es zu einer starken Überdehnung des Gewebes, die zumeist Folge falscher Bewegungsabläufe ist. Vor allem wenn Bewegungen falsch koordiniert sind, nicht geschmeidig verlaufen und beispielsweise abrupt gestoppt werden, kann dies eine Überdehnung im Halte- und Bandapparat sowie auch in den Muskeln nachsichziehen. Typische Sportarten, die häufiger zu einer Überdehnung des Halteapparats führen, sind beispielsweise Squash, Tennis und Fußball.

## Beschwerden

Typisch ist ein akuter, stechender Schmerz an der betroffenen Extremität. Die Bewegungsfähigkeit kann eingeschränkt sein. Manchmal treten Schwellungen auf.

## Wann zum Arzt?

Wenn Ihr Kind jammert, weint und offensichtlich Schmerzen hat oder andere Zeichen wie eine Schwellung oder Bewegungseinschränkung auf eine Zerrung hinweisen, sollten Sie unbedingt mit ihm zum Arzt gehen.

## Behandlung

Der Arzt muss Untersuchungen durchführen, um Probleme wie eine Verstauchung, einen Bänderriss oder eine Gelenkkapselverletzung auszuschließen. Darüber hinaus kann er Medikamente verordnen, die eine schmerzlindernde Wirkung entfalten.

## Selbsthilfe

➤ In der Apotheke erhalten Sie Salben und Umschlagpasten mit Ringelblumenextrakt, Arnika und Beinwell. Vorsicht, nicht auf offene Wunden auftragen!

➤ Auch kühlende Umschläge helfen, die Erstsymptome bei einer Zerrung zu lindern. Sie können für diese Umschläge Essigwasser verwenden.

## Vorbeugung

➤ Beim Erlernen einer neuen Sportart sollte Ihr Kind langsam an die Bewegungsabläufe herangeführt werden und diese in kleinen Schritten immer wieder trainieren, bis sie immer geschmeidiger ablaufen.

➤ Wichtig ist eine kurze Aufwärmphase von fünf bis zehn Minuten vor einem sportlichen Training, damit die Muskeln vorbereitet sind. Gut geeignet sind hier Stretching-Übungen (also Dehnungen) sowie eine leichte Gymnastik, bei der Arme, Beine, Ober- und Unterkörper bewegt werden.

➤ Überfordern Sie Ihr Kind nicht und verlangen Sie nichts von ihm, was es sich selbst noch nicht zutraut.

➤ Manche Kinder sind kleine Draufgänger und neigen ganz von sich aus zu risikoreichen Abenteuern. Zeigen Sie Ihrem Nachwuchs mögliche Gefahren auf und erklären Sie ihm, dass es wichtig ist, in bestimmten Situationen vorsichtig und auf Sicherheit bedacht zu sein.

# Haut und Haare

## Abszess

Bei einem Abszess handelt es sich um eine Eiteransammlung, die sich meist unter der Haut bildet, z. B. an den Schweißdrüsen oder am Haarbalg.

### Ursachen

Häufig entsteht ein Abszess infolge kleinerer Verletzungen oder auch durch den Einschluss von Fremdkörpern wie z. B. kleine Holzsplitter.

### Beschwerden

Die Haut im betroffenen Areal rötet sich, spannt, fühlt sich heiß an und schmerzt. Wenn die Eiterbildung fortschreitet, können die Schmerzen deutlich zunehmen, klopfend und pochend werden. Häufig ist der entzündliche Prozess von Fieber begleitet.

### Wann zum Arzt?

Ist die Entzündung nur sehr gering ausgeprägt und fühlt sich Ihr Kind nicht wesentlich beeinträchtigt, brauchen Sie keinen Arzt zu konsultieren. Wenn der Hautabszess sich jedoch ausbreitet oder Ihr Kind Symptome wie hohes Fieber und Schüttelfrost entwickelt, ist ein Arztbesuch nötig.

### Behandlung

Der Arzt verordnet zumeist Antibiotika, um die Eiterbildung zu stoppen. Manchmal ist eine lokale Behandlung, z. B. mit antibiotischen Salben ausreichend. Eventuell entscheidet er sich aber auch zu einem kleinen chirurgischen Eingriff. Der Abszess wird dabei mit dem Skalpell geöffnet, sodass der Eiter abfließen kann.

### Selbsthilfe

➤ Drücken Sie den Abszess niemals aus und sagen Sie auch Ihrem Kind, dass es nicht daran herummanipulieren soll! Tragen Sie stattdessen desinfizierende Salben oder Tinkturen aus der Apotheke auf.

➤ Feuchte Umschläge oder Salbenauflagen (z. B. mit Ringelblumen-
salbe) haben entzündungshemmende Eigenschaften und lindern
die Schmerzen.

➤ Eine Packung aus Heilerde und ein paar Tropfen Teebaumöl entfaltet einen mild antibiotischen Effekt und vermag so die Entzündung zu bremsen.

➤ Eine Auflage aus Bockshornkleesamen bringt den Abszess zum
»Reifen«, sodass er sich schneller öffnet und der Eiter abfließen
kann.

### Vorbeugung

➤ Chronisch wiederkehrende Eiterungen können ein Hinweis sein,
dass die Abwehr geschwächt ist. Stärken Sie das Immunsystem
Ihres Kindes durch eine gesunde Ernährung mit vielen Vitaminen,
Mineralstoffen und Spurenelementen sowie Bewegung an frischer
Luft.

➤ Auch Echinacea-Präparate können das Immunsystem Ihres Kindes
auf sanfte Weise stimulieren.

## Akne

Akne ist eine Hautkrankheit, die vor allem Jugendliche mit Beginn
der Pubertät betrifft. Es gibt auch eine Säuglingsakne, bei der ungefähr zwei bis sechs Wochen nach der Geburt
kleine Pickelchen auftreten, die aber völlig
harmlos ist und keiner Behandlung bedarf.

Eine intensive
Hautpflege
hilft, die Aus-
prägung der Pu-
bertätsakne zu
mildern.

### Ursachen

Die genauen Ursachen der Akne sind nicht
bekannt. Allerdings gilt es als erwiesen,
dass neben erblichen Faktoren die hormonelle Umstellung während der Pubertät
einen starken Einfluss hat. Andere Faktoren
wie eine sehr ungesunde Ernährung, Bewegungsmangel, Genussmittel und seelische
Probleme können eine Akne zwar nicht ursächlich hervorrufen, ihre Ausbreitung wohl
aber begünstigen.

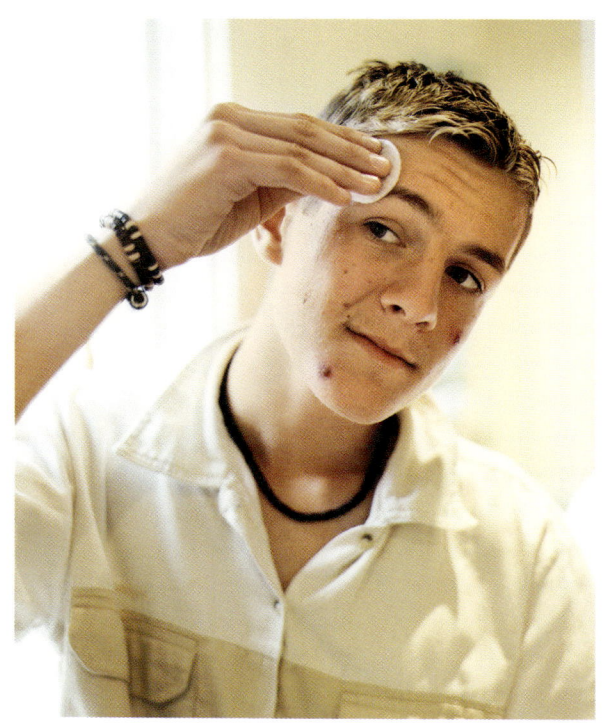

### Beschwerden

Bei der Akne verstopfen die Talgdrüsen
durch Mitesser. Auf der Haut bilden sich
daraufhin kleine entzündlich gerötete Knöt-

chen. Diese können wieder normal abheilen, allerdings auch vereitern und später kleine Narben hinterlassen. Akne bildet sich vor allem im Gesicht, aber auch auf dem Rücken und dem Dekolletee. An unteren Körperpartien, Beinen, Bauch und Po kommt sie (fast) nicht vor.

### Wann zum Arzt?
Meistens verläuft die Akne harmlos und verschwindet nach einiger Zeit von selbst wieder. Wenn die entzündlichen Erscheinungen jedoch ausgeprägt sind und es gar zu großen eitrigen Pusteln oder Knoten kommt, sollten Sie mit Ihrem Kind zum Hautarzt gehen.

### Behandlung
Die Therapie erfolgt meist mit örtlich anzuwendenden medizinischen Cremes und Lotionen, die spezielle entzündungshemmende Wirkstoffe enthalten. Älteren Mädchen wird manchmal auch die Pille verordnet, weil die hormonellen Wirkstoffe sich häufig als sehr wirksam gegen Akne erweisen.

### Selbsthilfe
➤ Eine sorgfältige Reinigung und Pflege der Haut ist jetzt sehr wichtig. Dafür eignen sich unparfümierte, seifenfreie Waschlotionen und Syndets.
➤ Eine Gesichts- oder Dekolletee-Maske mit essigsaurer Tonerde lindert die Entzündung und regeneriert die Haut. Außerdem dämpft diese Auflage die Tätigkeit der Talgdrüsen und reguliert den Stoffwechsel der Haut.
➤ Als entzündungshemmendes Mittel hat sich auch Gänseblümchentinktur bewährt. Die Wiesenblume enthält viele Gerbstoffe, die das Gewebe zusammenziehen und so die Entzündungsreaktion hemmen.
➤ Eine Teezubereitung aus Stiefmütterchen, Queckenwurzeln, Schachtelhalm, Brennnesseln und Birkenblättern kurbelt den Stoffwechsel an und trägt zur Entschlackung bei. Ihr Teenager soll regelmäßig ein bis zwei Tassen des Tees trinken.

### Vorbeugung
➤ Nach wissenschaftlichen Erkenntnissen beeinflusst die Ernährung nicht die Entstehung der Akne. Trotzdem ist es wichtig, dass der Organismus und auch die Haut ausreichend mit Nähr- und Vitalstoffen versorgt wird. Achten Sie deshalb bei Ihrem Teenager auf eine ausgewogene Ernährung mit viel frischem Obst und Gemüse,

Vollkorn- und Milchprodukten, Fisch und wenig magerem Fleisch. Stark gewürzte Speisen sowie sehr fette oder zuckerhaltige Lebensmittel sollten dagegen nur sparsam verzehrt werden.

➤ B-Vitamine sind für Haut und Haare sehr wichtig und tragen zu einem reinen Teint bei. Vollkorn- und Sojaprodukte, Sonnenblumenkerne, Weizenkeime, Bierhefe, aber auch Fleisch, Fisch und Milch enthalten viel Vitamin B.

➤ Ihr Kind soll sich viel bewegen. Körperliche Aktivität bringt den Stoffwechsel in Schwung. Das wirkt sich auch positiv auf die Haut aus, die besser durchblutet und so stärker mit Nährstoffen und Sauerstoff versorgt wird.

# Bluterguss

Ein Bluterguss wird lateinisch Hämatom genannt. Die »blauen Flecken« kommen bei Kindern sehr häufig vor. Sie ziehen sie sich beim Spielen und Herumtoben zu.

## Ursachen

Ein Hämatom entsteht durch eine Einblutung ins Unterhautgewebe durch Quetschungen oder Prellungen. Durch den Druck, der auf das entsprechende Körperareal ausgeübt wird, zerreißen kleine Kapillargefäße und Blut dringt ins Gewebe ein.

## Beschwerden

Das Blut verfärbt die Haut zunächst bläulich rot. Nach ein paar Tagen wird das Blut abgebaut, die Stelle bekommt eine gelbgrüne Farbe und schließlich verschwindet der Fleck ganz. Schmerzen und ein Spannungsgefühl können in Zusammenhang mit einem Hämatom ebenfalls auftreten.

## Wann zum Arzt?

Bei ausgeprägten Blutergüssen und wenn Ihr Kind über Schmerzen oder Bewegungseinschränkungen klagt, sollten Sie sicherheitshalber den Kinderarzt konsultieren.

## Behandlung

Der Arzt muss zunächst überprüfen, ob möglicherweise auch eine Verletzung von Bändern und Gelenken vorliegt. Dann kann er gegen das Hämatom spezielle Salben oder Gels (z. B. mit dem Wirkstoff Heparin) verordnen, die zum einen entzündungshemmend und schmerzlindernd wirken, zum anderen den Abbau des Hämatoms beschleunigen.

### Selbsthilfe

➤ In der Apotheke sind Salben mit Extrakten aus Arnika, Ringelblume, Rosskastanie, Hamamelis und Beinwell erhältlich, die
auf sanfte Weise die Beschwerden lindern.

➤ Auch ein feuchter Umschlag mit Johanniskrauttinktur wirkt
Schwellungen und Schmerzen entgegen.

➤ Essigwasserumschläge haben sich zur Kühlung ebenfalls bewährt.

### Vorbeugung

➤ Erklären Sie Ihrem Kind, wie wichtig es ist, bestimmte Sicher-
heitsregeln einzuhalten. So soll Ihr Kind beispielsweise beim
Fahrradfahren immer einen Helm tragen, beim Skaten stets die
Knie-, Ellbogen-, und Handschützer anlegen.

➤ Kleine Draufgänger und Abenteurer sollten Sie dazu anleiten,
etwas besser auf sich aufzupassen und auch beim Sport und
Spielen mit den Freunden auf die anderen Rücksicht zu nehmen.

## Blutschwamm

Der Blutschwamm wird medizinisch als Hämangiom bezeichnet.
Etwa fünf Prozent aller Kinder sind von diesem Hautmal betroffen.

### Ursachen

Das Hämangiom ist eine angeborene, knäuelartige Wucherung und
Aussackung der feinen Hautgefäße. In der Regel sind Hämangiome
harmlos und bilden sich in 90 Prozent der Fälle bis zum zehnten
Lebensjahr von selbst wieder zurück. Zu unterscheiden ist das
Hämangiom vom sogenannten Feuermal. Bei dieser – ebenfalls
angeborenen – Gefäßfehlbildung sind die kapillären Hautgefäße
dauerhaft erweitert.

### Beschwerden

Bei der Geburt zeigt sich meist ein winziges rotes Stippchen, in der
vierten Lebenswoche bereits ein deutlich sichtbares Knötchen und
bald darauf schon ein »Gefäßschwamm«, der die Haut mit einer
bläulich roten Zeichnung überzieht. In seltenen Fällen kann ein
Hämangiom bluten oder sich entzünden.

### Wann zum Arzt?

Ein Hämangiom wird meist schon im Rahmen der Vorsorgeuntersuchungen vom Kinderarzt genau überprüft.

## Behandlung

Wegen der hohen Rückbildungsquote entscheiden sich viele Mediziner für die »Therapie des Wartens« und sehen von einer Behandlung ab. Sollten die Hautmale aber sehr groß sein oder sich verändern, können sie mit spezieller Lasertechnologie erfolgreich behandelt werden.

## Selbsthilfe

Da es sich um eine Gefäßwucherung handelt, lassen sich Hämangiome nicht einfach wegcremen. Allerdings können sie, wenn sie sich an kosmetisch störender Stelle befinden, mit spezieller Camouflage abgedeckt werden. Lassen Sie sich hierzu vom Hautarzt oder einer Kosmetikerin beraten.

## Vorbeugung

Da die gutartige Gefäßwucherung angeboren ist, gibt es keine Vorbeugung.

# Läusebefall

Von den unterschiedlichen Lausarten gibt es nur drei, die den Menschen befallen können: Kopfläuse, Kleiderläuse und Filzläuse.

## Ursachen

Im Kindesalter spielen fast ausschließlich Kopfläuse eine Rolle. Vor allem in Kindergärten und Schulen kann es immer einmal wieder zu epidemieartigen Ausbrüchen von Kopflausbefall kommen. Die winzigen Insekten werden vor allem durch den Austausch von Kleidung, Kämmen, vor allem aber Mützen, übertragen. Auf dem Kopf heftet die weibliche Laus ihre Eier – Nissen genannt – an den Haarschaft. Nach ungefähr zwei Wochen schlüpfen die Larven und wachsen auf der Kopfhaut heran, indem sie kleinste Mengen Blut saugen.

## Beschwerden

Typischerweise besteht ein sehr starker Juckreiz. An der Bissstelle kann sich die Haut leicht bläulich verfärben.

## Wann zum Arzt?

Kopfläuse sind immer ein Fall für den Arzt, denn nur durch eine rasche Behandlung kann die Übertragung auf viele andere Menschen unterbunden werden. Bei Verdacht auf eine Ansteckung sollten Sie also umgehend Ihren Kinder- und Jugendarzt konsultieren.

### Behandlung

Wenn die Diagnose feststeht und der Arzt die Nissen gefunden hat, kann er Ihrem Kind ein spezielles Mittel verschreiben, das auf die Kopfhaut Ihres Kindes aufgetragen werden muss und die Läuse absterben lässt.

### Selbsthilfe

➤ Wenden Sie die verordneten Mittel konsequent an und halten Sie sich dabei genau an die Gebrauchsanweisung.

➤ Da die Nissen sehr fest an den Haaren haften, müssen Sie mit einem Spezialkamm sorgfältig herausgekämmt werden. Kaufen Sie sich einen solchen Kamm und kämmen Sie Strähne für Strähne damit durch. Eine Essigspülung erleichtert Ihnen diese mühevolle Arbeit, da sie die Nissen besser von den Haaren ablöst.

➤ Wechseln Sie die Bettwäsche Ihres Kindes und kochen Sie die Wäsche aus. Verwenden Sie dazu ein Spezialwaschmittel.

### Vorbeugung

Wenn Ihr Kind den Kindergarten oder die Schule besucht, lässt sich den Kopfläusen oft nur schwer entgehen. Schärfen Sie Ihrem Kind ein, dass es keinesfalls Mützen oder andere Kleidungsstücke austauschen soll, vor allem wenn Kopfläuse bereits aufgetreten waren.

## Nesselsucht

Der medizinische Fachbegriff für die Nesselsucht lautet Urtikaria. Die Nesselsucht ist eine akute Hautreaktion, die durch eine Allergie bzw. Unverträglichkeit bestimmter Substanzen wie Nahrungsmittel, Pollen, Insektengifte oder Medikamente ausgelöst wird.

### Ursachen

Die Urtikaria wird durch bestimmte Botenstoffe im Körper hervorgerufen. Diese sogenannten Histamine sind in größerer Menge in den Mastzellen des Hautgewebes enthalten. Treffen Stoffe auf die Schleimhaut, die sie als fremd und unverträglich erkennt, schütten die Mastzellen vermehrt Histamin aus. Der Botenstoff dringt ins Gewebe ein und setzt dort zahlreiche Prozesse in Gang. Vor allem kommt es zu einer raschen Erweiterung von Blutgefäßen sowie zu einem Austritt von Flüssigkeit aus den Blutbahnen ins Bindegewebe.

### Beschwerden

Innerhalb kürzester Zeit bilden sich heftig juckende Bläschen und Quaddeln, die den ganzen Körper übersäen können. In schwereren

Fällen können auch Ödeme entstehen. Dabei handelt es sich um Wassereinlagerungen ins Gewebe. Der Ausschlag kann schon nach wenigen Minuten wieder verschwinden, aber auch mehrere Tage anhalten.

## Wann zum Arzt?

Eine ausgeprägte Nesselsucht mit heftigem Juckreiz muss unbedingt vom Kinderarzt, gegebenenfalls in Zusammenarbeit mit einem Allergologen, abgeklärt werden. Denn es ist sehr wichtig, die auslösende Ursache herauszufinden. In seltenen Fällen kann eine schwere Urtikaria zum sogenannten anaphylaktischen Schock führen. Dabei fällt der Blutdruck ab, der Puls ist stark beschleunigt und es droht eine Ohnmacht bis hin zum Herz-Kreislauf-Stillstand. Wenn solche Symptome auftreten, ist sofort der Notarzt zu rufen! Ein anaphylaktischer Schock kann lebensbedrohlich werden!

## Behandlung

Durch spezielle Tests kann der Arzt erkennen, ob beispielsweise bestimmte Nahrungsmittelbestandteile, Arzneistoffe oder Insektengifte die Nesselsucht verursacht haben. Der Stoff wird dann in einen Allergiepass eingetragen und ist zukünftig – wenn irgendwie möglich – strikt zu meiden. Der Arzt kann außerdem Medikamente verordnen, z. B. sogenannte Antihistaminika, die den Juckreiz mildern und die Quaddeln rasch wieder verschwinden lassen.

## Selbsthilfe

➤ Treffen Sie alle Vorsichtsmaßnahmen, damit Ihr Kind mit dem auslösenden Stoff nicht mehr in Berührung kommt.
➤ Salzwasserkompressen lindern den Juckreiz und regenerieren die Haut.
➤ Eine Teezubereitung aus Roterle (aus der Apotheke) vermag durch den Anteil an Gerbsäuren den Reizzustand der erweiterten Gefäße abzumildern.

## Vorbeugung

Wenn die auslösende Ursache herausgefunden wurde, kann eine Hyposensibilisierung Ihrem Kind möglicherweise sehr gut helfen. Dabei wird die allergisierende Substanz in kleinsten Mengen verabreicht, damit sich der Körper Ihres Kindes nach und nach daran gewöhnen kann. Die Hyposensibilisierung ist z. B. bei einer Insektengiftallergie sehr erfolgreich und kann die allergische Reaktion sogar ganz zum Verschwinden bringen.

# Neurodermitis

Die Neurodermitis ist eine chronische, zumeist in Schüben verlaufende Hauterkrankung aus dem sogenannten atopischen Formenkreis. Dies bedeutet, dass ihrer Entstehung allergische Faktoren zugrunde liegen. Die Neurodermitis hat in den letzten Jahren sehr zugenommen.

## Ursachen

Die Allergie besteht gegen verschiedenste Stoffe, vor allem aber Nahrungsmittel. Bei der Entstehung der Neurodermitis spielen genetische Einflüsse eine wichtige Rolle. In Familien mit erhöhtem Allergierisiko tritt die Hauterkrankung gehäuft auf. Oft gesellen sich zur Neurodermits noch andere allergische Krankheiten wie ein Heuschnupfen oder ein → Asthma bronchiale (S. 99 ff.).

## Beschwerden

Häufig nimmt die Neurodermitis schon im Säuglingsalter etwa mit dem dritten Lebensmonat als sogenannter Milchschorf ihren Anfang. Vor allem auf der Wangenhaut des Babys zeigen sich kleine Bläschen. Die Haut nässt, anschließend bilden sich Krusten. Wenn das Kind älter ist, zeigt sich der Neurodermitis-Ausschlag vor allem im Gesicht, am Hals, am Ohrläppchen und in den Arm- und Kniebeugen. Oft entstehen derbe Schwielen und Schrunden, die Haut ist zumeist sehr trocken. Viele der kleinen Patienten werden von einem starken Juckreiz geplagt.

## Wann zum Arzt?

Eine Neurodermitis muss grundsätzlich von einem erfahrenen Kinderarzt behandelt werden. Häufig arbeitet der Arzt mit Kollegen anderer Fachrichtungen wie beispielsweise einem Allergologen, einem Hautarzt und einem Psychotherapeuten zusammen, um dem Kind kompetente Hilfe zuteil werden zu lassen.

## Behandlung

Die Behandlung der Neurodermitis sollte ganzheitlich erfolgen. Eine Therapie beispielsweise mit entzündungshemmenden Medikamenten zur Linderung der Ekzeme und speziellen Pflegeprodukten für die Haut kann auch von einer Ernährungsberatung, einer psychologischen Betreuung sowie anderen Therapieverfahren begleitet werden. Besprechen Sie auf jeden Fall mit Ihrem Kinder- und Jugendarzt, welche Behandlungen bei Ihrem Kind sinnvoll und hilfreich sind.

### Selbsthilfe

➤ Eine auf die individuelle Hautbeschaffenheit ausgerichtete Körperpflege ist für kleine Neurodermitispatienten sehr wichtig. Sie sollte auf Fett- und Feuchtigkeitsbasis stehen. So vermindern rückfettende Ölbäder die Hauttrockenheit und verbessern die Schutzfunktion der Haut.
Auch spezielle Fett- und Feuchtigkeitssalben geben der Haut Geschmeidigkeit zurück und fördern die Regeneration.

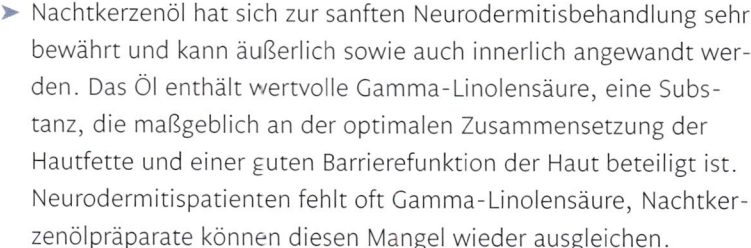

➤ Nachtkerzenöl hat sich zur sanften Neurodermitisbehandlung sehr bewährt und kann äußerlich sowie auch innerlich angewandt werden. Das Öl enthält wertvolle Gamma-Linolensäure, eine Substanz, die maßgeblich an der optimalen Zusammensetzung der Hautfette und einer guten Barrierefunktion der Haut beteiligt ist. Neurodermitispatienten fehlt oft Gamma-Linolensäure, Nachtkerzenölpräparate können diesen Mangel wieder ausgleichen.

➤ Lapachotee enthält einen Wirkstoff namens Lapachol. Diese Substanz stabilisiert das Immunsystem, hemmt Entzündungen auf der Haut und fördert die Hautregeneration.

> Spezielle Fett- und Feuchtigkeitssalben regenerieren die gereizte Haut bei einer Neurodermitis.

### Vorbeugung

➤ Muttermilch bietet einen guten Schutz gegen allergische Erkrankungen. Kinderärzte empfehlen, ein Baby möglichst bis zum sechsten Lebensmonat voll zu stillen.

➤ Achten Sie – wenn Ihr Kind größer ist – auf eine ausgewogene Ernährung mit frischen, naturbelassenen Lebensmitteln aus biologischem Anbau. Neurodermitiskinder reagieren oft empfindlich auf Zusatzstoffe in Lebensmitteln, deshalb sollten Sie Konservenkost und Fertigprodukte möglichst meiden.

➤ Ihr Kind braucht viel liebevolle Zuwendung und eine stressfreie Umgebung. Geben Sie Ihrem Kind Ruhe und Geborgenheit, behüten Sie es aber nicht zu sehr.

➤ Versuchen Sie, regelmäßig mit Ihrem Kind für mindestens zwei bis drei Wochen in Urlaub an die See oder in die Berge zu fahren. Der Klimawechsel tut Neurodermitiskindern zumeist sehr gut und fördert die allgemeine Regeneration.

# Schuppenflechte

Die Schuppenflechte wird von Medizinern als Psoriasis bezeichnet.
Bei Kindern kommt die chronische Hautkrankheit sehr selten vor.
Sie tritt meist erst im Jugendalter in oder nach der Pubertät in Erscheinung.

## Ursachen

Die Ursachen der Psoriasis sind nicht genau bekannt. Genetische
Faktoren scheinen eine Rolle zu spielen, d. h., Kinder betroffener
Eltern haben ein erhöhtes Risiko, selbst zu erkranken. Darüber
hinaus scheint eine gewisse Empfindlichkeit der Haut gegenüber
Reizstoffen von außen zu bestehen.

## Beschwerden

Die Psoriasis verläuft meist in Schüben. Auf der Haut zeigen sich gerötete, entzündlich gereizte Areale, die von silbrig weißen Schuppen
bedeckt sind. Diese Hautveränderungen treten bevorzugt an den
Ellbogen, am Knie sowie in der Kreuzbeingegend auf. In schweren
Fällen können sie sich aber auch über den ganzen Körper ausbreiten.
Manchmal sind die Nägel mit weißen Tüpfeln und gelblichen Verfärbungen ebenfalls befallen, auch Gelenkbeschwerden können
gelegentlich auftreten.

## Wann zum Arzt?

Die Behandlung der Schuppenflechte gehört in jedem Fall in die
Hand eines erfahrenen Hautarztes. Wenn Sie also Zeichen einer
Psoriasis bei Ihrem Kind bemerken, sollten Sie in jedem Fall Ihren
Kinderarzt konsultieren und sich zu einem Dermatologen (Hautarzt)
überweisen lassen.

## Behandlung

Erfreulicherweise gibt es heute einige therapeutische Möglichkeiten,
der Psoriasis wirkungsvoll zu begegnen. Um die Schuppen zu lösen
und die entzündlichen Prozesse einzudämmen, werden spezielle
Cremes angewendet, die Wirkstoffe wie Salicylsäure, Harnstoff und
Zink enthalten. Oft verbessert sich unter einer solchen Behandlung
das Hautbild sehr schnell. Bei akuten und schweren Schüben kann es
manchmal nötig sein, kurzzeitig Präparate mit Cortison oder anderen
Stoffen einzusetzen.
Eine weitere erfolgreiche Maßnahme zur Behandlung der Schuppenflechte ist die Fototherapie. Diese erfolgt mit UV-Strahlen und gegebenenfalls auch speziellen Medikamenten. Diese Therapie sollte

aber – besonders bei Kindern – nur in spezialisierten Praxen oder Kliniken unter Aufsicht ces Hautarztes erfolgen.

## Selbsthilfe

➤ Einreibungen mit Leinöl haben sich bewährt, um die Haut zu re- generieren. Das sehr fettreiche Öl aus Leinsamen hilft, die Schup- pen abzulösen und die Haut wieder geschmeidiger zu machen.
➤ Roterlentee ist ein echtes Hauttherapeutikum. Die in der Roterle enthaltenen Gerbsäuren lindern entzündliche Reizungen und för- dern die Abheilung der Psoriasisherde.
➤ Für die Hautpflege eignen sich bei Psoriasis besonders Salben, die Harnstoff (Urea) enthalten. Die Substanz spendet sehr viel Feuchtigkeit, lindert Reizungen und verbessert die Hautelastizität.
➤ Große Erfolge in der Behandlung der Schuppenflechte bringt oft eine Thalassotherapie. Dabei werden über einen längeren Zeit- raum Meerwasserprodukte angewendet. So helfen Wannenbäder, Auflagen und Wickel mit Salz aus dem Toten Meer, die mehrere Wochen lang eingesetzt werden, die Haut zu regenerieren und die Psoriasisherde zum Abheilen zu bringen.

## Vorbeugung

Leider lässt sich einer Schuppenflechte nicht vorbeugen, da die Krankheit ja zu einem Teil erblich beeinflusst ist. Sie können jedoch dafür sorgen, dass die Haut Ihres Kindes möglichst wenig Reizen ausgesetzt ist. Verwenden Sie beispielsweise zur Pflege keine Präpa- rate, die parfümiert sind und viele Zusatzstoffe enthalten. Lassen Sie Ihr Kind nur Baumwollunterwäsche tragen. Achten Sie bei der Ober- bekleidung auch auf Naturmaterialien wie Baumwolle, Seide und Leinen.

# Sonnenbrand

Sonnenlicht enthält ein Spektrum unterschiedlicher Strahlen. Für die Haut sind vor allem die beiden ultravioletten Strahlen UV-A und UV-B von Bedeutung. Während UV-A maßgeblich an der Hautbräu- nung beteiligt ist, aber auch zur vorzeitigen Hautalterung führen kann, sind die UV-B-Strahlen für entzündliche Reizungen verant- wortlich.

## Ursachen

Durch die Produktion des Hautfarbstoffs Melanin vermag sich die Haut bis zu einem gewissen Grad vor Sonnenstrahlen zu schützen. Dieser Eigenschutz der Haut ist bei Kindern aber sehr gering. Des-

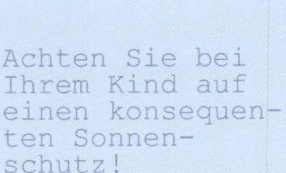

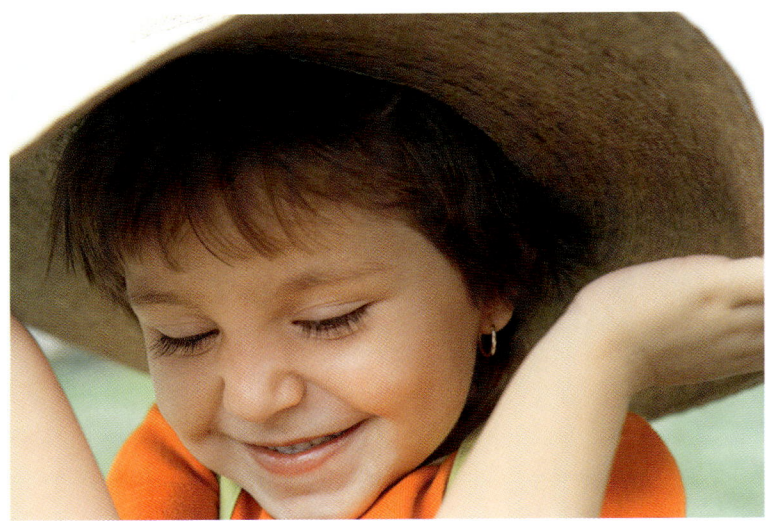

Achten Sie bei
Ihrem Kind auf
einen konsequen-
ten Sonnen-
schutz!

halb kann schon eine geringe Dosis an direktem Sonnenlicht aus-
reichen, um einen Sonnenbrand auszulösen.

### Beschwerden

Die Haut rötet sich und ist ausgesprochen berührungsempfindlich.
Die betroffene Fläche brennt und juckt. Bei stärkerem Sonnenbrand
können sich Bläschen bilden. Manchmal entwickeln die Kinder auch
Fieber. In der Abheilungsphase schält sich die Haut zumeist ab.

### Wann zum Arzt?

Wenn der Sonnenbrand ausgedehnt ist, Ihr Kind über Schmerzen
klagt oder hohes Fieber entwickelt, müssen Sie umgehend den Arzt
aufsuchen.

### Behandlung

Gels mit Antihistaminika mildern den Juckreiz, kühlen die Haut und
verringern somit das Brennen. Auch Lotionen, Cremes und Gels mit
Dexpanthenol, Harnstoff sowie den Vitaminen A und E kann der Arzt
zur Linderung der Beschwerden verordnen.

### Selbsthilfe

➤ Geben Sie Ihrem Kind reichlich zu trinken, es braucht jetzt vermehrt Flüssigkeit.
➤ Eine Auflage mit kaltem Quark wirkt angenehm kühlend und wirkt
der Hautreizung entgegen.
➤ Auch gekühlte Apfelscheiben eignen sich zur Linderung des Haut-
brennens.

➤ Tragen Sie Aloesaft auf die betroffenen Stellen auf. Der gelbe Milchsaft der Aloe-vera-Blätter regeneriert die Haut und beschleunigt den Heilungsprozess.

## Vorbeugung

➤ Babys unter einem Jahr dürfen keinem direkten Sonnenlicht ausgesetzt werden und müssen im Schatten bleiben.

➤ Ältere Kinder vertragen für kurze Zeit eine gemäßigte Sonnenbestrahlung. Im Hochsommer sollten Sie mit Ihrem Kind aber zwischen 11 und 15 Uhr nicht in die Sonne gehen.

➤ Achten Sie auf konsequenten Sonnenschutz mit hochwertigen Markenpräparaten. Es gibt auch spezielle Sonnenschutzmittel für Kinder mit hohem Lichtschutzfaktor.

➤ Schützen Sie Ihr Kind auch durch entsprechende Kleidung wie leichte Baumwollshirts und -hosen sowie Hüte oder Kappen mit breiter Krempe.

➤ Eine Sonnenbrille mit UV-Schutz ist ebenfalls ein Muss.

## Soor

Soor ist eine Pilzerkrankung der Haut und der Schleimhaut, die vor allem bei Babys sehr häufig auftritt.

## Ursachen

Verursacher der Hautinfektion ist der Hefepilz namens Candida albicans. Bei einer leichten Abwehrschwäche, Durchfallerkrankungen oder wenn das Baby zahnt hat der Hefepilz gute Bedingungen, sich auszubreiten. Zuerst siedelt er sich in der Mundschleimhaut an und wandert dann durch den Darm zur Analregion.

## Beschwerden

An der Wangenschleimhaut und auf der Zunge zeigen sich punktförmige weißliche Flecken, die später zusammenfließen und einen »Rasen« bilden. Am Po bilden sich ebenfalls zunächst kleine rote Flecken. Später treten weißliche Beläge auf, die an Milchreste erinnern und sich nicht abwischen lassen. Säuglinge mit Soor sind weinerlich, lehnen Stillen oder Fläschchen ab und schreien viel beim Windelwechseln.

## Wann zum Arzt?

Soor ist zwar nicht gefährlich, trotzdem sollte eine frühzeitige Behandlung durch den Arzt erfolgen, damit sich die Infektion nicht immer weiter ausbreitet.

### Behandlung

Der Arzt verschreibt ein Medikament, das die Hefepilze sicher beseitigt. Es enthält den Wirkstoff Nystatin, der keine Nebenwirkungen hat und deshalb ohne Probleme bei Säuglingen angewendet werden kann.

### Selbsthilfe

➤ Sie können die Behandlung unterstützen, indem Sie die Mundschleimhaut Ihres Kindes mit Rhatanhia-Myrrhen-Tinktur bepinseln. Die beiden entzündungshemmenden Heilpflanzen bewirken, dass die Soorbeläge schneller abheilen.

➤ Gegen einen Soor am Po ist australisches Teebaumöl wirksam. Das Öl hat einen desinfizierenden Effekt und hilft, die Ausbreitung des Hefepilzes zu stoppen. Geben Sie zwei bis drei Tropfen des Öls in die Kinderbadewanne und lassen Sie Ihr Kind sitzend darin baden. Vorsicht, nicht bei Allergie auf Teebaumöl verwenden!

### Vorbeugung

Die Vermehrung von Hefepilzen wird durch Zucker sehr gefördert. Achten Sie deshalb, darauf, dass Ihr Kind nicht zu viel Süßes ist, und verzichten Sie bei Ihrem Baby darauf, den Tee zu süßen.

## Warzen

Warzen sind gutartige Veränderungen der Haut.

### Ursachen

Warzen werden durch Viren verursacht. Die Übertragung der Erreger erfolgt durch direkten Kontakt, z. B. im Schwimmbad oder in der Turnhalle. Am häufigsten bilden sich Warzen an Händen, Fußsohlen oder Knien.

### Beschwerden

Warzen sind ungefähr drei bis fünf Millimeter große derbe Erhebungen der Haut mit meist unregelmäßiger, zerklüfteter Oberfläche. Sie kommen einzeln vor, treten aber auch in Gruppen auf. Zumeist verursachen sie keine Schmerzen.

### Wann zum Arzt?

Wenn viele Warzen vorhanden sind und Ihr Kind sich durch die Hauterscheinungen beeinträchtigt fühlt, sollten Sie den Kinderarzt oder eventuell auch einen Hautarzt konsultieren.

### Behandlung

Einfache Warzen kann der Arzt mit salicylhaltigen Pflastern und Salben aufweichen. Große Warzen lassen sich auch chirurgisch entfernen oder mit flüssigem Stickstoff vereisen und abtragen.

### Selbsthilfe

Der frische Milchsaft von Schöllkraut hat sich gegen Warzen bewährt. Entsprechende Präparate erhalten Sie in der Apotheke.

### Vorbeugung

➤ Verringern Sie die Infektionsgefahr, indem Sie darauf achten, dass sich Ihr Kind nach dem Baden oder Duschen stets gut abtrocknet.

➤ In öffentlichen Bädern oder anderen Einrichtungen sollte Ihr Spross nach Möglichkeit nicht barfuß herumlaufen.

## Windelausschlag

Während der Zeit, in der ein Kind Windeln trägt, ist ein wunder Po sehr häufig.

### Ursachen

Babyhaut reagiert besonders empfindlich, wenn sich unter der luftundurchlässigen Hülle der Windel Wärme staut und die aggressiven Stoffe aus Urin und Kot die Haut angreifen. Es kann auch zu einem Befall mit Krankheitserregern, z. B. Hefepilzen, kommen, was zum → Soor (S. 151 f.) im Pobereich führt. Auch wenn Kinder zahnen, führt dies zu einer vorübergehenden Abwehrschwäche, was wiederum häufiger einem Windelausschlag auslöst.

### Beschwerden

Die Haut am Po Ihres Kindes ist gerötet. Manchmal nässt sie auch oder es bilden sich kleine Bläschen und Pusteln. Zusätzlich können die Kinder gelegentlich Fieber bekommen. Darüber hinaus sind Babys mit einem Windelausschlag oft sehr unausgeglichen und weinen viel.

### Wann zum Arzt?

Wenn die Reizung stark ausgeprägt ist und Ihr Kind sehr unter den Beschwerden leidet, sollten Sie den Kinderarzt aufsuchen. Er muss Ihr Kleines untersuchen und überprüfen, ob dem Ausschlag nicht möglicherweise eine Infektion zugrunde liegt, beispielsweise mit Hefepilzen.

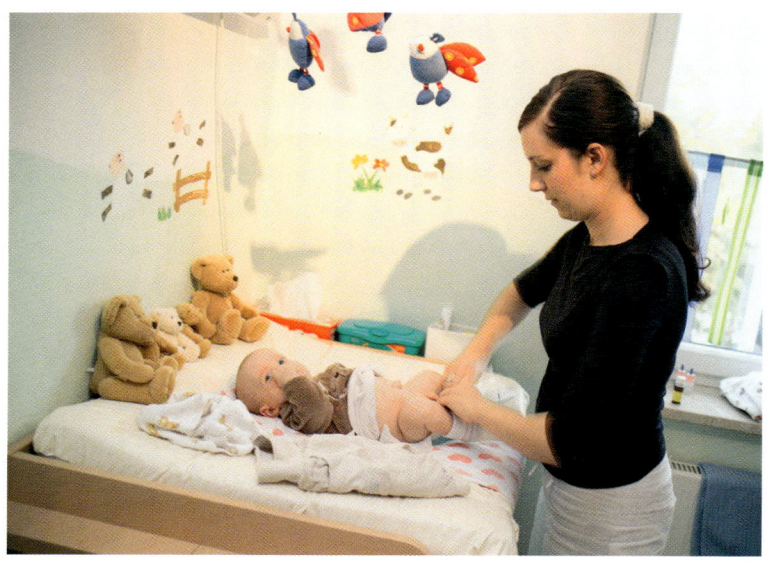

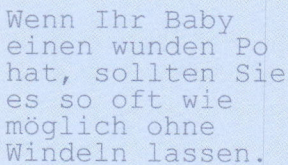

Wenn Ihr Baby einen wunden Po hat, sollten Sie es so oft wie möglich ohne Windeln lassen.

### Behandlung

Der Arzt kann entzündungshemmende und reizmildernde Wirkstoffe zumeist zur örtlichen Anwendung verschreiben. Bei Soor helfen Präparate mit hefepilztötenden Wirkstoffen. Diese Cremes, Tinkturen oder Pasten müssen regelmäßig bei jedem Windelwechsel aufgetragen werden und töten die Pilze zuverlässig ab. Sie sind gut verträglich und haben keine Nebenwirkungen.

### Selbsthilfe

➤ Spezielle Heilcremes mit Kamille wirken entzündungshemmend und tragen zur Hautregeneration bei.
➤ Auch Ringelblume hilft die Hautreizungen zu lindern.
➤ Ein Bad mit Haferstroh oder Kleie (aus der Apotheke) hat sich ebenfalls bewährt, um die Haut wieder zu beruhigen und ihre Regeneration zu fördern.

### Vorbeugung

➤ Legen Sie Ihr Baby häufig trocken.
➤ Verwenden Sie zur Reinigung am besten nur klares Wasser oder eine milde Baby-Waschlotion.
➤ Wenn der Po etwas gerötet ist, tragen Sie eine spezielle Wundschutzcreme auf.
➤ Wickeln Sie Ihr Baby nicht zu stramm.
➤ Im Sommer sollte Ihr Baby möglichst häufig »unten ohne« krabbeln dürfen. Das tut der Haut gut und beugt dem Windelausschlag vor.

# Immunsystem und Stoffwechsel

## Allergien

Allergien sind überschießende Reaktionen des Immunsystems auf körperfremde Substanzen, wie z. B. Eiweiß in Nahrungsmitteln, Blütenpollen, Tierhaare, Schimmelpilze, Hausstaubmilbenkot u.v.m.

### Ursachen

Der Grund solcher Überreaktionen ist, dass bestimmte Abwehrzellen (Antikörper) im Organismus gegenüber den fremden Eindringlingen besonders empfindlich sind. In der Fachsprache heißt das, sie sind »sensibilisiert«. Eintrittspforten für die Allergene sind beispielsweise die Haut, die Atemwege oder der Verdauungstrakt.

### Beschwerden

Allergien äußern sich sehr vielgestaltig. Es können Hautirritationen, → Asthma bronchiale (S. 99 ff.), tränende Augen, Fließschnupfen, → Durchfall (S. 113 f.) und zahlreiche andere Beschwerden auftreten.

### Wann zum Arzt?

Wenn bei Ihrem Kind Verdacht auf eine allergische Erkrankung besteht, sollten Sie in jedem Fall Ihren Kinderarzt sowie einen Allergologen konsultieren.

### Behandlung

Der Arzt muss dem Allergieauslöser auf die Spur kommen. Falls es sich beispielsweise um ein bestimmtes Lebensmittel handelt, das Ihr Kind nicht verträgt, besteht die Behandlung ganz einfach darin, dieses Lebensmittel zu meiden. Bei anderen Allergieauslösern wie z. B. Pollen ist dies kaum oder gar nicht möglich. In solchen Fällen kann der Arzt Medikamente verordnen, z. B. sogenannte Antihistaminika, die die allergischen Reaktionen an Haut und Schleimhäuten unterdrücken. Solche Präparate gibt es auch zur lokalen Anwendung, also z. B. als Augentropfen und Nasenspray. Der Arzt kann aber auch eine Hyposensibilisierung (lat. = weniger empfindlich) durchführen. Dieses Verfahren soll die Körperabwehr gegen die allergisierenden Stoffe unempfindlich machen und ihnen somit quasi die Angriffsfläche entziehen. Die Hyposensibilisierung wird heute sowohl bei Erwachsenen als auch bei Kindern mit gutem Erfolg angewandt.

### Selbsthilfe

➤ Lapachotee ist ein sanftes Mittel gegen Allergien. Der Heilpflanzentee enthält weder Teein noch andere aufputschende Substanzen. Deshalb kann er bedenkenlos auch von Kindern getrunken werden. Zu seinen wichtigsten Inhaltsstoffen gehören Mineralstoffe und Spurenelemente. Sie stabilisieren das Immunsystem und hemmen allergische Reaktionen.

➤ Auch Schwarzkümmelöl ist ein natürliches Mittel, um das Immunsystem zu stärken und allergische Reaktionen zu mildern. Das Öl ist reich an Gamma-Linolensäure. Diese stabilisiert die Zellwände und hemmt damit die Freisetzung von allergischen Botenstoffen.

➤ Kindern mit Heuschnupfen, Asthma bronchiale oder Neurodermitis hilft eine Klimakur an der Nordsee oder im Hochgebirge sehr gut. Die reine, pollenarme Gebirgsluft oder die hypoallergene, salzhaltige Luft am Meer stärkt das Immunsystem, mildert Hautreizungen und verbessert die Atmung erheblich.

### Vorbeugung

Die Neigung zur Allergie wird vererbt, deshalb lässt sich diese Erkrankung nicht sicher verhüten. Allerdings können Mütter bei ihrem Säugling durchs Stillen für eine wichtige Allergievorbeugung sorgen. Babys, die mindestens sechs Monate lang ausschließlich Muttermilch bekommen haben, erkranken weit weniger häufig an Allergien. Denn in der Muttermilch befinden sich Stoffe, die das Immunsystem stärken und vor Allergien schützen.

# Fieber

Fieber ist eine Abwehrreaktion des Körpers, zumeist auf Krankheitserreger wie Viren oder Bakterien, die auf das Immunsystem treffen. Fieberhafte Infekte gehörten zur Kindheit dazu. Im Kindergartenalter können die Kleinen bis zu 14 Infekte durchmachen. Meist sind die Krankheiten harmlos und schnell wieder überstanden.

## Ursachen

Das Immunsystem versucht, die Krankheitserreger zu bekämpfen und unschädlich zu machen. Diese Abwehrreaktion geht meist mit einer Erhöhung der Körpertemperatur einher.

## Beschwerden

Eine Körpertemperatur bis 38,5 °C gilt als mäßiges, Temperaturen darüber als hohes Fieber. Meistens haben die Kinder ein heißes, gerötetes Gesicht. Sie können im Wechsel frieren und schwitzen. Bei raschem Fieberanstieg kann es zu Schüttelfrost kommen.

## Wann zum Arzt?

Steigt das Fieber auf Werte über 39,5 °C und ist Ihr Kind in seinem Befinden sehr beeinträchtigt, gar benommen oder apathisch, sollten Sie den Kinderarzt konsultieren.

## Behandlung

Im Allgemeinen verordnet der Arzt fiebersenkende Mittel wie Paracetamol, die in altersgerechter Dosierung zumeist als Zäpfchen verabreicht werden. Sehr hohes Fieber kann durch eine bakterielle Entzündung ausgelöst sein. In solchen Fällen führt der Arzt zumeist eine Therapie mit Antibiotika durch. Sofort den Notarzt rufen, wenn Ihr Kind einen Fieberkrampf erleidet!

## Selbsthilfe

- Ihr Kind braucht jetzt vermehrt Flüssigkeit. Lassen Sie es deshalb reichlich trinken, am besten Vitamin-C-haltige, verdünnte Fruchtsäfte, Mineralwasser und Tee.
- Wenn ein Kind fiebert, hat es meist keinen Appetit. Zwingen Sie es deshalb nicht zum Essen und bieten Sie nur kleine Portionen einer leichten Kost an.
- Eine natürliche und altbewährte Technik zur Senkung von Fieber ist der Wadenwickel.
- Eine Teemischung aus Thymiankraut, Kamillen-, Holunder- und Lindenblüten wirkt schweißtreibend, entzündungshemmend und fiebersenkend.

## Vorbeugung

Sie können die Abwehr Ihres Kindes unterstützen, indem Sie darauf achten, dass Ihr Kind viel draußen an frischer Luft spielt, gesunde Ernährung mit reichlich frischem Obst und Gemüse erhält sowie ausreichend schläft.

# Hämophilus-influenzae-b-Infektion

Die bakterielle Infektionskrankheit kann bei Kindern schwere Erkrankungen auslösen:

➤ eitrige Hirnhautentzündung
➤ Mittelohrentzündung
➤ akute Kehldeckelentzündung

## Ursachen

Die Krankheit wird durch das Bakterium Hämophilus influenza Typ b hervorgerufen. Gelangt dieses Bakterium über Tröpfcheninfektion in den Organismus des Kindes, breitet es sich dort rasch aus und kann schwere und komplikationsreiche Erkrankungen nach sich ziehen (siehe oben).

## Beschwerden

Schon innerhalb weniger Stunden kann der Kehldeckel des Kindes anschwellen und akute Atemnot verursachen. Das Kind ist extrem in seinem Befinden beeinträchtigt, es hat hohes Fieber, kann nicht mehr schlucken. Oft läuft Speichel seitlich entlang der Mundwinkel heraus.

Entwickelt es infolge der Infektion eine Hirnhautentzündung, zeigt sich dies ebenfalls durch hohes Fieber sowie starke Kopfschmerzen und oft auch mit einer Nackensteife.

## Wann zum Arzt?

Wenn solche Symptome auftreten, müssen Sie sofort den Notarzt rufen!

## Behandlung

Der Arzt leistet zunächst Erste Hilfe und sorgt dafür, dass der kleine Patient im Krankenhaus behandelt wird. Im Vordergrund steht eine Therapie mit Antibiotika, die über eine Infusion direkt in die Blutbahnen (intravenös) verabreicht wird.

## Selbsthilfe

In dieser Akutsituation können Sie Ihrem Kind helfen, indem Sie rasch handeln, um notärztliche Hilfe zu organisieren, und ihm bei der weiteren Behandlung Ihren seelischen Beistand zuteil werden lassen.

## Vorbeugung

Gegen die schwere Infektionskrankheit gibt es eine allgemein empfohlene Schutzimpfung, die sehr gut verträglich ist (siehe S. 45).

# Infektanfälligkeit

Eine der Hauptaufgaben des kindlichen Immunsystems ist, den Organismus vor Infektionen zu schützen. Wenn die Körperabwehr aber zu sehr geschwächt ist, kann sie dieser Aufgabe nicht mehr gerecht werden.

## Ursachen

Der Abwehrschwäche und erhöhten Infektanfälligkeit können verschiedene Ursachen zugrunde liegen. Am häufigsten werden sie durch eine unausgewogene Ernährung sowie mangelnde Bewegung verursacht. Aber auch seelische Belastungssituationen wie erhöhte Anforderungen in der Schule, Zeugnisangst oder familiäre Konflikte können das Immunsystem schwächen. Immunologische Erkrankungen wie etwa ein Mangel bestimmter Immuneiweiße sind dagegen sehr selten.

## Beschwerden

Es treten gehäuft Infekte wie eine Erkältung, → Bronchitis (S. 101 ff.), → Mandelentzündung (S. 79 f.) oder → Mittelohrentzündung (S. 82 ff.) auf. Die Entzündungen dauern oft ausgesprochen lang, heilen nicht richtig aus oder kehren häufig wieder. Das Kind ist blass, müde und unausgeglichen. In der Schule kann es sich häufig nicht gut konzentrieren und seinen Aufgaben nachkommen.

## Wann zum Arzt?

Wenn Ihr Kind häufig erkrankt und nur langsam wieder gesund wird, sollten Sie in jedem Fall den Kinder- und Jugendarzt aufsuchen und dies von ihm abklären lassen.

## Behandlung

Der Arzt kann Mittel verordnen, die das Immunsystem aktivieren. Bewährt haben sich beispielsweise Präparate mit Echinacin, dem Wirkstoff des Roten Sonnenhuts. Auch spezielle Vitaminpräparate, vor allem mit Vitamin C, Vitamin E und Beta-Carotin, einer Vorstufe des Vitamin A, helfen die Abwehr zu stärken. Spurenelemente sind ebenfalls für die Immunabwehr von großer Bedeutung. Insbesondere Selen und Zink spielen im Immunsystem eine wichtige Rolle und sind z. B. an der Bildung von Antikörpern beteiligt. Bei chronisch schwelenden Entzündungen im Körper eignen sich Enzympräparate, um entzündungsbedingte Stoffwechselprodukte schneller abzubauen und den Heilungsprozess zu beschleunigen.

**Selbsthilfe**

➤ Ihr Kind sollte viel trinken, am besten vitaminhaltige, verdünnte Fruchtsäfte, Mineralwaser und Tee. Sehr gut ist auch reiner Zitronensaft, den Sie mit etwas Honig süßen können.

➤ Schwarzkümmelöl enthält wertvolle Fettsäuren, die die Bildung wichtiger Immunstoffe unterstützen.

➤ Heilkräutertees mit Thymian, Kamille, Rosmarin und Basilikum aktiveren den Stoffwechsel und wirken sanft entzündungshemmend.

➤ In der asiatischen Heilkunst wird Ingwer, z. B. als Teezubereitung, sehr häufig eingesetzt, um den Stoffwechsel anzukurbeln und Entzündungsstoffe besser auszuscheiden. Wie bei uns in Europa, gelten auch in Asien Knoblauch und Zwiebeln als wirksame Helfer gegen Infektionen. Sie enthalt Schwefelverbindungen, die einen antibiotiakähnlichen Effekt haben und so die Ausbreitung von Krankheitserregern stoppen können.

➤ Kneippsche Anwendungen wie Wassertreten, Wechselduschen und Trockenbürstenmassagen sind ausgezeichnet geeignet, um die Körperabwehr zu stärken und das Kind gegen Infekte besser zu wappnen.

➤ Nach einer Therapie mit Antibiotika sollte die Darmflora wieder aufgebaut werden, da sie als ortsständiges Immunsystem eine große Bedeutung hat. Gut geeignet sind Präparate mit Laktobazillen. Diese Milchsäurebakterien befinden sich auch in speziellem Joghurt mit lebenden Kulturen.

Probiotischer Naturjoghurt ist besonders gut für eine gesunde Darmflora Ihres Kindes.

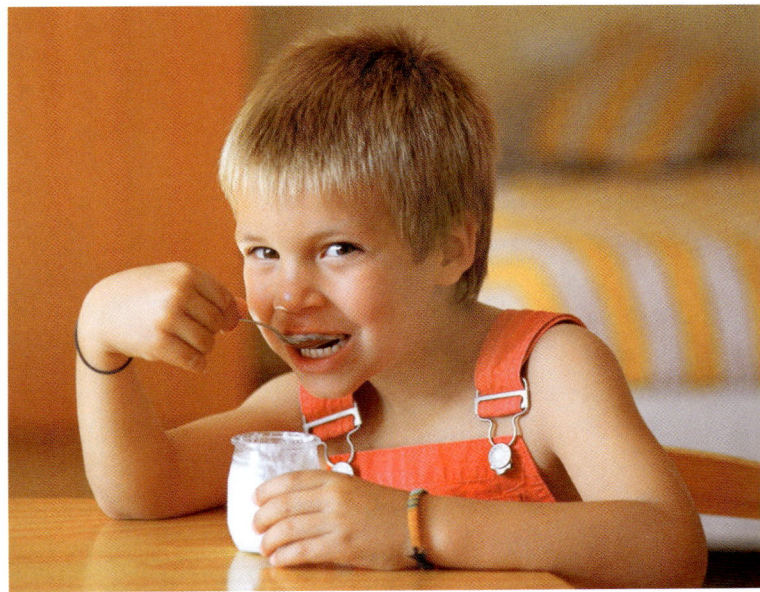

## Vorbeugung

➤ Geben Sie Ihrem Kind reichlich frisches Obst und Gemüse sowie frischen Blattsalat, am besten aus biologischem Anbau, zu essen. Besonders reich an immunstärkendem Vitamin C sind z. B. Zitronen, Orangen, Grapefruits, Kiwis, Paprika, Weißkohl und Brokkoli. Orangefarbene und rote Obst- und Gemüsesorten wie Karotten, Tomaten, Kürbisse, Pfirsiche, Melonen oder Aprikosen haben einen höheren Anteil an Beta-Carotin. In hochwertigen Keimölen steckt reichlich Vitamin E; Weizenkleie, Sesamsamen, Kürbiskerne, Linsen, Milch und Ei enthalten viel Zink; Selen findet sich vor allem in Seefisch, Sojabohnen, Nüssen und Fleisch.

➤ Körperliche Bewegung ist das A und O für ein gut funktionierendes Immunsystem. Lassen Sie Ihr Kind bei Wind und Wetter draußen spielen. Achten Sie natürlich aber auf die entsprechende Kleidung, die Nässe und Kälte abweisend sein muss, um Ihr Kind vor Erkältungen zu schützen.

➤ Ebenso wie Bewegung ist ausreichender Schlaf ein absolutes Muss. Das Immunsystem eines Kindes reagiert empfindlich auf Schlafmangel, schon nach kurzer Zeit steigt die Infektanfälligkeit.

# Pfeiffersches Drüsenfieber

Die Infektionskrankheit heißt in der Fachsprache Mononukleose. Sie kommt bei kleineren Kindern eher selten vor und betrifft mehr Jugendliche in der Pubertät sowie junge Erwachsene. Da sie häufig beim Küssen übertragen wird, hat der Volksmund ihr den Namen »Kusskrankheit« gegeben. Manchmal wird sie auch als »Studentenkrankheit« bezeichnet.

## Ursachen

Die Infektion wird durch ein Virus aus der Gruppe der Herpesviren ausgelöst. Der Krankheitserreger befindet sich im Speichel und gelangt durch Tröpfcheninfektion in den Organismus. Die Inkubationszeit beträgt zwischen ein und drei Wochen.

## Beschwerden

Die Krankheit kann nahezu oder vollkommen symptomlos verlaufen. In einigen Fällen kommt es aber zu Fieber, Kopfschmerzen und Übelkeit. Die Lymphknoten am Hals, in den Achseln und den Leistenbeugen können anschwellen, auch die Milz vergrößert sich und zeigt sich möglicherweise als Schwellung am linken Oberbauch. Wenn auch die Leber anschwillt, verursacht das Bauchschmerzen und ein Spannungsgefühl im Oberbauch. Gelegentlich entsteht ein

Hautausschlag mit kleinen roten Flecken, auf den Mandeln können sich weißliche Beläge zeigen. Typisch sind große Müdigkeit und Abgeschlagenheit. Im Allgemeinen klingen die Beschwerden nach zehn bis 14 Tagen wieder ab. Bis zur vollständigen Genesung können jedoch Wochen vergehen und in dieser Zeit ist das Kind häufig stark in seiner Leistungsfähigkeit eingeschränkt.

### Wann zum Arzt?

Der Verdacht auf ein Pfeiffersches Drüsenfieber sollte grundsätzlich vom Arzt abgeklärt werden. In seltenen Fällen kann es nämlich zu Komplikationen wie einer → Lungenentzündung (S. 104 f.) oder einem Milzriss kommen.

### Behandlung

Durch eine Blutuntersuchung sichert der Arzt zunächst die Diagnose. Dann verordnet er fiebersenkende Mittel wie Paracetamol sowie Bettruhe.

### Selbsthilfe

➤ Ihr Kind braucht jetzt viel Ruhe. Wenn das Fieber hoch ist, sollte es im Bett bleiben.
➤ Geben Sie ihm reichlich zu trinken und lassen Sie es nur leichte Kost zu sich nehmen.
➤ Wadenwickel senken auf sanfte Weise das Fieber, Lutschtabletten oder Teezubereitungen mit Salbei mildern die Halsschmerzen.

### Vorbeugung

Da sich der Krankheitserreger leicht über Tröpfcheninfektion ausbreitet, lässt sich ihm nur bedingt entgehen. Wenn das Immunsystem Ihres Kindes gut funktioniert, kann es die Infektion jedoch besser abwehren. Deshalb sollten Sie auf eine gesunde Nahrung, reichlich Bewegung und Regelmäßigkeit im Alltag Ihres Kindes achten.

## Zuckerkrankheit (Diabetes mellitus)

Die Zuckerkrankheit gehört zu den wichtigsten Stoffwechselkrankheiten im Kindesalter. Sie verläuft chronisch und bedarf einer lebenslangen Therapie.

### Ursachen

Kindlicher Diabetes mellitus (juveniler Diabetes bzw. Diabetes mellitus Typ 1) beruht ganz wesentlich auf einer genetischen Ver-

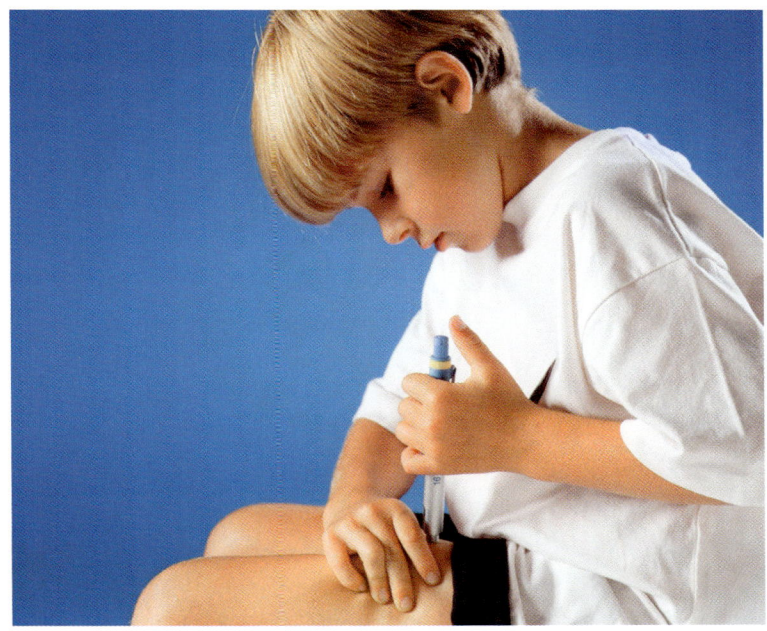

Moderne Injek-
tionssysteme er-
leichtern Ihrem
Kind die täg-
lichen Insulin-
gaben.

anlagung. Die Bauchspeicheldrüse des Kindes ist nicht in der Lage, ausreichend Insulin zu produzieren, einem sehr wichtigen Hormon, das den Zuckerstoffwechsel reguliert. Wenn Insulin fehlt, kann der Zucker aus dem Blut nicht in die Zellen transportiert werden und staut sich dort an. Das Blut selbst ist dann überzuckert, den Körperzellen jedoch fehlt dieser wichtige Nährstoff. Bei Kindern und Jugendlichen mit Diabetes Typ 1 werden häufig Antikörper gegen Insulin nachgewiesen, was darauf schließen lässt, dass oft eine Störung des Immunsystems im Sinn einer Autoimmunerkrankung vorliegt.

## Beschwerden
Charakteristische Symptome sind großer Durst sowie vermehrtes Wasserlassen. Häufig sind die betroffenen Kinder müde, schwach und abgeschlagen, in der Schule können sie sich nicht gut konzentrieren und den Leistungsanforderungen nachkommen. Oft verlieren sie massiv an Gewicht, obwohl sie einen normalen Appetit haben und gut essen.

## Wann zum Arzt?
Wenn Sie Symptome wie vermehrten Durst, Gewichtsverlust und Müdigkeit bei Ihrem Kind bemerken, sollten Sie sofort den Kinderarzt konsultieren. Er wird sie möglicherweise auch noch zu einem Facharzt für Stoffwechselkrankheiten überweisen.

## Behandlung

Glücklicherweise lässt sich aufgrund der Entwicklung moderner, hochwirksamer Medikamente ein Diabetes mellitus bei Kindern heute sehr gut behandeln. Die wichtigste Therapiemaßnahme ist, das fehlende Insulin zu ersetzen und den Blutzuckerspiegel auf normale Werte einzustellen. Hierzu muss täglich Insulin zugeführt werden. Dazu gibt es spezielle Spritzenverfahren oder Pumpen, die es den kleinen Patienten leichter machen, die Therapie konsequent durchzuführen. Zur Behandlung gehört auch eine umfassende Ernährungsberatung, bei der Kinder und ihre Angehörigen bezüglich der geeigneten Ernährungsweise genau geschult werden.

## Selbsthilfe

➤ Geben Sie Ihrem Kind viel liebevolle Zuwendung, lassen Sie ihm Ihre Fürsorge zuteil werden, überbehüten Sie es aber nicht.

➤ Achten Sie bei der Ernährung Ihres Kindes auf eine normale Kalorienzahl und halten Sie sich möglichst genau an die berechneten Kohlenhydrate. Wenn Ihr Kind auf einer Geburtstagsfeier einmal ein Stück Kuchen oder Schokolade essen möchte, ist das meist kein Problem. Sprechen Sie sich aber mit der Ernährungsberaterin und dem Arzt ab, ob dann möglicherweise die Insulindosis kurzfristig etwas erhöht werden sollte.

➤ Achten Sie darauf, dass Ihr Kind immer Traubenzucker bei sich hat. So ist es gewappnet, wenn es zu einem plötzlichen Unterzucker kommen sollte. Dies passiert in seltenen Fällen, geht mit Schwäche, Zittern, Schweißausbrüchen und Müdigkeit einher und kann im schlimmsten Fall zur Ohnmacht führen. Wenn der kleine Patient jedoch schnell das Stück Zucker zu sich nimmt, vergehen diese Symptome meist innerhalb weniger Minuten.

## Vorbeugung

Da erbliche Faktoren bei der Auslösung der Zuckerkrankheit eine große Rolle spielen, ist eine Vorbeugung leider nicht möglich. Sie können aber darauf achten, dass Risikofaktoren, die einen Diabetes mellitus verstärken, ausgeschaltet werden:

➤ Achten Sie darauf, dass Ihr Kind ein normales Gewicht hat. Übergewicht ist nämlich ausgesprochen schädlich. Halten Sie sich an die Ernährungsempfehlungen, die Ihre Diätberaterin für Ihr Kind zusammengestellt hat.

➤ Außerdem sollte Ihr Kind regelmäßig Sport treiben, da körperliche Bewegung einen positiven Einfluss auf den Stoffwechsel hat und den Insulinverbrauch zu reduzieren vermag.

# Geist und Seele

## AD(H)S

AD(H)S ist eine Abkürzung für die sogenannte Aufmerksamkeits-defizit-Hyperaktivitäts-Störung. Das H steht in Klammern, weil bei Kindern das Aufmerksamkeitsproblem sowohl mit Hyperaktivität als auch ohne vorkommen kann.

### Ursachen

Die Aufmerksamkeitsstörung wird durch verschiedene Faktoren beeinflusst. So spielen neben einer gewissen erblichen Veranlagung die Lebensbedingungen des Kindes sowie sein soziales Umfeld eine bestimmte Rolle. Nach neueren wissenschaftlichen Erkenntnissen scheint bei der AD(H)S aber vor allem eine Funktionsstörung der Botenstoffe (Neurotransmitter) im Gehirn vorzuliegen. Dabei ist insbesondere der Stoffwechsel der beiden Neurotransmitter Dopamin und Noradrenalin betroffen.

### Beschwerden

Kinder mit AD(H)S sind leicht ablenkbar und können sich nicht gut konzentrieren. Ein aufmerksamkeitsgestörtes Kind ohne Hyperaktivität (ADS) erscheint seiner Umwelt oft als kleiner Träumer: Es wirkt geistesabwesend, gedankenverloren, ist oft sehr still und zurückgezogen. Die hyperaktiven Kids (ADHS) fallen dagegen wie der »Zappel-philipp« im Struwwelpeter durch ihren ungeheuren Bewegungsdrang und ihre große Unruhe auf. AD(H)S-Kinder haben zudem häufig Probleme mit dem Lernen sowie Schwächen beim Lesen, Schreiben und Rechnen. Manche aufmerksamkeitsgestörten Kinder neigen auch zu Aggressionen wie Tobsuchtsanfällen und Zerstörungswut.

### Wann zum Arzt?

Wenn die Symptome länger als sechs Monate anhalten oder so ausgeprägt sind, dass sie zu fortwährenden Schwierigkeiten in der Familie, im Kindergarten oder in der Schule führen, sollten Sie einen Kinderarzt oder Kinderpsychologen zurate ziehen.

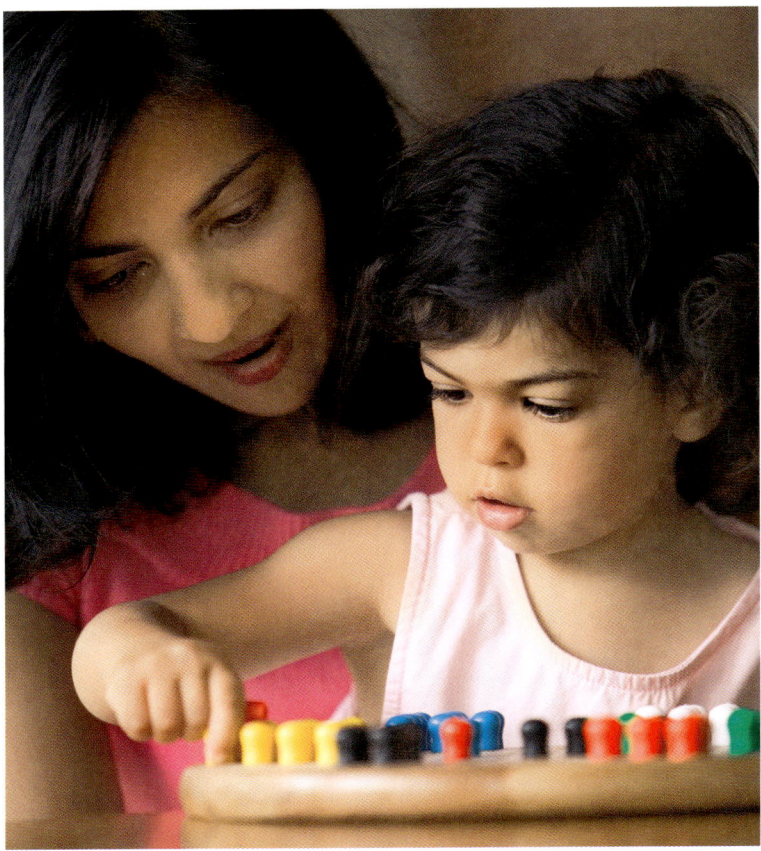

### Behandlung

Die Therapie der AD(H)S erfolgt nach einem ganzheitlichen Konzept. In ausgeprägten Fällen kann eine medikamentöse Behandlung mit speziellen Wirkstoffen angezeigt sein, die den Stoffwechsel der Botenstoffe im Gehirn regulieren. Diese Arzneitherapie, z. B. mit der Substanz Methylphenidat, bedarf jedoch einer genauen Diagnose und sollte vom Arzt sorgfältig abgewogen werden. Daneben bieten spezialisierte Einrichtungen eine breite Palette weiterer Behandlungen wie Spieltherapie, Verhaltenstherapie oder heilpädagogische Maßnahmen.

### Selbsthilfe

➤ Beruhigende Mittel auf pflanzlicher Basis, z. B. Hopfen, Baldrian oder Melisse, verhelfen vor allem den kleinen Zappelphilippen zu mehr Ruhe und Ausgeglichenheit.

➤ Achten Sie auf Strukturen im Alltag. Kinder brauchen Regeln und feste Zeiten, um sich zurechtzufinden und innerhalb von Familie, Kindergarten und Schule orientieren zu können.

➤ Machen Sie mit Ihrem Kind Spiele, die seine Konzentration fördern. Gut geeignet sind beispielsweise Puzzle, Memory und Fragespiele.

## Vorbeugung

➤ Achten Sie darauf, dass Ihr Kind ausreichend schläft. Schlaf ist für die Regeneration von Körper und Geist ungeheuer wichtig – und nur wenn Kinder ausgeschlafen sind, können sie sich am Tag gut konzentrieren.

➤ Sorgen Sie dafür, dass Ihr Kind ausreichend Zeit zum Spielen, Klettern und Toben hat und seinen natürlichen Bewegungsdrang ausleben kann. Viele Kinder einfach nur zappelig, unausgeglichen und unruhig, weil ihnen Bewegung fehlt.

➤ Schränken Sie unbedingt den Fernsehkonsum ein, ebenso die Zeit, die Ihr Kind am Computer verbringt. Stundenlanges Sitzen vor dem Fernseher oder dem PC ist erwiesenermaßen schädlich für die kindliche Entwicklung und kann eine Aufmerksamkeitsstörung verstärken.

# Ängste

Ängste kommen bei Kindern häufig vor. Meistens sind sie harmloser Natur und verlieren sich mit der Zeit von selbst wieder.

## Ursachen

Zum einen können äußere Faktoren bei Kindern Ängste verursachen. So kann sich ein Kind vor einem bedrohlich wirkenden Tier, z. B. einem großen Hund, oder vor einem strengen Lehrer fürchten. Zum anderen gibt es die »inneren« Ängste bei Kindern. So ängstigen sich die Kleinen beispielsweise wegen Hexen, Gespenstern, Räubern oder anderer Fantasiegestalten. Oft haben sie auch vor der Dunkelheit Angst und können deshalb nicht ohne Licht einschlafen.

## Beschwerden

Die meisten Kinder zeigen ihre Angst, indem sie weinen, jammern, erschreckt davonlaufen oder sich an jemanden anklammern, um Schutz zu suchen. Selten können Schlafstörungen, Stottern oder → Bettnässen (S. 170 f.) als Folge von verborgenen Ängsten auftreten.

## Wann zum Arzt?

Sollte Ihr Kind über längere Zeit sehr bedrückt wirken oder sich in seinem Verhalten auffällig ändern, ist es ratsam einen Kinderarzt, Kinderpsychiater oder -psychologen aufzusuchen.

## Behandlung

Der Arzt oder Psychologe wird zunächst die Ursache der Angstprobleme herausfinden und dann eine entsprechende Behandlung einleiten, z. B. eine Verhaltens- oder Spieltherapie, die das seelische Gleichgewicht des Kindes wiederherstellt.

## Selbsthilfe

➤ Wenn Ihr Kind sehr schreckhaft, unruhig und weinerlich ist, können ausgleichende Heilpflanzen wie Lavendel, Melisse, Passionsblume und Johanniskraut zu mehr innerer Ruhe und Stabilität verhelfen.

➤ Falls Ihr Kind nachts aus einem Angsttraum aufwacht und weint, nehmen Sie es in den Arm und beruhigen Sie es. Auf diese Weise fühlt es sich sicher und weiß, dass es nicht alleine, sondern immer jemand da ist.

➤ Manchmal vermuten Kinder irgendwelche Geister oder Monster unterm Bett, im Schrank oder hinter der Tür. Wiegeln Sie nicht ab, wenn Ihr Kind solche Fantasievorstellungen hat, sondern schauen Sie mit ihm gemeinsam nach und erklären Sie ihm, dass es ganz unbesorgt sein kann und sich da wirklich nichts Bedrohliches versteckt. Mit der Zeit verschwinden die Fantasien dann meist von selbst.

## Vorbeugung

Liebevolle Zuwendung, Sicherheit und Geborgenheit sind für Kinder extrem wichtig, um angstfrei aufzuwachsen und sich beschützt zu fühlen. Fördern Sie außerdem das Selbstvertrauen Ihres Kindes, indem Sie es loben, ihm Mut zusprechen und ihm Kraft geben.

# Appetitlosigkeit

Das Kind verspürt keinen Hunger und lehnt Essen ab.

## Ursachen

Dass Kinder gelegentlich nicht essen wollen, ist nichts Ungewöhnliches und fast immer harmloser Natur. Nur in seltenen Fällen liegen dem mangelnden Appetit ernstere Ursachen zugrunde. So können sich manchmal organische Störungen wie ein Eisenmangel dahinter verbergen. Auch häufige Infekte bringen es gelegentlich mit sich, dass Kinder in ihrem Allgemeinbefinden beeinträchtigt sind und dann auch unter Appetitlosigkeit leiden. Seelische Belastungen können ebenfalls den Appetit stören. Vor allem bei Mädchen in der

Pubertät kann eine Abneigung gegen Essen Zeichen einer → Magersucht sein.

## Beschwerden

Eine vorübergehende Appetitlosigkeit macht sich meist nicht mit körperlichen Symptomen bemerkbar. Wenn ein Kind aber längerfristig zu wenig isst, verliert es deutlich an Gewicht. Außerdem sind appetitlose Kinder oft blass, müde, unausgeglichen und können sich nicht gut konzentrieren.

## Wann zum Arzt?

Wenn die Appetitlosigkeit über längere Zeit anhält und sich Zeichen wie Müdigkeit oder allgemeine Schwäche dazugesellen, sollten Sie mit Ihrem Kind zum Arzt gehen.

## Behandlung

Die Therapie richtet sich nach der Ursache des gestörten Appetits. So behandelt der Arzt beispielsweise häufige Infekte mit immunstärkenden Mitteln, einen Eisenmangel durch die Gabe von Eisenpräparaten. Wenn sich psychische Probleme hinter der Appetitlosigkeit verstecken, sollte ein Kinderpsychologe oder -psychotherapeut zurate gezogen werden.

## Selbsthilfe

➤ Bereiten Sie Ihrem Kind öfter sein Lieblingsessen zu und sorgen Sie sich nicht, wenn es eine Weile lang nur das Gleiche isst.

➤ Bieten Sie ihm – vor allem nach durchstandener Krankheit – nur kleine Portionen an, zwingen Sie Ihr Kind aber nicht zum Essen.

➤ Verlocken Sie Ihren Nachwuchs zu Salat, Gemüse und Obst, indem Sie die Gerichte durch Gewürze besonders schmackhaft zubereiten und hübsch anrichten.

➤ In der Apotheke gibt es spezielle Heilpflanzenpräparate mit Anis, Kümmel und Pfefferminze. Sie helfen auf sanfte Weise, den Appetit bei Ihrem Kind zu steigern.

## Vorbeugung

Körperliche Bewegung macht hungrig. Lassen Sie Ihr Kind deshalb viel draußen an frischer Luft spielen, Sport treiben und toben, auch bei Wind und Wetter. Das fördert automatisch seinen Appetit und macht Lust aufs Essen.

# Bettnässen

Das Kind ist nicht in der Lage, seine Blasenfunktion zu kontrollieren und macht nachts ins Bett. Bei Kleinkindern ist nächtliches Einnässen ganz normal, von einer Störung spricht man erst, wenn das Bettnässen im späteren Lebensalter noch oder erneut auftritt.

## Ursachen

In selteneren Fällen liegen organische Ursachen dem nächtlichen Einnässen zugrunde, wie z. B. ein → Harnwegsinfekt (S. 122 ff.), eine → Vorhautverengung (S. 125 f.) oder eine Fehlbildung der Harnwege. Häufiger spielen jedoch seelische Faktoren eine Rolle, z. B. schwer wiegende Konflikte in der Familie, im Kindergarten oder in der Grundschule, Geschwistereifersucht oder mangelnde Zuwendung. Auch wenn die Sauberkeitserziehung zu früh erfolgt und zu streng gehandhabt wird, kann dies zu Bettnässen führen.

## Beschwerden

Das Kind macht plötzlich wieder nachts ins Bett, nachdem es bereits trocken war, oder es nässt noch weit nach seinem vierten Geburtstag regelmäßig ein.

## Wann zum Arzt?

Dass Kinder bis zu ihrem vierten Lebensjahr immer einmal wieder einnässen, ist nicht weiter besorgniserregend und beruht auf individuellen Entwicklungsunterschieden. Nässt Ihr Kind aber noch lange nach dem vierten Lebensjahr regelmäßig ein, sollten Sie dies mit Ihrem Kinderarzt und eventuell auch einem Kinderpsychologen besprechen.

## Behandlung

Der Arzt klärt zunächst ab, ob eine organische Erkrankung vorliegt oder sich psychische Probleme hinter dem Bettnässen verbergen. Wenn das Einnässen seelisch bedingt ist, müssen entsprechende therapeutische Maßnahmen ergriffen werden. Die besten Erfolge erzielt eine Spiel- und Verhaltenstherapie. Im Rahmen der Verhaltenstherapie kann auch eine »Klingelhose« oder »Klingelmatte« zum Einsatz kommen. Sie reagieren schon auf geringe Mengen an Feuchtigkeit und wecken das Kind mit einem Signalton auf.

## Selbsthilfe

➤ Haben Sie Geduld und schimpfen Sie Ihr Kind nicht, wenn wieder einmal das Bettlaken nass ist.

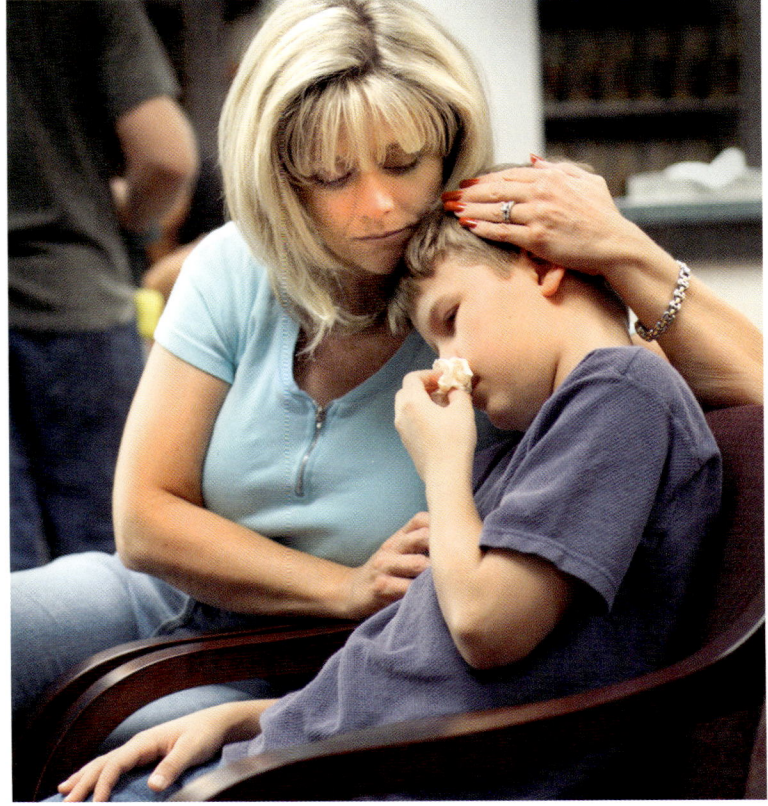

Trösten Sie Ihr Kind und sprechen Sie ihm Mut zu, wenn es unter Bettnässen leidet.

➤ Stärken Sie das Selbstwertgefühl und das Selbstvertrauen Ihres Kindes, indem Sie ihm Mut zusprechen und sagen: »Das schaffst du schon.«

➤ Machen Sie mit Ihrem Kind ein Blasentraining. Erklären Sie ihm beispielsweise wie es beim Wasserlassen bewusst anhalten oder die Beckenbodenmuskeln fest zusammenpressen kann.

➤ Eine Heilkräutermischung aus Johanniskraut mit Melisse oder wahlweise auch Zinnkraut stabilisert die Blase.

## Vorbeugung

➤ Bleiben Sie bei der Sauberkeitserziehung gelassen und setzen Sie Ihr Kind nicht zu sehr unter Druck. Die Entwicklung von Kindern ist individuell verschieden, auch in punkto Sauberwerden. Jedes Kind braucht seine Zeit und diese Zeit sollte ihm auch gegeben werden.

➤ Geben Sie Ihrem Spross viel liebevolle Zuwendung und nehmen Sie seine Sorgen und Nöte ernst. Vor allem in Zeiten der Umstellung, z. B. beim Eintritt in den Kindergarten, braucht Ihr Kind Ihre Fürsorge und Ihren Schutz ganz besonders.

## Magersucht/Ess-Brech-Sucht

Die Magersucht wird in der Fachsprache als Anorexia nervosa, die Ess-Brech-Sucht als Bulimie bezeichnet. Beide Essstörungen sind seelisch bedingt und treten vor allem bei jungen Mädchen mit Eintritt in die Pubertät auf.

### Ursachen

Neben individuellen Persönlichkeitsmerkmalen wie einem Hang zum Perfektionismus, einer gewissen Unsicherheit und einer Tendenz zur Selbstverachtung spielen familiäre und soziokulturelle Faktoren bei der Entstehung dieser Essstörungen eine wichtige Rolle. Vor allem die Medienbilder von superschlanken Models lösen bei vielen Mädchen einen Schlankheitswahn aus und leisten damit einer Magersucht oder Bulimie Vorschub.

### Beschwerden

**Magersüchtige** Mädchen schrauben ihre Nahrungsaufnahme auf ein absolutes Minimum herunter und essen manchmal nur einen Apfel oder einen kleinen Salat am Tag. Darüber hinaus treiben sie oft noch exzessiv Sport und verlieren so stark an Gewicht. Trotzdem haben sie aber immer das Gefühl, zu dick zu sein. Dieses Phänomen ist auf eine gestörte Selbstwahrnehmung zurückzuführen. Weitere typische Zeichen einer Magersucht sind eine auffallende Blässe, häufige Müdigkeit und mangelnde Konzentrationsfähigkeit.

Die **Bulimie** ist von Heißhungerattacken geprägt. In der Folge verschlingen die Patientinnen gierig ungeheuer große Mengen an Lebensmitteln, um sie danach wieder zu erbrechen. Die Bulimie wird häufig von allgemeiner Schwäche, Kopfschmerzen und depressiven Verstimmungen begleitet. Manchmal treten auch Muskelkrämpfe auf, weil der Mineralstoffhaushalt durch das häufige Erbrechen durcheinandergerät. Außerdem kann der Zahnschmelz durch die Magensäure angegriffen werden.

### Wann zum Arzt?

Wenn Sie Verdacht schöpfen, dass Ihr Kind an einer Anorexie oder Bulimie erkrankt sein könnte, sollten Sie in jedem Fall einen Kinder- und Jugendarzt oder auch einen Psychologen zurate ziehen. Achten Sie auf folgende Signale: Nimmt Ihr Kind an Gewicht ab, statt zu? Eine langsame Gewichtszunahme ist während der Wachstumsphase ja normal. Stellt das Kind sich ständig auf die Waage? Oder treibt es plötzlich extrem viel Sport, z. B. tägliches Joggen o. Ä.? Steht es ständig vor dem Spiegel und betrachtet seine Figur? Oder zieht das

Kind sich womöglich immer mehr zurück und wirkt dabei bedrückt und traurig? Verschwindet es plötzlich vom Tisch, um möglicherweise auf die Toilette zu gehen und zu erbrechen? Oder gebraucht es vielleicht Abführmittel?

## Behandlung

In spezialisierten Zentren erhalten die Patienten Hilfe durch Psychotherapie, Ess- und Verhaltenstraining sowie Ernährungsberatung. Die Therapie ist jedoch langwierig und erfordert von der Betroffenen sowie ihren Angehörigen viel Geduld.

## Selbsthilfe

Die ärztliche und psychologische Therapie können Sie begleiten, indem Sie sich Ihres Kindes annehmen und versuchen, sein Vertrauen zu gewinnen, damit es sich Ihnen gegenüber öffnet und Ihnen seine Sorgen und Nöte mitteilt. Seien Sie dabei aber behutsam, damit es sich nicht bedrängt fühlt. Gemeinsame Aktivitäten in der Familie, z. B. auch gemeinsames Kochen, helfen oft ebenfalls, die Krankheit zu überwinden.

## Vorbeugung

➤ Bewegung in Maßen fördert die Lebenslust, stärkt das Selbstwertgefühl und gleicht hormonelle Schwankungen aus, die in der Pubertät verstärkt auftreten.
➤ Auch Entspannungstechniken wie autogenes Training und Yoga helfen Ihrem Kind, zu innerer Ausgeglichenheit zu finden.

# Schlafstörungen

Vorübergehende Schlafprobleme sind bei Kindern sehr verbreitet. Vor allem im Baby- und Kleinkindalter können Eltern häufiger mit diesem Phänomen konfrontiert sein.

## Ursachen

Ein- und Durchschlafstörungen sind meistens nicht krankhaft und treten gewöhnlich nur übergangsweise auf. Bei Babys ist es ganz normal, dass sie mehrmals in der Nacht aufwachen. Ihr Schlafrhythmus muss sich erst langsam entwickeln. Wenn Kleinkinder tagsüber zu vielen Reizen ausgesetzt sind, wirkt sich das häufig auf ihren Nachtschlaf aus. Sie sind dann unruhig, können trotz großer Müdigkeit nicht einschlafen und schrecken aus dem Schlaf. Auch → Ängste (S. 167 f.) und Sorgen können zu Schlafproblemen führen. Fühlt sich ein Kind in der Schule beispielsweise überfordert und hat es Angst

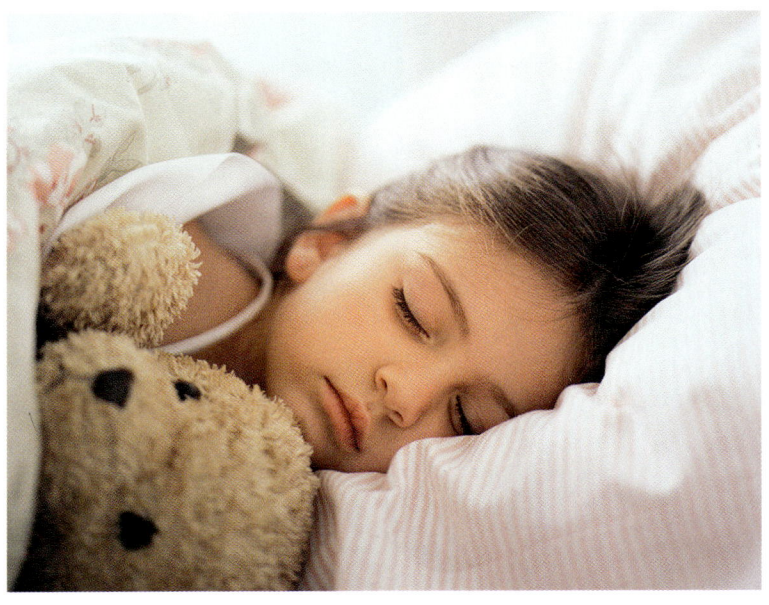

vor Klassenarbeiten, kann es häufig nicht einschlafen. Auch Konflikte in der Familie, Streitigkeiten der Eltern, Trennung und Scheidung können den Schlaf rauben. Nicht zuletzt wirken sich Krankheiten wie beispielsweise fieberhafte Infekte negativ auf den Nachtschlaf aus, vor allem wenn sie mit Schmerzen und Fieber einhergehen.

### Beschwerden

Bei **Einschlafproblemen** liegt das Kind über längere Zeit wach im Bett. Meist ruft es nach seiner Mutter oder seinem Vater, quengelt, weint, möchte auf den Arm genommen und getragen werden. Das Licht soll an und die Tür des Kinderzimmers offen bleiben. Manche Kinder verlangen nach etwas zu essen oder zu trinken.

Bei **Durchschlafproblemen** schreckt das Kind häufig weinend aus dem Schlaf, oft hat es schlecht geträumt und ängstigt sich vor der Dunkelheit und irgendwelchen Schreckgestalten, die in seiner Fantasie aufgetaucht sind.

Wenn Kinder nachts schlecht oder zu wenig schlafen, sind sie am nächsten Tag oft müde, gereizt, weinerlich und unausgeglichen. In der Schule können sich die Kinder nicht richtig konzentrieren und dem Unterricht nicht aufmerksam folgen.

### Wann zum Arzt?

Wenn Schlafstörungen länger bestehen und Ihr Kind in seinem Wohl-befinden beeinträchtigt ist, sollten Sie den Kinderarzt, gegebenen-falls auch einen Kinderpsychologen aufsuchen.

## Behandlung

Die Therapie richtet sich nach den Ursachen. Sind organische Probleme ausgeschlossen und ist die Schlafstörung seelisch bedingt, kann neben allgemein beruhigenden Maßnahmen eine Spiel- oder Verhaltenstherapie hilfreich sein.

## Selbsthilfe

➤ Bringen Sie Ihr Kind in wachem Zustand und möglichst immer zur gleichen Zeit ins Bett. Schaffen Sie einen sanften Übergang vom Tag zur Nacht. Am Abend sollte Ihr Kind ein bis zwei Stunden vor dem Zubettgehen nicht mehr viel herumtoben, sondern ruhigeren Beschäftigungen nachgehen.

➤ Nehmen Sie sich am Bett Ihres Kindes noch ein wenig Zeit, lesen Sie beispielsweise eine Geschichte vor, singen Sie ein Lied oder ziehen Sie die Spieluhr auf und sagen dann Gute Nacht. Verlassen Sie konsequent das Zimmer. Wenn Ihr Kind weint, warten Sie eine Weile und gehen dann wieder zu ihm, um es zu beruhigen. Wiederholen Sie dies so lange, bis Ihr Kind in den Schlaf gefunden hat.

➤ Wenn Ihr Kind sehr unruhig ist, kann ihm eine Teemischung aus Baldrian, Hopfen und Melisse helfen. Die Heilpflanzen wirken beruhigend auf das Nervensystem und dienen als sanfte, natürliche Schlafhelfer.

➤ Auch ein Baumwollsäckchen mit getrocknetem Lavendelkraut trägt dazu bei, Ihr Kind zu beruhigen. Befestigen Sie das Säckchen am Kopfende des Kinderbetts oder legen Sie es neben das Kopfkissen.

➤ Ein warmes Wannenbad, beispielsweise mit Wacholder- oder Melissenzusatz, wirkt angenehm entspannend und fördert die Schlafbereitschaft.

## Vorbeugung

➤ Nehmen Sie sich beim Zubettgehen Zeit für ein täglich wiederkehrendes liebevolles Einschlafritual.

➤ Geben Sie Ihrem Kind viel Zuwendung und vermitteln Sie ihm die Sicherheit, dass es sich immer auf Sie verlassen kann und nicht alleingelassen wird.

➤ Achten Sie darauf, dass Ihr Kind am Tag nicht von zu vielen Reizen überflutet wird. Ruhephasen und Pausen zwischen einzelnen Aktivitäten, z. B. ein kleiner Mittagsschlaf, sind wichtig, damit Ihr Kind sich auch tagsüber immer wieder erholen kann.

➤ Lassen Sie Ihr Kind nicht zu viel fernsehen und am Computer spielen, da sich dies u.a. negativ auf den Schlaf-Wach-Rhythmus auswirkt. Stattdessen soll Ihr Kind besser draußen an frischer Luft spielen und toben. Das macht es abends müde und weckt sein natürliches Schlafbedürfnis.

## Sprachstörungen

Das Sprechen lernen ist genauso wie das Sitzen, Krabbeln oder Laufen ein wichtiger Bereich in der kindlichen Entwicklung. Hier kann es zu Verzögerungen und zu Sprachfehlern kommen. Die häufigsten Fehler sind das Stammeln und das Stottern.

**Stammeln:** Das Kind bildet Laute nicht richtig oder lässt sie ganz weg. Der häufigste Artikulationsfehler ist das Lispeln, bei dem der Buchstabe »s« nicht richtig ausgesprochen werden kann.

**Stottern:** Hier ist der Redefluss gestört, das Kind wiederholt mehrere Silben oder stockt mitten im Satz.

### Ursachen

Im Kleinkindalter ist es ganz normal, dass ein Kind Fehler beim Sprechen macht. Diese Sprachunfertigkeit verliert sich normalerweise aber bis zum Schulalter. Wenn ein Sprachfehler jedoch anhält, dann liegt mit großer Wahrscheinlichkeit eine Entwicklungsverzögerung zugrunde. Auch eine Teilleistungsstörung ist manchmal dafür verantwortlich, dass ein Kind keine altersgemäße Sprachentwicklung hat. Darüber hinaus können Hörstörungen sowie anatomische Beeinträchtigungen im Bereich von Nase, Mund und Rachen das korrekte Sprechenlernen erschweren.

### Beschwerden

Bei einer **verzögerten Sprachentwicklung** ist der Wortschatz des Kindes für sein Alter zu gering und es macht sehr viele Grammatikfehler. Ein **Sprachfehler** äußert sich durch falsche Artikulation oder durch eine Störung des Redeflusses.

### Wann zum Arzt?

Wenn Ihnen auffällt, dass Ihr Kind Probleme mit dem Sprechen hat, sollten Sie den Kinderarzt darauf ansprechen und die möglichen Ursachen abklären lassen.

### Behandlung

Eine wirksame Therapie, um Sprachstörungen zu beheben, ist die Logopädie. Hier wird das Sprechen durch spezielle Übungen gezielt

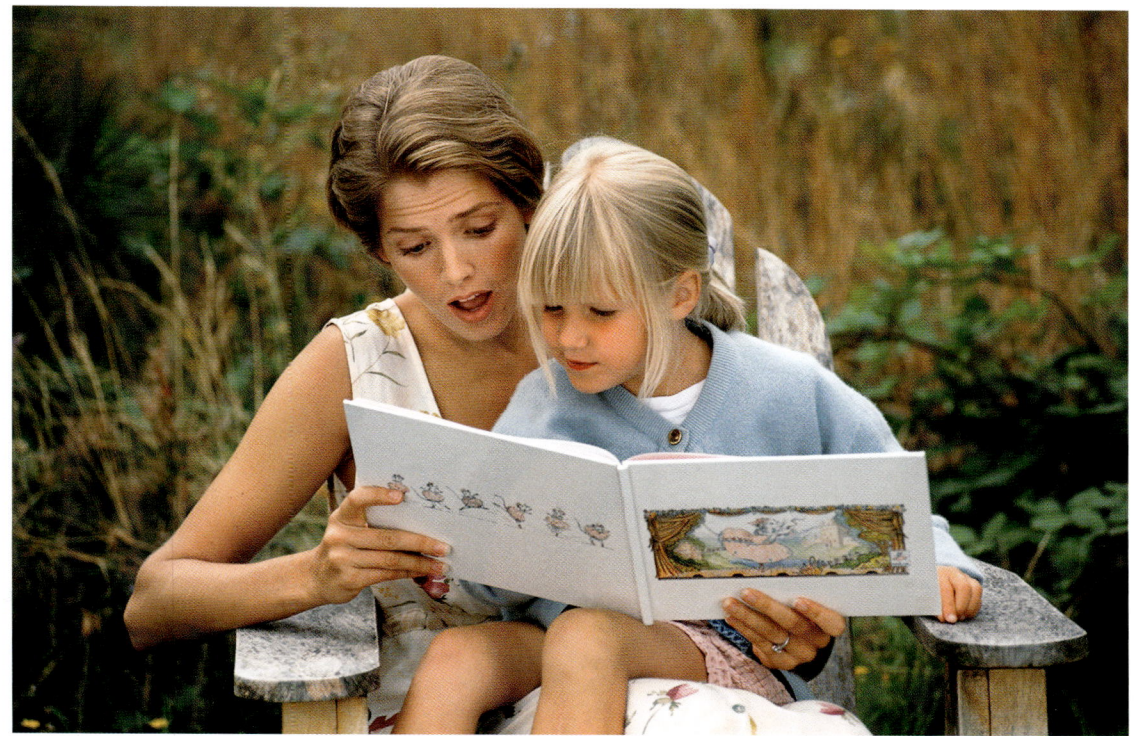

trainiert. Je früher diese Übungen erfolgen, desto größer sind die Chancen, dass ein Kind ganz normal Sprechen lernt. Falls den Sprachproblemen eine → Hörstörung (S. 75 f.) zugrunde liegt, muss diese behoben werden, z. B. durch die Anpassung eines Hörgeräts.

Viel gemeinsam Lesen und Vorlesen fördert die Sprachentwicklung Ihres Kindes.

## Selbsthilfe

➤ Kritisieren Sie Ihr Kind nicht, wenn es falsche Sätze formuliert, Worte falsch ausspricht oder stottert. Korrigieren Sie auch nicht fortwährend, weil dies Ihr Kind verunsichern und ihm die Freude am Sprechen nehmen kann. Besser ist es, das Selbstbewusstsein Ihres Kindes zu stärken und es zum Sprechen zu motivieren.

➤ Sprechen Sie mit Ihrem Nachwuchs deutlich und langsam. Hören Sie ihm zu, damit Ihr Kind sich von Ihnen respektiert fühlt und spürt, dass das, was es zu sagen hat, für Sie nicht belanglos ist.

## Vorbeugung

➤ Sprechen Sie von Anfang an viel mit Ihrem Kind. Auch wenn Ihr Baby die Worte noch nicht versteht, hört es doch die Laute, was ihm das spätere Sprechenlernen leichter macht.

➤ Lesen Sie Ihrem Kind viel vor, singen Sie mit ihm und sprechen Sie Reime. Geben Sie ihm frühzeitig Bücher mit großen Bildern und ersten Worten. Im Vorschulalter kann Ihr Kind dann auch schon richtige Leselernbücher bekommen.

➤ Machen Sie Koordinationsspiele mit Ihrem Kind, da Sprache und Bewegung eng miteinander verbunden sind.

# Traurigkeit

Depressive Verstimmungen können auch bei Kindern vorkommen – wenngleich wesentlich seltener als bei Erwachsenen.

### Ursachen

Auslöser sind zumeist seelische Belastungen, z. B. durch Überforderung in der Schule, schlechte Noten, Mobbing durch Mitschüler, Konflikte in der Familie, Trennung der Eltern. Doch auch Bewegungsmangel, zu viel Fernsehen und zu häufige Computerspiele sowie eine unausgewogene Ernährung mit viel Fastfood und Süßigkeiten können depressive Verstimmungen auslösen. All diese Faktoren haben einen ungünstigen Einfluss auf den Stoffwechsel der Botenstoffe im Gehirn und können zu negativen Gefühlen führen.

### Beschwerden

Das Kind wirkt traurig und bedrückt. Es hat für viele Dinge kein Interesse mehr, erscheint teilnahmslos und lustlos. Oft weinen betroffene Kinder viel, sind quengelig und unausgeglichen. Bei manchen Kindern kann die Stimmung plötzlich kippen und sich in Aggressionen entladen. Gelegentlich werden die kleinen Patienten von → Schlafproblemen (S. 173 ff.) und → Ängsten (S. 167 f.) geplagt.

### Wann zum Arzt?

Wenn Ihr Kind über längere Zeit traurig wirkt, sollten Sie unbedingt den Kinderarzt oder auch einem Kinderpsychologen konsultieren.

### Behandlung

Der Arzt oder Psychologe versucht zunächst die Ursache für die Traurigkeit herauszufinden und wird dann eine entsprechende Behandlung einleiten. Hilfreich sind oft Maßnahmen wie eine Spiel- oder Verhaltenstherapie.

### Selbsthilfe

➤ Ihr Kind braucht jetzt besonders viel liebevolle Zuwendung. Nehmen Sie es in den Arm, trösten Sie es und versuchen Sie, mit ihm über seine Sorgen und Nöte zu sprechen.

➤ Eine Ganzkörpermassage, z. B. mit Zitronen- oder Rosenöl, tut Ihrem Kind gut, vermittelt ihm körperliche Nähe und ermöglicht ihm, sich zu entspannen.

➤ Johanniskrauttee oder auch Präparate mit Johanniskraut bieten wirksame Hilfe. Die Heilpflanze vermag auf sanfte Weise den Botenstoffwechsel im Gehirn auszugleichen und die Stimmung aufzuhellen.

## Vorbeugung

➤ Stärken Sie Vertrauen und Selbstwertgefühl Ihres Kindes durch viel Lob und Anerkennung.

➤ Gehen Sie mit Ihrem Kind viel nach draußen, lassen Sie es Licht und Luft tanken. Sonnenlicht ist nachweislich wirksam, um traurige Gedanken zu vertreiben und gute Laune zu fördern.

➤ Lassen Sie Ihr Kind regelmäßig Sport treiben. Bei körperlicher Bewegung werden im Gehirn Botenstoffe ausgeschüttet, die fröhlich machen. Außerdem stärkt Sport das Selbstvertrauen Ihres Kindes. Sport mit anderen Kindern bringt zudem noch eine Menge Spaß und ermöglicht Ihrem Kind, Freunde zu finden.

➤ Sorgen Sie für einen geregelten Tagesablauf, schränken Sie die Zeit vor TV und PC ein und achten Sie darauf, dass Ihr Kind ausreichend schläft.

➤ Geben Sie Ihrem Kind eine vollwertige Kost zu essen, die reich an Nähr- und Vitalstoffen ist.

# Übergewicht

Übergewicht nimmt bei Kindern deutlich zu. Jedes sechste Schulkind ist zu dick und hat ein erhöhtes Risiko für gesundheitliche Probleme.

## Ursachen

Schuld sind meist falsche Ernährungs- und Lebensgewohnheiten. Die Kinder essen zu fett und zu süß, konsumieren zu viel Fastfood. Auch mangelnde Bewegung und stundenlanges Sitzen vor dem Fernseher oder dem Computer schlagen negativ zu Buche. Für Übergewicht gibt es auch eine erbliche Veranlagung. Oft sind ganze Familien davon betroffen. Außerdem sind Eltern in ihren Ess- und Lebensgewohnheiten Vorbild für ihre Kinder. Wenn der Vater und die Mutter nicht auf eine ausgewogene Ernährung und ein normales Gewicht achten, ist es nicht verwunderlich, dass der Nachwuchs ebenfalls kein vernünftiges Essverhalten entwickelt.

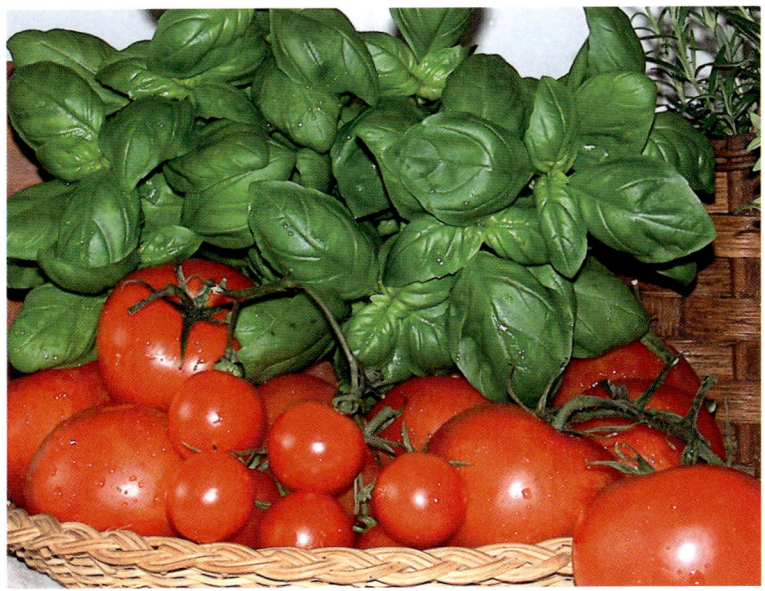

### Beschwerden

Das Gewicht des Kindes liegt deutlich über den Normwerten. Zudem sind übergewichtige Kinder häufiger von depressiven Verstimmungen, Teilnahmslosigkeit, Konzentrationsstörungen und anderen seelischen Problemen betroffen.

### Wann zum Arzt?

Wenn das Gewicht auf der Kurve im Vorsorgeuntersuchungsheft deutlich über der Norm liegt, sollten Sie mit Ihrem Kinder- und Jugendarzt die therapeutischen Möglichkeiten besprechen, um spätere gesundheitliche Probleme wie vorzeitigen Gelenkverschleiß, Herz-Kreislauf- sowie Stoffwechselkrankheiten zu verhüten.

### Behandlung

Die Behandlung ist langwierig und folgt einem ganzheitlichen Konzept. Wichtig ist neben einer gezielten Ernährungsberatung eine Verhaltenstherapie, die vor allem auf die Änderung der Essgewohnheiten ausgerichtet ist.

### Selbsthilfe

➤ Kinder sollen keine strengen Diäten durchführen, trotzdem kann eine Umstellung der täglichen Kost dazu beitragen, das Gewicht zu normalisieren. Kochen Sie fettarm, sparen Sie auch an Zucker, würzen Sie mit frischen Kräutern, bringen Sie möglichst naturbelassene Kost auf den Tisch.

➤ Kaufen Sie Getränke für Ihr Kind, die kalorienarm sind. Gut geeignet sind Tee, Mineralwasser und verdünnte Fruchtsäfte ohne Zucker. Meiden Sie dagegen zuckerreiche Limonaden und Colagetränke.

➤ Schränken Sie den Süßigkeitenkonsum Ihres Kindes ein. Ganz verbieten sollten Sie Süßes nicht, denn das verführt nur dazu, dass Ihr Kind heimlich nascht. Versuchen Sie aber beispielsweise bei Nachtisch und Zwischenmahlzeiten eher auf kalorienarmes Obst, Joghurt, Quark, Müsliriegel etc. auszuweichen.

### Vorbeugung

➤ Neben der gesunden Ernährung spielt ausreichende Bewegung eine wichtige Rolle. Bieten Sie Ihrem Kind verschiedene Sportarten zur Auswahl an. Die körperliche Aktivität sollte regelmäßig sein: am besten ein- bis zweimal in der Woche ein Sportprogramm und möglichst jeden Tag raus an die frische Luft.

➤ Stärken Sie das Selbstbewusstsein Ihres Kindes und geben Sie ihm viel Anerkennung. So ist es seelisch gut gerüstet, um auch mit Enttäuschungen und Frustrationen angemessen umgehen zu können. Wenn Ihr Kind gelernt hat, negative Erfahrungen und Gefühle richtig zu verarbeiten, besteht keine Gefahr, dass es Essen als Ersatzbefriedigung heranzieht, um den »seelischen Hunger« zu stillen.

## Wutanfälle

Zornesausbrüche und Anfälle von Wut gehören bis zu einem gewissen Grad zum Kinderalltag und zeigen sich vor allem in den Trotzphasen häufiger. Zu einer Verhaltensstörung werden Wutanfälle erst, wenn sie besonders heftig sind und besonders oft auftreten.

### Ursachen

Kinder werden wütend, wenn sie frustriert sind und beispielsweise etwas nicht bekommen, was sie gerne hätten. Wie stark ein Kind in Wut gerät, hängt von seiner Persönlichkeitsstruktur, von einer gewissen erblichen Veranlagung und von der Fähigkeit ab, die eigenen Gefühle zu kontrollieren. Kleine Kinder können dies oft noch nicht so gut, deshalb kommt es in der Trotzphase zwischen drei und fünf Jahren öfter zu Zornesausbrüchen. Hinter ausgeprägten Anfällen können sich ernstere Probleme verbergen, mit denen das Kind nicht fertig wird, beispielsweise starke Konflikte in der Schule oder im Elternhaus, Überforderung, Schulangst, Ablehnung durch Lehrer oder Kameraden.

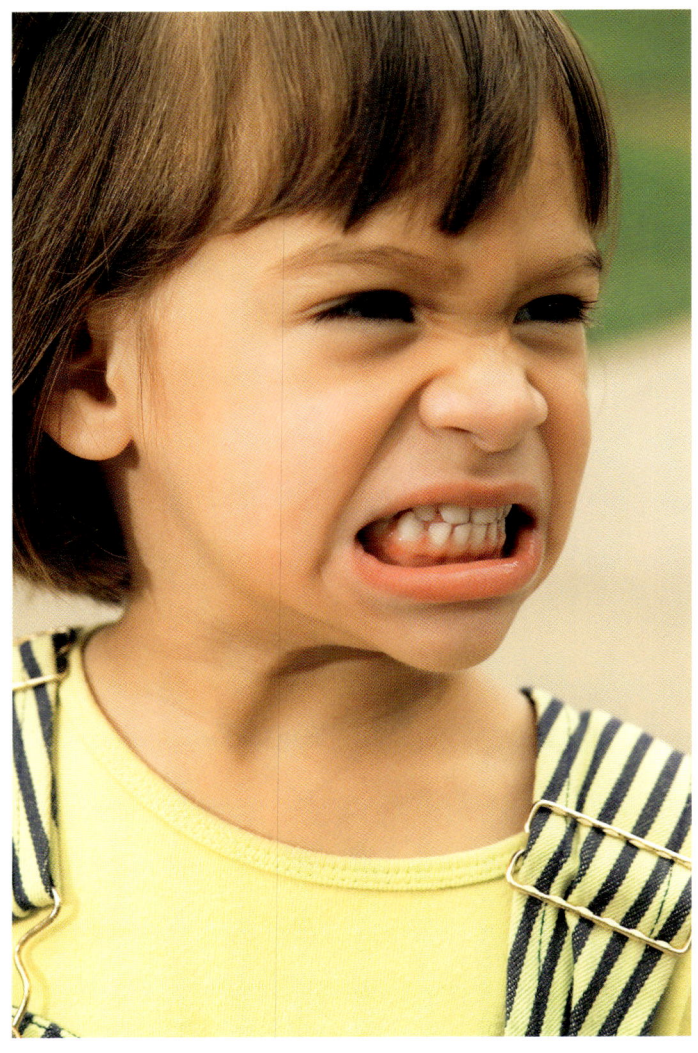

## Beschwerden

Bei einem Wutanfall weint das Kind heftig, schreit und tobt. Möglicherweise ballt es die Fäuste zusammen, wirft sich auf den Boden – egal, wo Sie sich gerade mit ihm befinden –, es strampelt, schlägt und tritt um sich. Häufig läuft das Gesicht rot an und auf den Wangen zeigen sich sogenannte hektische Flecken.

## Wann zum Arzt?

Wenn ein Kind immer wieder zu besonders ausgeprägten Wutanfällen neigt, die sich nicht oder nur schwer stoppen lassen, und die Familie dadurch stark beeinträchtigt wird, sollte unbedingt der Kinder- und Jugendarzt oder ein Kinderpsychologe zurate gezogen werden. Denn in manchen Fällen verbirgt sich eine Verhaltensauffälligkeit wie ein → AD(H)S (S. 165 ff.) dahinter. Diese Aufmerksamkeitsstörung ist häufig von erhöhter Aggressivität und Impulsivität geprägt.

In den Trotzphasen kommen Wutanfälle häufiger vor – für Eltern und Kind schwierige Zeiten.

## Behandlung

Um das Verhalten zu ändern und dem Kind zu vermitteln, wie es angemessen mit seinen Gefühlen umgeht, sind verhaltenstherapeutische Maßnahmen gut geeignet. Manchmal kann auch eine Familientherapie angezeigt sein, vor allem wenn die Wutanfälle durch bestimmte »Muster« und eingespielte Verhaltensweisen innerhalb der Familie ausgelöst werden.

## Selbsthilfe

➤ Um Wutanfälle weitestgehend zu reduzieren, empfiehlt es sich, das Kind während seines Ausbruches zu ignorieren, ihm beispielsweise den Rücken zuzudrehen, es in sein Zimmer zu schicken oder selbst den Raum zu verlassen.

➤ Lassen Sie ihm also nicht mehr Aufmerksamkeit zuteil werden als sonst, geben Sie nicht nach, schimpfen oder strafen Sie nicht. Denn Wut ist eine Form der Aufmerksamkeitssuche und wenn das Kind merkt, dass es Vater oder Mutter zornig macht, dann erkennt es auch, dass es durch sein Verhalten in gewisser Weise Macht ausübt.

➤ Wenn Ihre eigenen Gefühle hochkochen und Sie selbst durch die Aggressionen Ihres Kindes nahezu aus der Haut fahren möchten, dann sollten Sie das Ihr Kind keinesfalls merken lassen. Wenn es schreit wie am Spieß, reden Sie selbst ganz leise. Sie können sich auch ruhig hinsetzen, so tun, als würde Sie das gar nichts angehen, und abwarten. Wenn Ihnen das zu stressig ist, haben Sie auch die Möglichkeit, den Raum zu verlassen oder eine Weile nach draußen vor die Tür zu gehen, um tief durchzuatmen und sich zu beruhigen.

➤ Wenn Ihr Kind sich wieder im Griff hat, sollten Sie es loben, beispielsweise mit Sätzen wie »Schön, dass es dir wieder besser geht. Ich hab dich lieb, aber ich mag es nicht, wenn du so herumschreist.«

➤ Eine Teezubereitung aus Hopfen, Baldrian und Melisse hat sich bewährt, aufbrausende Kinder zu beruhigen und ihr Nervensystem auszugleichen.

➤ Auch mit einer Aromatherapie lassen sich kindliche Wutanfälle verringern. Gut geeignet sind die ätherischen Öle von Lavendel, Jasmin, Melisse und Orange.

## Vorbeugung

➤ Viele Wutanfälle lassen sich verhindern, wenn die Eltern rechtzeitig »die Luft heraus nehmen«. Greifen Sie ein, wenn es ersichtlich wird, dass Ihr Kind mit einer Situation überfordert ist und nicht weiterkommt (beispielsweise beim Spielen oder Basteln). Dann bietet sich an, dass Sie ihm unterstützend und helfend zur Seite stehen.

➤ Lassen Sie Ihr Kind regelmäßig eine Sportart ausüben – beispielsweise in einem Sportverein, um sich auszutoben und den Austausch mit anderen zu erleben sowie Teamgeist und Fairness zu entwickeln. Das wirkt sich positiv auf sein Verhalten aus und baut negative Empfindungen ab.

➤ Achten Sie auf Strukturen im Alltag und eine Regelmäßigkeit beim Essen, Aufstehen und Zubettgehen. Wichtig für eine innere Ausgeglichenheit ist auch, dass Ihr Kind ausreichend lange und gut schläft.

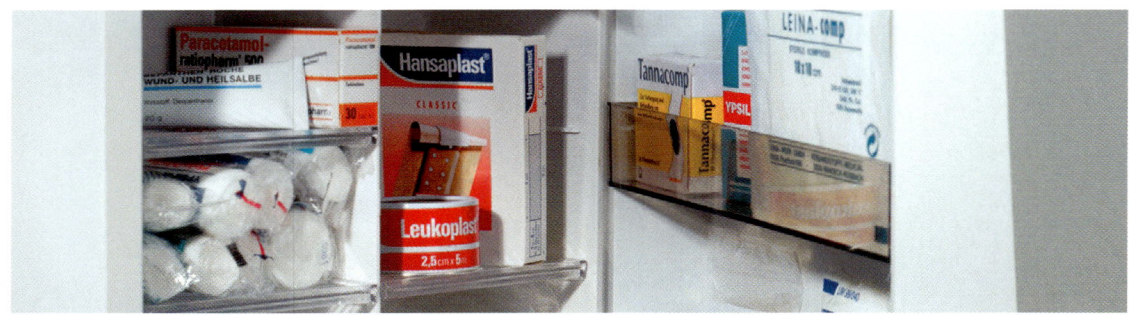

# Wenn Ihr Kind rasch Hilfe braucht

Glücklicherweise haben Kinder meist einen Schutzengel — und Notfälle treten ganz selten auf. Trotzdem müssen Sie für den Ernstfall gerüstet sein und wissen, was zu tun ist. Ganz wichtig: Ruhe bewahren! Im folgenden Kapitel erfahren Sie, wie Sie Ihrem Kind in Notfallsituationen helfen können.

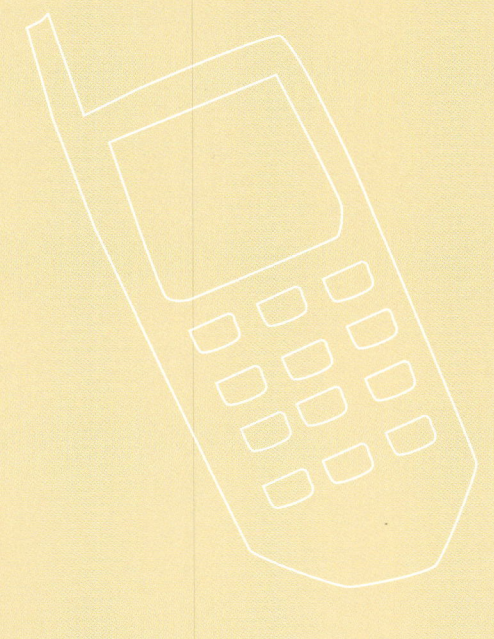

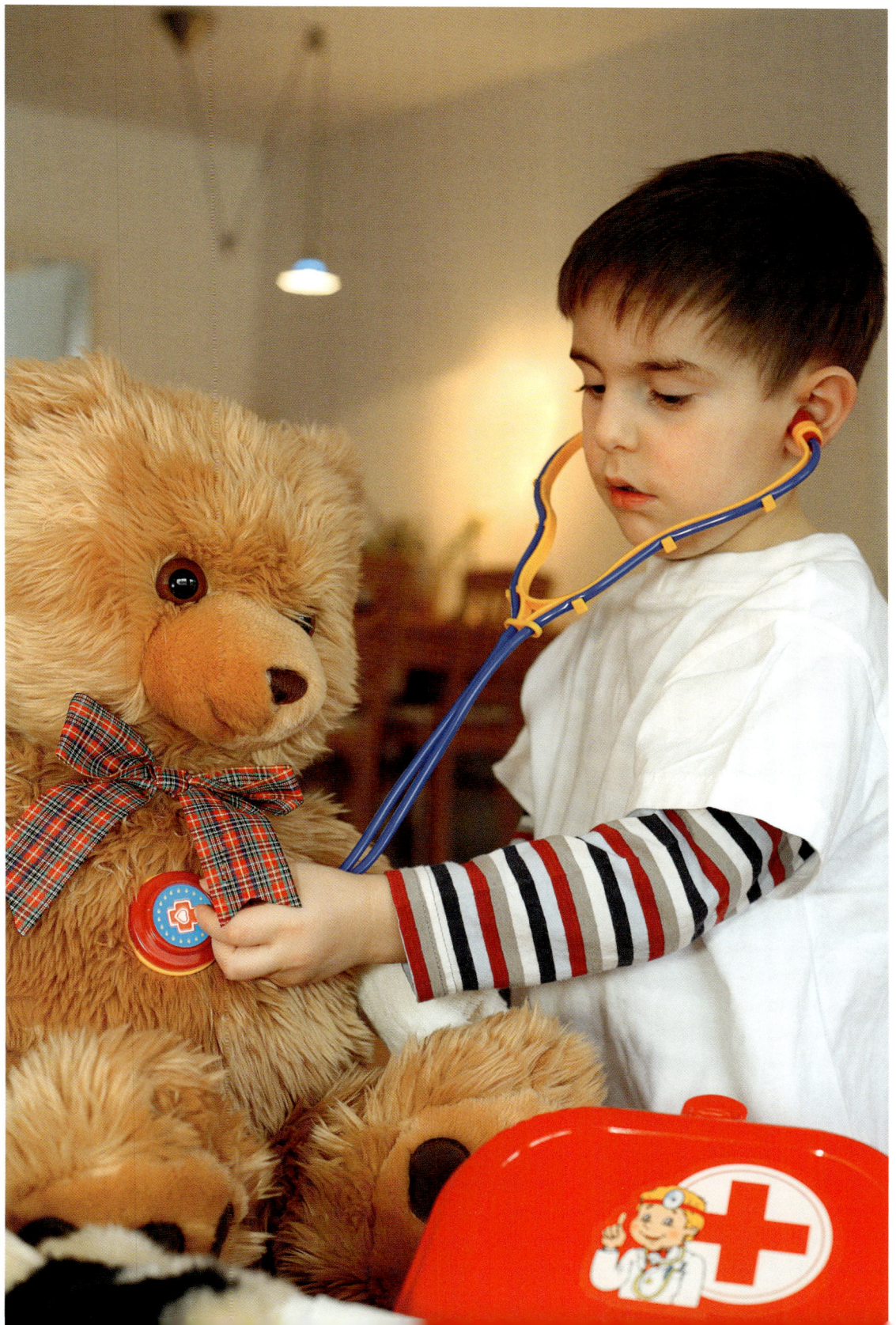

# In Akutsituationen richtig handeln

Fakt ist: Kinder sind entdeckungsfreudig, sie haben einen Forscher-drang, wollen viel ausprobieren und Neues erkunden. Dass sie da nicht immer die Risiken abschätzen oder überhaupt erkennen können, wo Gefahr lauert, ist ganz normal. Also werden Sie sich trotz aller Vor-sicht darauf einstellen müssen, dass mit Ihrem Kind immer einmal wieder etwas passiert. Zumeist verlaufen Unfälle und Verletzungen im Kindesalter glimpflich und lassen sich mit einfachen Maßnahmen gut behandeln. Sollte aber doch etwas Ernsteres geschehen, müssen Sie einen klaren Kopf behalten und bestimmte Grundregeln der ersten Hilfe beherrschen. Dabei ist auch zu berücksichtigen, dass Kinder manchmal andere Hilfsmaßnahmen benötigen als Erwachsene.

Am besten frischen Sie Ihre Kenntnisse in einem Erste-Hilfe-Kurs auf und üben unter fachlicher Anleitung die wichtigsten Handgriffe und Maßnahmen. So sollten Sie beispielsweise die Mund-zu-Mund-Be-atmung beherrschen und trainiert haben, wie diese unter Umstän-den lebensrettende Maßnahme bei Kindern funktioniert.

### Wichtige Nummern für den Notfall
Außerdem müssen Sie die wichtigsten Adressen und Telefonnum-mern immer parat haben und am besten sowohl in der Wohnung gut sichtbar in der Nähe des Telefons platzieren als auch für unter-wegs in Ihrem Handy abgespeichern. Dazu gehört die Nummer
➤ des Kinderarztes (wenn möglich auch seine Privatnummer)
➤ des nächstgelegenen Krankenhauses
➤ des ärztlichen Notdienstes
➤ der Apotheken in Ihrer Umgebung
➤ der Feuerwehr oder Polizei
➤ der Giftnotrufzentrale
➤ der Nachbarn, Freunde, Verwandten

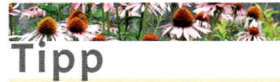

## Tipp
In einer bedroh-lichen Situation ruhig zu bleiben, ist leichter gesagt als getan. Trotzdem müssen Sie tief durchatmen und dann gezielt und syste-matisch handeln. Üben Sie dies am besten in einem Erste-Hilfe-Kurs beim Roten Kreuz oder einer anderen Einrichtung.

Die wichtigste Notrufnummer bei ernsthaften Unfällen ist bundes-
weit die 112. Wenn Sie die Notrufstellen anrufen:

➤ Sagen Sie zunächst deutlich Ihren Namen und wo Sie sich gerade
befinden.

➤ Schildern Sie dann die Situation, erklären Sie, was passiert ist
und wie viele Menschen bzw. Kinder betroffen sind.

➤ Versuchen Sie, möglichst detaillierte Angaben über den Gesundheitszustand zu machen, beschreiben Sie beispielsweise sichtbare
Verletzungen, Blutungen, den Bewusstseinszustand des Patienten. Auf diese Weise können sich die Helfer ein Bild machen und
entsprechend rasch handeln, wenn sie dann ebenfalls vor Ort an-
gelangt sind.

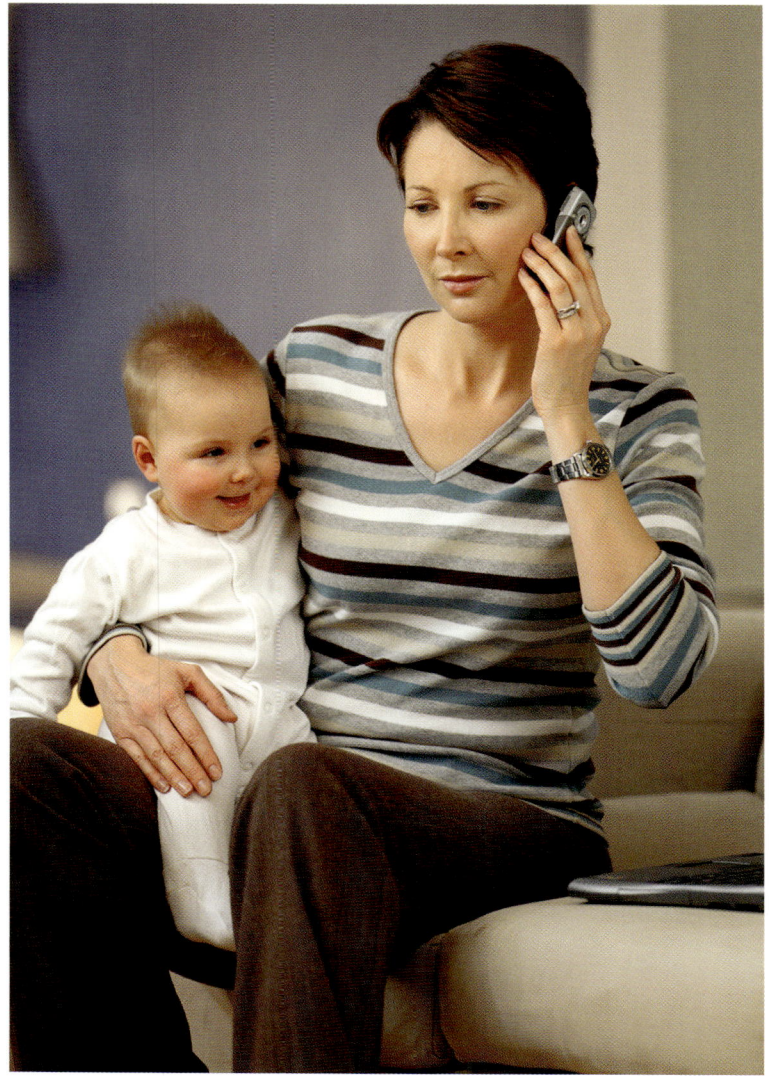

Wichtige Rufnum-
mern sollten Sie
in allen Telefo-
nen, auch im
Handy, abgespei-
chert haben.

# Die wichtigsten Maßnahmen der ersten Hilfe

### Atemnot

Mögliche Ursachen sind:

➤ schwere Erkältung, Schnupfen bei Babys
➤ Krupphusten
➤ Kehldeckelentzündung
➤ Keuchhusten
➤ akute Bronchitis
➤ Lungenentzündung
➤ verschluckte Fremdkörper in der Luftröhre oder in den Bronchien (Nüsse, Klammern, Spielzeugteile)
➤ akuter Asthmaanfall
➤ Mukoviszidose
➤ Herzmuskel- und Herzklappenentzündung
➤ Rheumatisches Fieber

### Beschwerden

Bei Atemnot kommt es zu erschwerter Atmung, schneller Atmung, der sogenannten Nasenflügelatmung. Auch Blaufärbung von Haut und Schleimhaut, besonders der Lippen, Schwäche, Schwitzen sowie Angstzustände können auftreten.

### Erste Hilfe

➤ Beruhigen Sie das Kind, reden Sie leise und beschwichtigend.
➤ Lagern Sie den kleinen Patienten aufrecht, nehmen Sie ein kleines Kind behutsam auf den Arm.
➤ Kontrollieren Sie Puls und Atmung.
➤ Öffnen Sie den Mund und untersuchen Sie, ob Gegenstände verschluckt sind.
➤ Versuchen Sie, Fremdkörper aus Mund- und Nasenraum zu entfernen.

### Sofort den Notarzt rufen

➤ wenn die Atemnot ausgeprägt ist
➤ bei Babys
➤ bei Verdacht auf Insektenstich in
   Mund oder Rachen
➤ bei Kollapsgefahr

## Bewusstlosigkeit

Mögliche Ursachen sind:

➤ Schlag oder Stoß auf den Kopf,
   → Gehirnerschütterung (S. 193 f.)
➤ hohes Fieber, Fieberkrampf
➤ Kreislaufstörungen, Blutdruckabfall
➤ Blutzuckerabfall, Zuckerkrankheit
➤ allergischer Schock
➤ Störungen des Flüssigkeitshaus-
   halts, z. B. durch Erbrechen und
   Durchfall
➤ Störungen des Temperaturhaus-
   halts, z. B. → Hitzschlag (S. 194 f.)

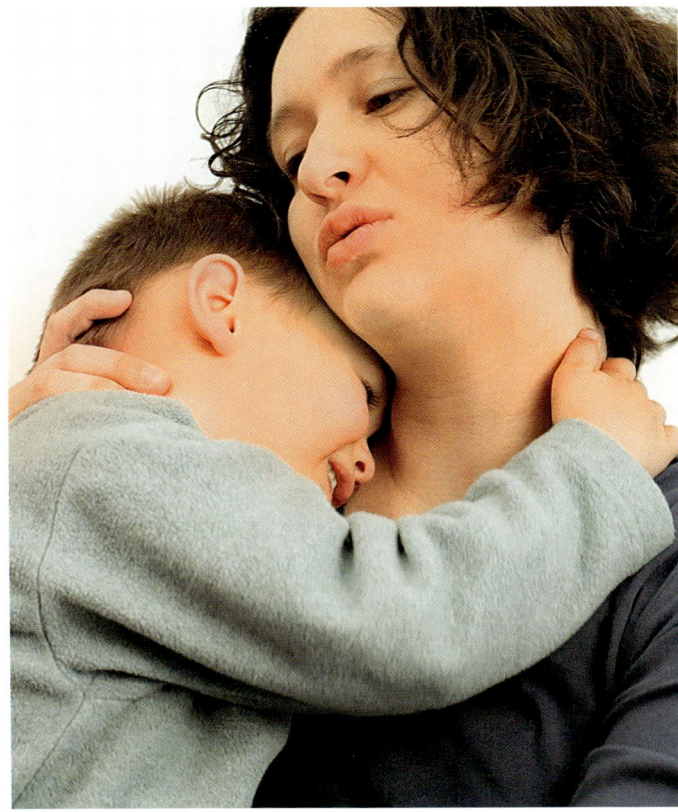

### Beschwerden

Ein bewusstloses Kind ist nicht ansprechbar. Bei sehr hohem Fieber tritt oft eine rote Gesichtsfarbe auf; ein Kreislaufkollaps oder Schock zeigt sich eher durch Blässe. Bei einer kurzen Ohnmacht verliert der kleine Patient für wenige Minuten das Bewusstsein, Puls und Atmung sind aber vorhanden und regelmäßig.

> Bei Atemnot ist es wichtig, Ihr Kind zu beruhigen, damit es sich nicht noch mehr ängstigt.

### Erste Hilfe

➤ Prüfen Sie zuerst Atmung und Puls: Zur Kontrolle der Atemfunktion entweder eine Hand auf den Brustkorb legen und die Atembewegungen fühlen oder einen kleinen Spiegel vor Mund und Nase halten: Wenn der Spiegel beschlägt, funktioniert die Atmung. Den Puls prüfen Sie an der Innenseite des Handgelenks, unterhalb des Daumens, oder an der Halsschlagader, rechts oder links vom Kehlkopf.
➤ Sind Flüssigkeiten oder Fremdkörper in die Atemwege eingedrungen, sollten sie möglichst rasch entfernt werden. Heben Sie das Kind an den Füßen hoch, sodass der Kopf nach unten hängt, und klopfen sie leicht zwischen seine Schulterblätter.

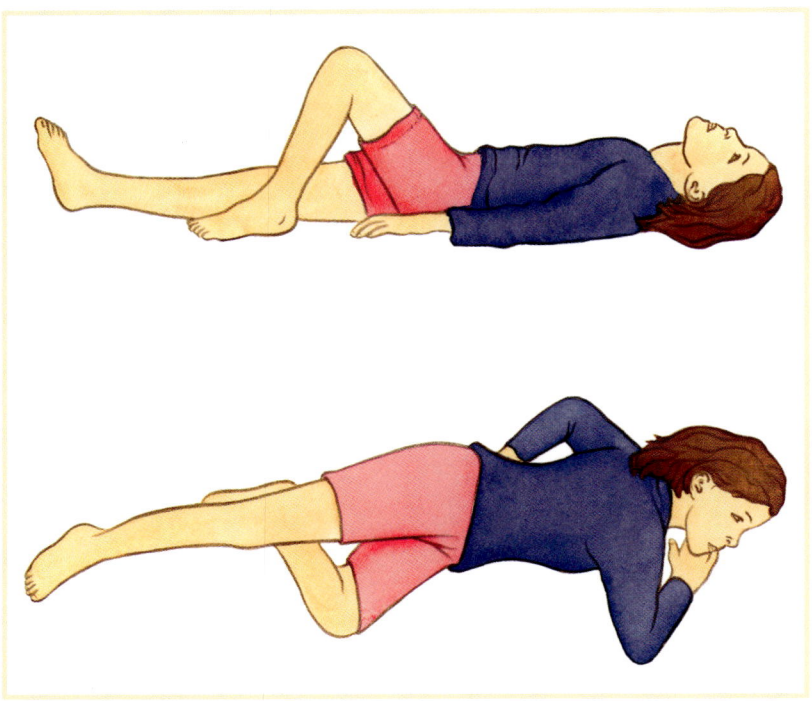

Meist beginnt das Kind dann abzuhusten. Sind die Atemwege frei, setzt die Atmung wieder ein. Tut sie es nicht, legen Sie das Kind auf den Rücken, drehen den Kopf zur Seite und öffnen seinen Mund, um eventuelle Essensreste oder Gegenstände zu entfernen.

➤ Lagern Sie den kleinen Patienten bis zum Eintreffen ärztlicher Hilfe in der stabilen Seitenlage. Legen Sie ihn dazu auf den Boden oder eine feste Unterlage. Neben seinem Oberkörper knien, den zugewandten Arm so weit wie möglich unter den Körper des Kindes legen. Das Bein derselben Seite abwinkeln, das Kind zu sich herdrehen, indem es an Hüfte und Schulter der gegenüberliegenden Seite vorsichtig hochgehoben wird. Seinen Kopf ganz leicht nach hinten überstrecken, der leicht geöffnete Mund sollte ein wenig zum Boden hin zeigen. Den unter dem Körper liegenden Arm nach hinten ziehen, die andere Hand unter die Wange des Kindes legen.

> Wenn ein Kind bewusstlos ist, sollten Sie es in der stabilen Seitenlage lagern.

### Sofort den Notarzt rufen
➤ wenn die Bewusstlosigkeit länger als eine Minute anhält
➤ wenn Atmung und/oder Puls unregelmäßig sind

## Erfrierung/Unterkühlung

Erfrierung und Unterkühlung entstehen, wenn der Körper lange Zeit großer Kälte ausgesetzt ist.

Zu Erfrierungen kann es im Winter, beispielsweise beim Skifahren kommen, wenn ein Kind seine Gruppe verloren hat und von der Piste abgekommen ist. In solchen Fällen sind dann besonders die Finger, die Zehen sowie die Nase von der Erfrierung betroffen, denn hier wird die Blutzirkulation am schnellsten gedrosselt.

Eine Verkühlung kann im Wasser auftreten, beispielsweise wenn ein Kind im Winter beim Schlittschuhlaufen einbricht oder beim Schwimmen im Meer vor einer Strömung erfasst wird, abtreibt und länger im Wasser bleiben muss, bis Rettung kommt.

## Beschwerden

**Erfrierung:** rote bis bläuliche Verfärbungen, meist an Nase, Ohren, Fingern und Zehen. Die erfrorenen Stellen schmerzen stark und bilden Bläschen mit weißem Zentrum.

**Unterkühlung:** Zittern, kalte, blau gefärbte Haut. Wenn die Körpertemperatur unter 31 °C sinkt, besteht die Gefahr, dass der Blutdruck abfällt und eine Atemschwäche bis hin zu einer → Bewusstlosigkeit eintritt.

## Erste Hilfe

➤ Das Kind an einen warmen Ort bringen, langsam (!) aufwärmen. Eine zu schnelle Wiedererwärmung ist ungünstig: Das ausgekühlte Blut aus Armen und Beinen könnte in das Körperinnere schießen und zum sogenannten Bergungstod führen. Gegebenenfalls nasse Kleidungsstücke ausziehen und durch trockene, warme ersetzen. Das Kind vor allem in der Körpermitte in warme Jacken einhüllen.

➤ Ist es möglich, sollte man dem Kind eine Wärmflasche auf die Brust legen und es in Alufolie wickeln und darauf Decken geben. So wird der Körperkern langsam erwärmt.

➤ Ein unterkühltes Baby können Sie an Ihrem eigenen Leib aufwärmen und so unter Pullover und Jacke stecken, dass es noch gut atmen kann.

➤ Erfrorene Körperstellen keinesfalls bewegen, vorsichtig erwärmen; mit lauwarmem (nicht heißem!) Wasser oder angewärmten Tüchern bedecken, zur Not hilft auch die eigene Körperwärme.

➤ Erwärmung von innen kann durch warme Getränke, am besten leicht gezuckerten Tee, bewirkt werden.

➤ Wenn die erfrorenen Körperstellen stark und stechend schmerzen, sind schmerzlindernde Medikamente wie Paracetamol angebracht.

## Sofort den Notarzt rufen

Nur bei leichter Unterkühlung und einer nicht starken Beeinträchtigung des Befindens können Sie es mit der Selbsthilfe bewenden. Ansonsten den Notarzt rufen, vor allem wenn Bewusstlosigkeit droht!

# Fieberkrampf

Bei Kindern mit einer entsprechenden Neigung kann hohes Fieber einen plötzlichen Krampfanfall auslösen. Offensichtlich wird durch den Temperaturanstieg die elektrische Gehirnaktivität verändert, sodass die Nervenimpulse kurzzeitig nicht mehr koordiniert weitergeleitet werden.

## Beschwerden

Das Kind zuckt plötzlich mit Armen und Beinen, es verdreht die Augen, die Lippen färben sich blau. Manchmal kommt es zu → Bewusstlosigkeit (S. 189 f.).

## Erste Hilfe

➤ Bleiben Sie ruhig, nehmen Sie das Kind in den Arm.
➤ Geben Sie ihm sofort ein fiebersenkendes Zäpfchen.
➤ Wenn ein Kind schon einmal einen Fieberkrampf durchgemacht hat, verordnet der Arzt ein Notfallmedikament, das den Fieberkrampf schnell unterbricht. Dabei handelt es sich um spezielle Rektiolen (eine Art Klistier, das den Wirkstoff Diazepam enthält). Wenn sich ein erneuter Krampfanfall anbahnt, geben Sie dem Kind sofort dieses Medikament.

## Sofort den Notarzt rufen

➤ wenn Zeichen eines Fieberkrampfes erstmals auftreten

# Fremdkörper in Nase, Ohren, Augen

Kleinkinder sind neugierig und experimentierfreudig. Vor allem beim Spielen stecken sie sich gerne irgendwelche Gegenstände in Ohren oder Nase. Ein erhöhtes Risiko bergen Kleinteile wie Knöpfe, Murmeln, Nasen oder Augen von Plüschtieren, die nicht richtig befestigt sind. Ins Auge gelangen Fremdkörper beispielsweise, wenn Kinder sich mit Schmutz oder Sand bewerfen.

## Beschwerden

Bei **Fremdkörpern in der Nase** atmet das Kind durch den Mund, die Sprache ist näselnd, es kann Nasenbluten entstehen oder vermehrt Sekret aus der Nase austreten.
Bei **Fremdkörpern im Ohr** hört das Kind schlechter, eventuell klagt es über einseitige Ohrenschmerzen und hält sich die Hand ans betroffene Ohr.
Bei **Fremdkörpern im Auge** beginnt das Auge zu tränen, es brennt, juckt und rötet sich.

### Erste Hilfe

➤ Stecken Fremdkörper in Ohr oder Nase, sollten Sie auf keinen Fall mit irgendwelchen Gegenständen darin herumbohren – sonst besteht die Gefahr einer schlimmeren Verletzung.

➤ Versuchen Sie zunächst, durch Schütteln des Köpfchens, das Ohr wieder freizukriegen.

➤ Bei verstopfter Nase halten Sie das freie Nasenloch zu und lassen das Kind schnäuzen. Klappt das nicht, sollten Sie rasch einen Hals-Nasen-Ohren-Arzt aufsuchen. Für ihn ist es meist keine Schwierigkeit, den Fremdkörper schonend zu entfernen.

➤ Ist etwas ins Auge geraten, mit fließendem Wasser ausspülen und anschließend zum Augenarzt gehen.

### Sofort den Notarzt rufen

➤ bei stärkerer Blutung aus Ohr oder Nase

➤ bei Schmerzen

➤ bei akuter Luftnot

## Gehirnerschütterung

Eine Gehirnerschütterung kann als Folge einer starken Kopfprellung, z. B. durch Sturz, Schlag oder Stoß auftreten. Der Druck, der dabei auf den Schädel einwirkt, kann sich auf das Gehirn übertragen und dort eine Erschütterung hervorrufen. Das bedeutet, das Nervengewebe wird für eine bestimmte Zeit in einen Reizzustand versetzt.

Meist verläuft eine Gehirnerschütterung harmlos, trotzdem braucht der kleine Patient ein paar Tage Ruhe.

### Beschwerden

Je nachdem wie stark der Schlag auf den Kopf war, kann der kleine Patient gleich nach dem Unfall kurzzeitig das Bewusstsein verlieren. Oft ist das Kind aber einfach nur erschrocken und Veränderungen treten erst später auf. So können Kinder über Kopfschmerzen, Schwindel und Übelkeit klagen. Manchmal kommt es zu Erbrechen, selten ruft die Gehirnerschütterung Symptome wie Schläfrigkeit und Apathie hervor.

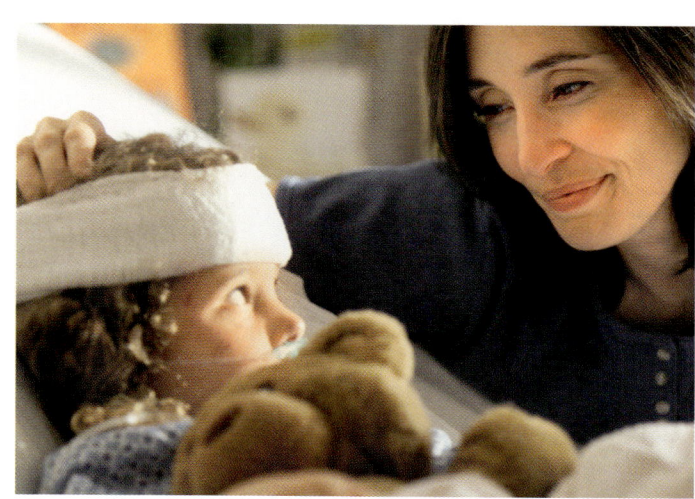

### Erste Hilfe

➤ Legen Sie das Kind mit leicht erhöhtem Oberkörper ruhig hin und beruhigen Sie es.

➤ Kontrollieren Sie den Puls des Kindes. Überprüfen Sie auch die Atmung.

➤ Besteht eine offene (Platz-)Wunde, legen Sie einen sterilen Kopfverband an (Wundversorgung siehe S. 204).

➤ Suchen Sie unverzüglich einen Arzt auf. Er muss Untersuchungen vornehmen, vor allem mit bildgebenden Verfahren wie Röntgen oder Kernspintomografie, um gravierendere Verletzungen auszuschließen wie z. B. einen Schädelbruch.

### Sofort den Notarzt rufen

➤ bei sofortiger oder verzögert auftretender Bewusstlosigkeit

➤ bei Blässe und beschleunigter Atmung

➤ bei Blutungen aus Nase und Mund (Verdacht auf Schädelbasisbruch)

# Hitzschlag/Sonnenstich

Sowohl der Sonnenstich als auch der Hitzschlag entstehen durch extreme Überwärmung und einen Wärmestau im Körper. Beim Hitzschlag bewirkt der Wärmeanstieg im Inneren eine Erhöhung der Körperkerntemperatur. Dadurch gerät der Kreislauf aus den Fugen. Ein Sonnenstich wird durch zu starke Sonneneinstrahlung auf den Kopf ausgelöst.

Besonders gefährdet sind Babys, die im Sommer draußen im Kinderwagen liegen. Bemerkt die Mutter nicht, dass die Sonne gewandert ist und das Bettchen bestrahlt, kann das Kind rasch einen Wärmestau entwickeln. Auch im Auto, beispielsweise wenn man bei großer Hitze im Stau steht und keine Klimaanlage hat, drohen Hitzschlag oder Sonnenstich.

### Beschwerden

Die Haut ist heiß und trocken, das Gesicht rot. Häufig klagen die Kinder über Schwindel, Kopfschmerzen und Flimmern vor den Augen. Auch Übelkeit und Erbrechen können auftreten. Im schlimmsten Fall kommt es zu einer Kreislaufkrise mit → Bewusstlosigkeit (S. 189 f.).

### Erste Hilfe

➤ Das Kind sofort in einen kühlen Raum bringen.

➤ Den Kopf mit feuchten Tüchern kühlen und den Oberkörper hoch lagern.

➤ Beengende Kleidung, Schuhe und Strümpfe ausziehen, mit einem Fächer oder einer Zeitung kühle Luft zuführen.

➤ Nach Möglichkeit etwas zu trinken geben, am besten Tee oder Saft mit einer Prise Salz und etwas Zucker.

➤ Den Arzt rufen, damit er die weitere Behandlung übernehmen kann und den kleinen Patienten gegebenenfalls in eine Klinik einweist.

### Sofort den Notarzt rufen

➤ bei Bewusstlosigkeit

➤ bei Frieren, Schüttelfrost, mamorierter Haut, Blässe und schneller Atmung (drohender Kreislaufkollaps!)

## Insektenstiche/Zeckenstiche

Insektenstiche ziehen sich Kinder meist im Sommer und Frühherbst zu. Am häufigsten kommen Mückenstiche sowie Stiche durch Bienen und Wespen vor.

Zecken sind Blut saugende Parasiten, die ein Sekret absondern, während sie sich in die Haut eingraben. Durch den Biss können Krankheitserreger übertragen werden, die zu Infektionen führen. Gefürchtet ist die sogenannte Borelliose sowie die Frühsommer-Meningoenzaphilits (FSME), eine Entzündung von Gehirn und Hirnhäuten.

### Beschwerden

Je nach Ausprägung und Verursacher des **Insektenstichs** treten Rötung, Schwellung, Juckreiz, Brennen und ein Spannungsgefühl der Haut auf. In seltenen Fällen kann es auch zu (schweren) allergischen Reaktionen kommen.

**Zeckenstiche** verlaufen oft unbemerkt oder verursachen nur eine leichte Rötung an der Stichstelle sowie etwas Juckreiz.

Bienenstiche sind schmerzhaft und können auch eine allergische Reaktion hervorrufen.

### Erste Hilfe

➤ Wenn Sie den Stachel des Insekts sehen können, ziehen Sie ihn mit einer Pinzette vorsichtig heraus.

➤ Zecken am besten mit einer speziellen Zeckenzange entfernen. Knapp über der Haut ergreifen, mit leichten Drehbewegungen herausziehen. Kein Öl oder andere Substanzen auf die Zecke träufeln!

➤ Anschließend die Stichstelle mit Alkohol, Desinfektionslösung oder auch Kölnisch Wasser desinfizieren.

➤ Um Juckreiz und Schwellung zu mildern, können Sie die betroffene Hautpartie mit Essigwasserumschlägen kühlen und juckreizstillende Gels auftragen.

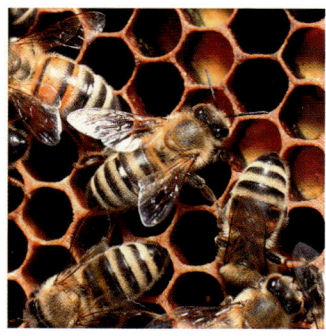

### Sofort den Notarzt rufen

➤ Bei einer Allergie gegen Insektengift sollten Sie rasch einen Arzt rufen, da in manchen Fällen die allergische Reaktion sehr ausgeprägt sein und sogar einen allergischen Schock nach sich ziehen kann. Der Arzt muss dann unverzüglich ein Gegenmittel spritzen, um diese Komplikation zu verhindern.
➤ Auch bei Bienen-, Wespen- oder Hornissenstichen in Mund oder Hals müssen Sie sofort den Notarzt alarmieren. Es besteht Erstickungsgefahr!

## Knochenbrüche

Am häufigsten ziehen sich Kinder Knochenbrüche bei sportlichen Aktivitäten zu, vor allem wenn sie stürzen oder die Bewegungsabläufe durch mangelnde Übung noch nicht richtig koordiniert sind.

### Beschwerden

Die betroffene Extremität schmerzt stark, vor allem bei Bewegung, und schwillt an. Manchmal zeigt sich eine unnatürliche Beweglichkeit und/oder eine unnatürliche Lage. Bei offenen Brüchen kommt es zu Blutungen.

### Erste Hilfe

➤ Beruhigen Sie das Kind und legen Sie es am besten auf eine weiche Unterlage.
➤ Bei einem geschlossenen Bruch stellen Sie die verletzte Körperpartie ruhig und schienen sie behelfsmäßig. Achten Sie darauf, dass der gebrochene Knochen nicht bewegt wird.
➤ Ist der Bruch offen, müssen Sie die Wunde zunächst keimfrei abdecken, ruhigstellen und dann rasch ärztliche Hilfe holen.
➤ Sorgen Sie dafür, dass das verletzte Kind unverzüglich ins Krankenhaus gebracht wird. Es müssen Röntgenaufnahmen angefertigt werden, außerdem ist eine rasche Versorgung des Bruches durch einen Gipsverband oder eine Operation nötig.
➤ Decken Sie das Kind bis zum Transport ins Krankenhaus zu und halten Sie es warm.

### Sofort den Notarzt rufen

➤ bei Verdacht auf einen Schädel- oder Wirbelbruch
➤ bei offenen Brüchen
➤ bei sehr starken Schmerzen
➤ bei Bewusstlosigkeit

# Schock

Beim Schock kommt es zu einer schweren Regulationsstörung im Kreislaufsystem. Diese Störung kann beispielsweise durch ein psychisches Trauma wie etwa einen Unfall, durch → Verbrennungen (S. 199 f.) mit hohem Flüssigkeitsverlust über die Haut sowie durch allergische Reaktionen entstehen. Dieser anaphylaktische Schock kann lebensbedrohlich sein. Die Histaminausschüttung ist dabei so gewaltig, dass blitzschnell alle Gefäße erweitert und große Mengen an Flüssigkeit ins Gewebe gedrängt werden. Dadurch entsteht ein »Volumenmangel« in den Blutbahnen. Dies belastet den Kreislauf in hohem Maß und es kommt zu den typischen Schocksymptomen.

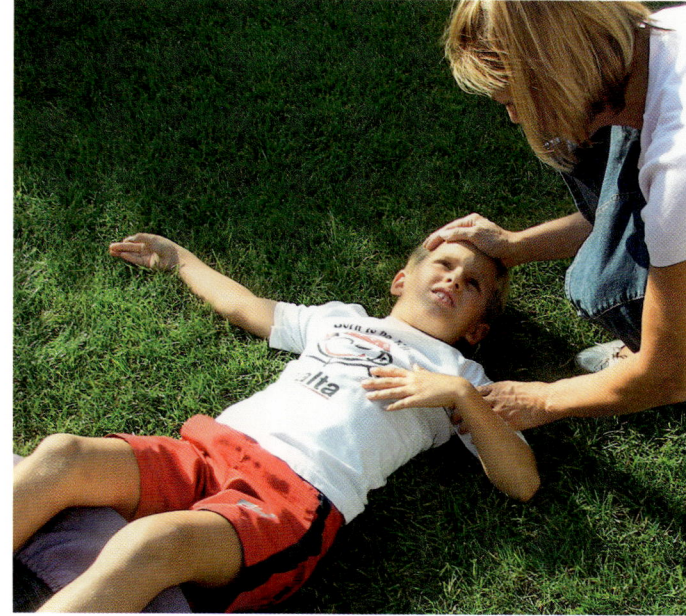

## Beschwerden

Das Kind zeigt Angst, ist zunehmend benommen und wirkt teilnahmslos. Typisch sind Blässe, Zittern und eine kaltschweißige Haut. In der Folge kann es zu Blutdruckabfall, Herzrasen, Atemnot und Ohmacht kommen. Beim anaphylaktischen Schock bilden sich im Rahmen der allergischen Reaktion häufig Quaddeln auf der Haut.

Bei einem Schock sollten Sie das Kind beruhigen, seine Atmung und den Puls kontrollieren sowie die Beine hochlagern.

## Erste Hilfe

➤ Beruhigen Sie das Kind. Sprechen Sie ruhig und langsam, nehmen Sie es in den Arm, stre cheln Sie es.
➤ Kontrollieren Sie Puls und Atmung des Kindes.
➤ Versuchen Sie, die Ursache für die Schockreaktion herauszufinden.
➤ Führen Sie die Schocklagerung durch: Die Beine des Kindes hochlagern, am besten auf einem Stuhl, einer Kiste, mehreren Kissen oder gegen die Mauer. Der Winkel sollte ungefähr 45 bis 90 Grad betragen.
➤ Hüllen Sie das Kind in eine Decke, in Mäntel oder Jacken und halten Sie es warm.
➤ Wenn möglich, legen Sie eine Wärmflasche auf den Bauch des kleinen Patienten.

### Sofort den Notarzt rufen

Bei einem drohenden Schock sollten Sie grundsätzlich den Notarzt alarmieren!

## Verätzung

Verätzungen werden durch aggressive chemische Substanzen wie Säuren oder Laugen hervorgerufen. Am häufigsten kommt das im Haushalt oder in der Freizeit bei Unfällen oder unsachgemäßem Umgang z. B. mit Haushaltsreinigern vor. Bei Kleinkindern können Verätzungen des Mund- und Speiseröhrenbereichs hervorgerufen werden, beispielsweise wenn sie Reinigungsflüssigkeiten trinken, die nicht kindersicher aufbewahrt und abgeschlossen wurden.

### Beschwerden

Bei Verätzungen der Haut kommt es zu Schmerzen, Rötung, Schwellung, Geschwürbildung und nässendem Wundsekret. Bei Verätzungen des Mund-Rachen-Bereichs schwillt die Mundschleimhaut an, es treten glasige Beläge, Schmerzen und ein Brennen auf, das bis über die Speiseröhre bis zum Magen absteigen kann. Nicht selten kommt es auch zu → Atemnot (S. 188 f.) und Schluckbeschwerden. Betrifft die Verätzung die Augen, dann sind diese gerötet und tränen; es können Schwellungen, Schleier vor den Augen, Sehstörungen und Schmerzen auftreten.

> Wichtigste Erstmaßnahme bei Verätzungen ist langes Spülen unter fließend kaltem Wasser.

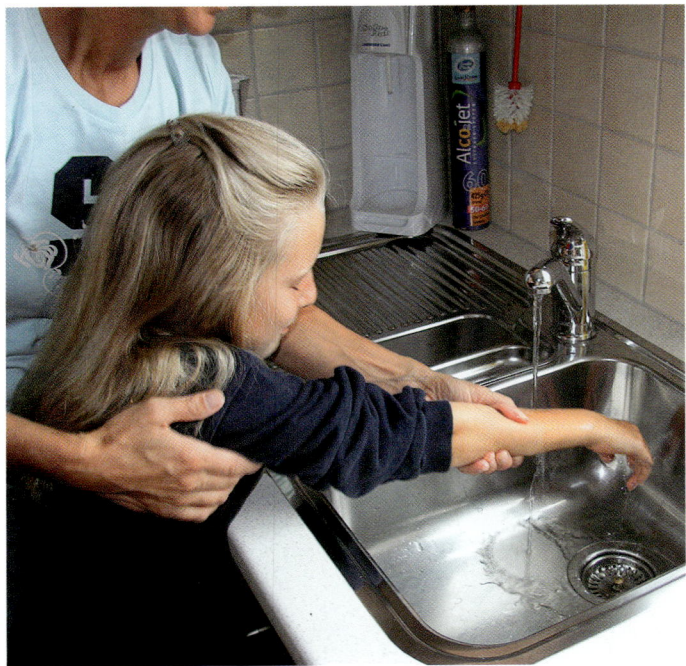

### Erste Hilfe

➤ Verhindern Sie sofort den Kontakt mit der Ätzflüssigkeit, entfernen Sie benetzte Kleidungsstücke.

➤ Die betroffene Stelle mindestens 20 Minuten lang mit fließend kaltem Wasser behandeln.

➤ An den Augen lauwarmes Wasser zur Spülung von innen nach außen verwenden.

➤ Decken Sie betroffene Stellen steril mit Kompressen und Verbandsmaterial ab.

➤ Bei Verätzungen im Mundraum und in der Speiseröhre geben Sie dem Kind rasch viel Wasser zu trinken. Es sollte sich jedoch nicht erbrechen, da dies eine erneute Verätzungsgefahr für die Speiseröhre mit sich bringt. Keinen Saft zum Spülen reichen!

➤ Schäumende Mittel wie Spülmittel und Waschpulver sind nicht so giftig wie Laugen und Säuren, können aber durch die Schaumbildung das Kind gefährden. Verhindern Sie auch in diesem Fall das Erbrechen, denn dabei könnte Schaum in die Lunge kommen und das Kind daran ersticken. Geben Sie dem Kind in dieser Situation keinesfalls Wasser zu trinken, das erhöht die Schaumbildung. Reichen Sie ihm kleine Eistückchen zum Lutschen. Für einen solchen Notfall sollten Sie Entschäumer-Tropfen in der Hausapotheke haben, die es in der Apotheke zu kaufen gibt.

### Sofort den Notarzt rufen

Wenn Sie nicht sicher sind, wie viel der Ätzflüssigkeit Ihr Kind verschluckt haben könnte, sollten Sie rasch den Arzt rufen. Auch Schmerzen, vor allem Bauchschmerzen sind ein Fall für den Notarzt.

# Verbrennung/Verbrühung

Verbrennungen und Verbrühungen sind häufige Unfälle im Haushalt oder in der Freizeit. Verbrennungen werden durch Feuer oder feuergefährliche Stoffe verursacht, Verbrühungen sind Hautschädigungen durch heiße Flüssigkeiten. Beide zählen zu den häufigsten Unfällen im Kindesalter.

So passieren Verbrennungen:

➤ Das Kind fasst an die heiße Herdplatte oder in den heißen Ofen.

➤ Das Kind stößt gegen Heißwasserrohre oder gegen heiße Vorrichtungen im Heizungskeller.

➤ In einen Gartengrill wird Spiritus oder Benzin gegossen. Es gibt eine gefährliche Stichflamme.

➤ Kinder zündeln gerne. Dabei kann es zu Brandunfällen kommen.

So passieren Verbrühungen:

➤ Das Kind stolpert rücklings in einen Eimer mit heißem Wasser.

➤ Das Kleinkind zieht einen Topf mit heißer Flüssigkeit vom Tisch oder vom Herd und verbrüht sich.

➤ Heiße Flüssigkeiten spritzen beim Kochen aus Pfanne oder Topf und treffen das Kind.

### Beschwerden

Verbrennungen werden in drei Schweregrade eingeteilt:

1. Grad: Hautrötung, medizinisch Erythem genannt

2. Grad: Blasenbildung, leichte Schädigung der oberflächlichen Hautschichten

3. Grad: tief greifende und ausgedehnte Schädigung der Haut bis in die unteren Schichten

Bei Kindern kann es bereits bei einer Verbrennung von acht bis zehn Prozent der Körperoberfläche zum Schock kommen. Dieser entsteht durch starken Verlust von Gewebe- und Gefäßwasser durch die zerstörte Hautschicht sowie durch giftige Abbauprodukte aus dem verbrannten Gewebe. Ein drohender → Schock (S. 197 f.) äußert sich mit Unruhe, Blässe, Übelkeit, Erbrechen und Kreislaufkollaps.

**Erste Hilfe**

Wichtig: immer sehr schnell handeln! Die extremen Schmerzen bei Verbrennungen und Verbrühungen und ihre Ausdehnung können drastisch verringert werden, wenn man schnell agiert.

➤ Sofort unter fließendes kaltes Wasser! Halten Sie die verbrannte Körperstelle unter den Wasserhahn oder die Brause.

➤ Wenn möglich, den Duschkopf zwischen Kleidung (wenn diese nicht festklebt) und verbrannte Haut halten. Dann die Kleidung vorsichtig entfernen und weiterduschen.

➤ Das Wasser so lange laufen lassen, bis der Schmerz nachlässt. Das kann durchaus 15 bis 20 Minuten dauern. Vorsicht jedoch vor Unterkühlung; wenn Ihr Kind das Wasser als zu kalt empfindet, den Hahn auf etwas wärmere Temperaturen einstellen.

➤ Je früher die Kühlung einsetzt, desto größer ist der Erfolg. Aber auch nach fünf bis zehn Minuten ist eine Kühlung noch sinnvoll und wirkt schmerzlindernd.

➤ Anschließend auf die verbrannte Stelle nasse, kalte Umschläge legen.

➤ Butter, Öl, Mehl oder Puder helfen nicht. Diese Mittel verstärken allenfalls die Hautschädigung, die Brandwunden können sich infizieren.

➤ Bei ausgedehnten Brandwunden ein steriles Tuch aus dem Erste-Hilfe-Kasten oder eine saubere, gebügelte Baumwollwindel auf die Stelle legen.

**Sofort den Notarzt rufen**

Kleine Verbrennungen, die Ihr Kind nicht allzu sehr beeinträchtigen, können Sie selbst behandeln. Ausgedehntere Verbrennungen oder Verbrühungen sind jedoch ein Fall für den Notarzt!

# Vergiftung

Kleine Kinder sind eher als größere gefährdet, eine Vergiftung zu erleiden. Sie stecken unwissentlich die verschiedensten Dinge in den

Mund, z. B. Beeren, Blätter oder Blüten giftiger Pflanzen im Garten, Zigarettenstummel oder aggressive Substanzen im Haushalt wie Klebstoffe oder Reinigungsmittel.

## Beschwerden

Vergiftungserscheinungen äußern sich mit Übelkeit, Erbrechen und Durchfall sowie Benommenheit, Schwindel, Schweißausbrüchen und Kopfschmerzen. Es kann auch zu → Atemnot (S. 188 f.), in schwereren Fällen sogar zu → Bewusstlosigkeit (S. 189 f.) kommen.

## Erste Hilfe

➤ Untersuchen Sie die Mundhöhle nach giftigen Stoffen. Falls vorhanden, sofort entfernen.
➤ Provozieren Sie Erbrechen, wenn Sie die Giftsubstanz kennen.
➤ Nach dem Erbrechen können Sie Ihrem Kind etwas Flüssigkeit verabreichen. Mischen Sie medizinische Kohle bei, sie vermag die Giftstoffe zu binden.
➤ Rufen Sie die Giftnotrufzentrale an. Dort können Sie sich weiteren Rat holen und man wird Ihnen sagen, welche Schritte zu unternehmen sind.

## Sofort den Notarzt rufen

➤ wenn Sie nicht sicher sind, was Ihr Kind genommen hat
➤ bei Bauchschmerzen
➤ bei Benommenheit und Unruhe
➤ bei drohender Bewusstlosigkeit
➤ bei einem Schlangenbiss
➤ wenn Ihr Kind einen Zigarettenstummel verschluckt hat

# Wunden

Bei Wunden handelt es sich um offene Verletzungen der Haut, in schlimmeren Fällen auch tieferer Schichten wie dem Unterhaut- oder sogar dem Muskelgewebe.
Schnittwunden kommen durch Verletzungen mit scharfen oder spitzen Gegenständen wie beispielsweise Messern, Scheren oder Glasscheiben vor.
Schürfwunden entstehen meist als Folge von Stößen oder Stürzen, vor allem auf raue Flächen wie Asphalt oder Kies.
Bei einer Quetschung wird Gewebe durch großen Druck geschädigt, z. B. wenn man sich einen Finger in der Tür einklemmt.
Bisswunden ziehen sich Kinder meist durch Haustiere, vor allem durch Hunde und Katzen zu.

# Achtung, giftige Pflanzen!

Bei den folgenden Pflanzen müssen Sie aufpassen, wenn Sie kleine Kinder haben. Am besten gehen Sie gar kein Risiko ein und verzichten auf diese Pflanzen in Ihrem Garten, auf dem Balkon oder der Terrasse.

Sehr gefährliche Pflanzen sind:

## Alpenveilchen
Gift in Blüten und Blättern
*Symptome:* Erbrechen, Durchfall, Krämpfe und Lähmungen

## Aronstab
Gift in allen Pflanzenteilen
*Symptome:* Durchfall, Erbrechen, möglicherweise Lähmung und Erstickungsgefahr

## Bärenklau/Herkules-staude
Gift in allen Pflanzenteilen
*Symptome:* schwere Hautentzündung mit Blasen vor allem bei zusätzlicher Sonnenbestrahlung

## Buchsbaum
Gift in allen Pflanzenteilen
*Symptome:* Übelkeit, Erbrechen, Durchfall, Apathie

## Dieffenbachie
Gift in Blättern
*Symptome:* heftige Schmerzen im Mund; Anschwellen von Zunge und Rachen, Erstickungsgefahr!

## Efeu
Gift in allen Pflanzenteilen
*Symptome:* Übelkeit, Erbrechen, Durchfall

## Eibe
Vergiftung durch den schwarzen Samen im roten Mantel
*Symptome:* bei unzerkautem Samen nur Magen- und Darmbeschwerden, ist der Samen zerbissen, Kreislaufprobleme und Herzbeschwerden

## Eisenhut
Gift in allen Pflanzenteilen
*Symptome:* Frösteln, Schweißausbrüche, Erbrechen, Störungen des Herz- und Kreislaufsystems

## Fingerhut
Gift in Blättern und Blüten
*Symptome:* Fieber und Bauchweh

## Ginster
Gift in allen Pflanzenteilen
*Symptome:* Übelkeit, Erbrechen, Durchfall

## Goldregen
Gift in allen Pflanzenteilen (Kinder spielen vor allem mit den Samen, weil sie wie Bohnen aussehen)
*Symptome:* Erbrechen, Durchfall, Bauchkrämpfe, Bewusstlosigkeit

## Herbstzeitlose
Gift in Blüten
*Symptome:* Erbrechen, Kreislauf- und Atemstörungen, Leber- und Nierenversagen

## Maiglöckchen
Vergiftung durch Blüten, Blätter, rote Beeren
*Symptome:* Erbrechen, Durchfall

## Paffenhütchen
Gift in Samen, Blättern, Rinde, Früchten
*Symptome:* Koliken, Herz-Kreislauf-Störungen mit Ohnmacht

## Seidelbast
Gift in Blättern und Beeren
*Symptome:* bei Hautkontakt Entzündungen, das Essen der Beeren führt zu Erbrechen, Nierenschäden und möglicherweise zu einem Kreislaufkollaps

### Tollkirsche

Vergiftung durch die Beeren
*Symtome:* Verwirrung, Erregung, Bewusstseinsstörungen.
Atemlähmung möglich

Nicht lebensgefährlich,
aber riskant sind:

### Eberesche
### (Vogelbeerbaum)

Vergiftung durch rote Früchte
*Symptome:* Erbrechen und
Durchfall, meist harmlos

### Feuerdorn

Vergiftung durch orangerote
Beeren
*Symtome:* Blässe, Durst,
Durchfall

### Liguster

Vergiftung durch schwarze
Beeren
*Symptome:* Übelkeit,
Bauchweh

### Oleander

Gift in Blättern und Blüten
*Symptome:* bei weniger als
einem Blatt harmlos, größere
Giftmengen können zu Bewusstseinstrübung und
zu Herzrhythmusstörungen
führen

### Rote Heckenkirsche

Gift in roten Früchten
*Symptome:* Übelkeit,
Bauchweh

### Schneeball

Gift in Früchten
*Symptome:* Übelkeit,
Bauchweh

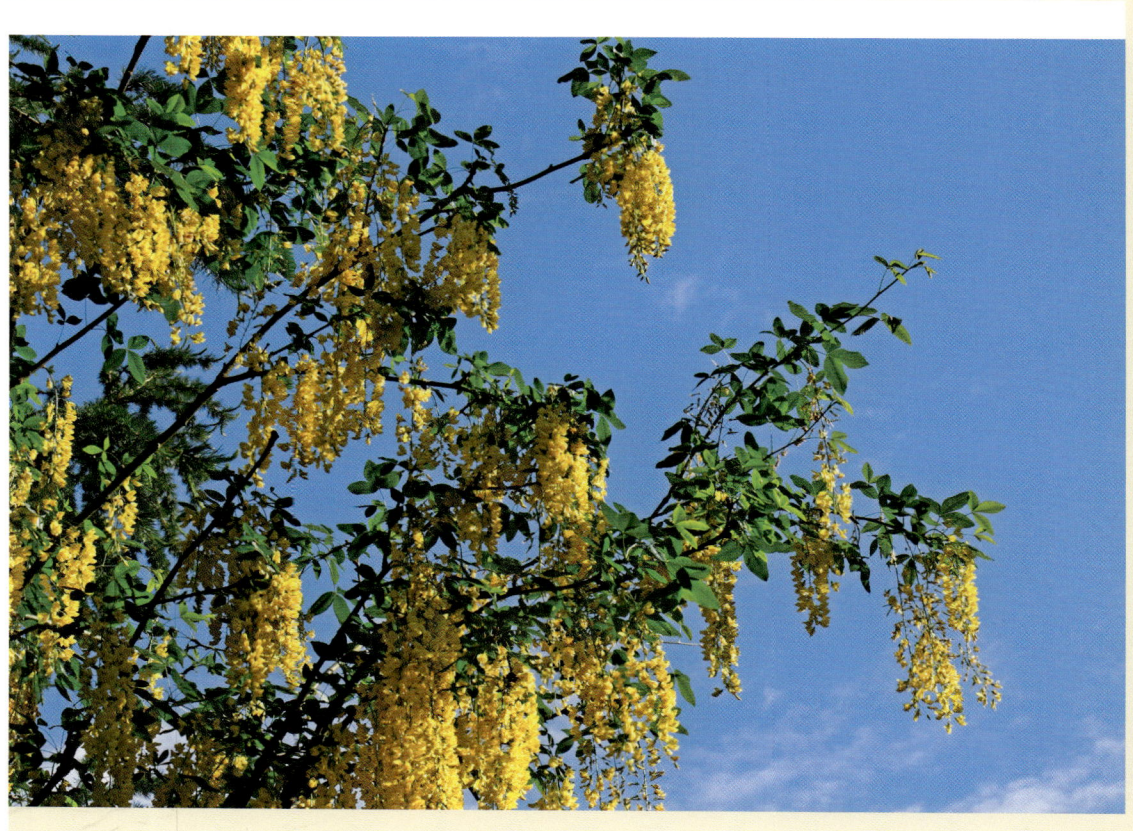

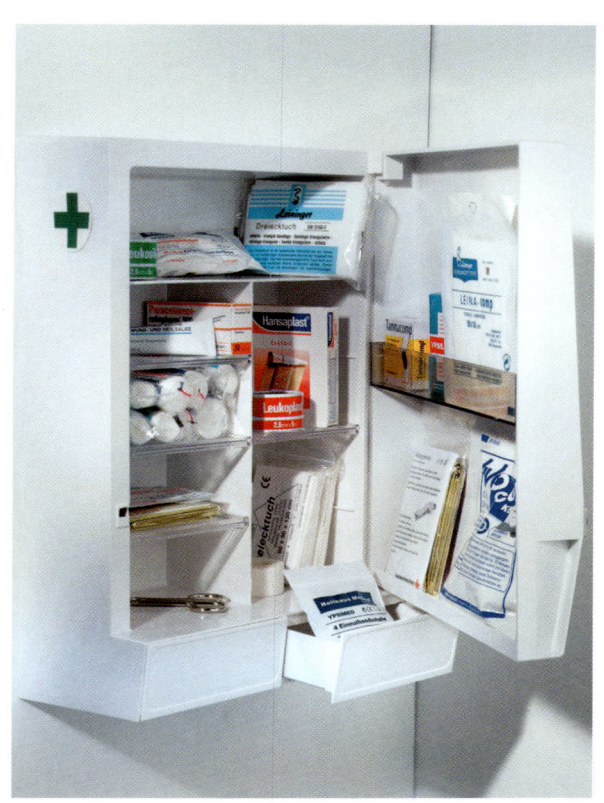

## Beschwerden

Es entstehen Hautverletzungen in Form von Schrammen oder Kratzern. Offene, klaffende Wunden mit Blutungen, Schwellungen, Schmerzen und manchmal Bewegungseinschränkungen sind für den kleinen Patienten besonders unangenehm und bedrohlich.

## Erste Hilfe

Die Blutung stillen:
➤ Eine sterile Kompresse fest aufdrücken und den verletzten Körperteil hoch halten.
➤ Bei Verletzung arterieller Gefäße mit starker hellroter Blutung einen Druckverband anlegen. Dazu eignen sich sterile Kompressen, ein Verbandspäckchen o. Ä.; mit einer Mullbinde straff fixieren.
➤ Wenn nötig, die zuführende Arterie abbinden, und zwar am nächsten zur Körpermitte gelegenen Gelenk.

Kleinere Wunden versorgen:
➤ Reinigen und Desinfizieren: Stark verschmutzte Wunden unter klarem Wasser reinigen, nicht daran herummanipulieren. Eine keimfreie Kompresse mit mildem Hautdesinfektionsmittel beträufeln, die Wunde damit vorsichtig abtupfen. Fest steckende Splitter oder Steine mit gereinigter und desinfizierter Pinzette vorsichtig entfernen.
➤ Verbinden: je nach Größe mit Pflasterverband, Streifenverband oder Mullbindenverband versorgen. Kleine Wunden können Sie selbst verarzten, größere Wunden sollten Sie nur abdecken und dann vom Arzt behandeln lassen

## Sofort den Notarzt rufen

Bei tiefen, stark blutenden und klaffenden Wunden sollten Sie den Notarzt rufen. Bei Amputation oder Teilamputation abgetrennte Gliedmaßen mit sterilem Verband und Plastikbeutel sichern, dann in einen weiteren Beutel mit Eis oder Eiswasser geben. Auch bei → Bewusstlosigkeit (S. 189 f.) den Notarzt alarmieren!

> Achten Sie darauf, ausreichend Verbandsmaterial in der Hausapotheke zu haben.

*checkliste*

### Verbandsmaterial und Wundversorgung

An Verbandsmaterial benötigen Sie:

✗ Schere

✗ Pinzette

✗ Desinfektionslösung

✗ Pflaster unterschiedlicher Größe

✗ kleine und große sterile Kompressen

✗ Mullbinden

✗ elastische Binden

✗ Dreieckstuch

✗ Klebepflaster

### Saubere Wunden

Sie werden nur mit etwas Desinfektionslösung betropft und dann mit einem Pflaster oder einem Mullverband abgedeckt.

### Verschmutze Wunden

Sie müssen zunächst mit klarem, lauwarmem Wasser gereinigt werden. Anschließend desinfizieren und mit Pflaster oder Mullverband verbinden.

### Prellungen und Blutergüsse

Sie werden mit speziellen Gels oder Cremes behandelt, die auch bei Sportverletzungen zum Einsatz kommen. Sie enthalten Substanzen wie Heparin, um die Schwellung zu mildern und den Bluterguss schneller abzubauen.

### Verstauchungen und Zerrungen

Sie benötigen eine schonende Behandlung. Das verletzte Bein oder der verletzte Arm muss hochgelagert und möglichst ruhig gestellt werden. Kühlende Umschläge oder Kältepackungen wirken Schwellung und Schmerzen entgegen. Später kann die betroffene Gliedmaße durch einen Stützverband stabilisiert werden.

### Bisswunden

Sie müssen sehr sorgfältig gereinigt und desinfiziert werden. Spülen Sie die Wunde mit klarem Wasser, geben Sie Desinfektionslösung darauf und verbinden Sie sie steril. Bisswunden dürfen nicht genäht werden, damit Krankheitskeime und Schmutz nicht im Inneren verbleiben. Auf Impfschutz gegen Tetanus achten!

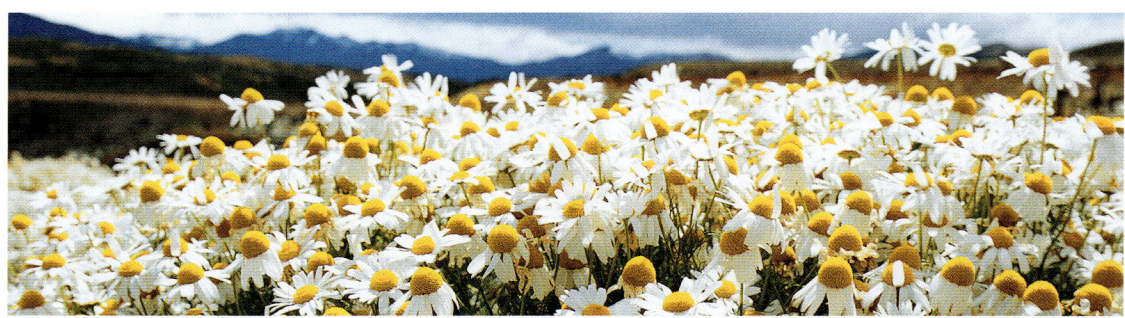

# Sanfte Heilmethoden und bewährte Hausmittel

Immer mehr Eltern setzen bei Ihrem Kind auf sanfte Therapien. Zu Recht, denn Naturheilverfahren erweisen sich als wirksam, sind dabei aber besonders schonend und weitgehend frei von unerwünschten Wirkungen. Im folgenden Kapitel können Sie sich über vier wichtige Therapieverfahren informieren, die auf einem teilweise mehrere Tausend Jahre alten Erfahrungswissen basieren: Pflanzenheilkunde, Homöopathie, die Lehre des Pfarrer Kneipp und asiatische Medizin.

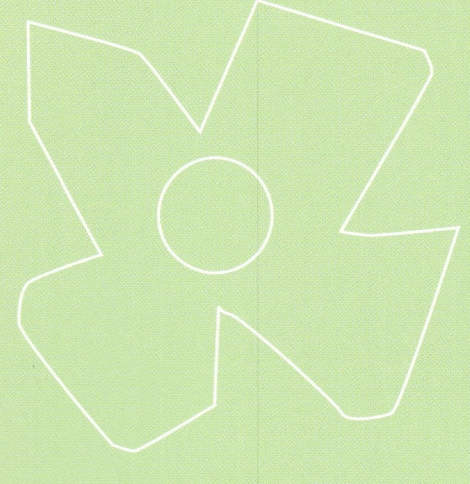

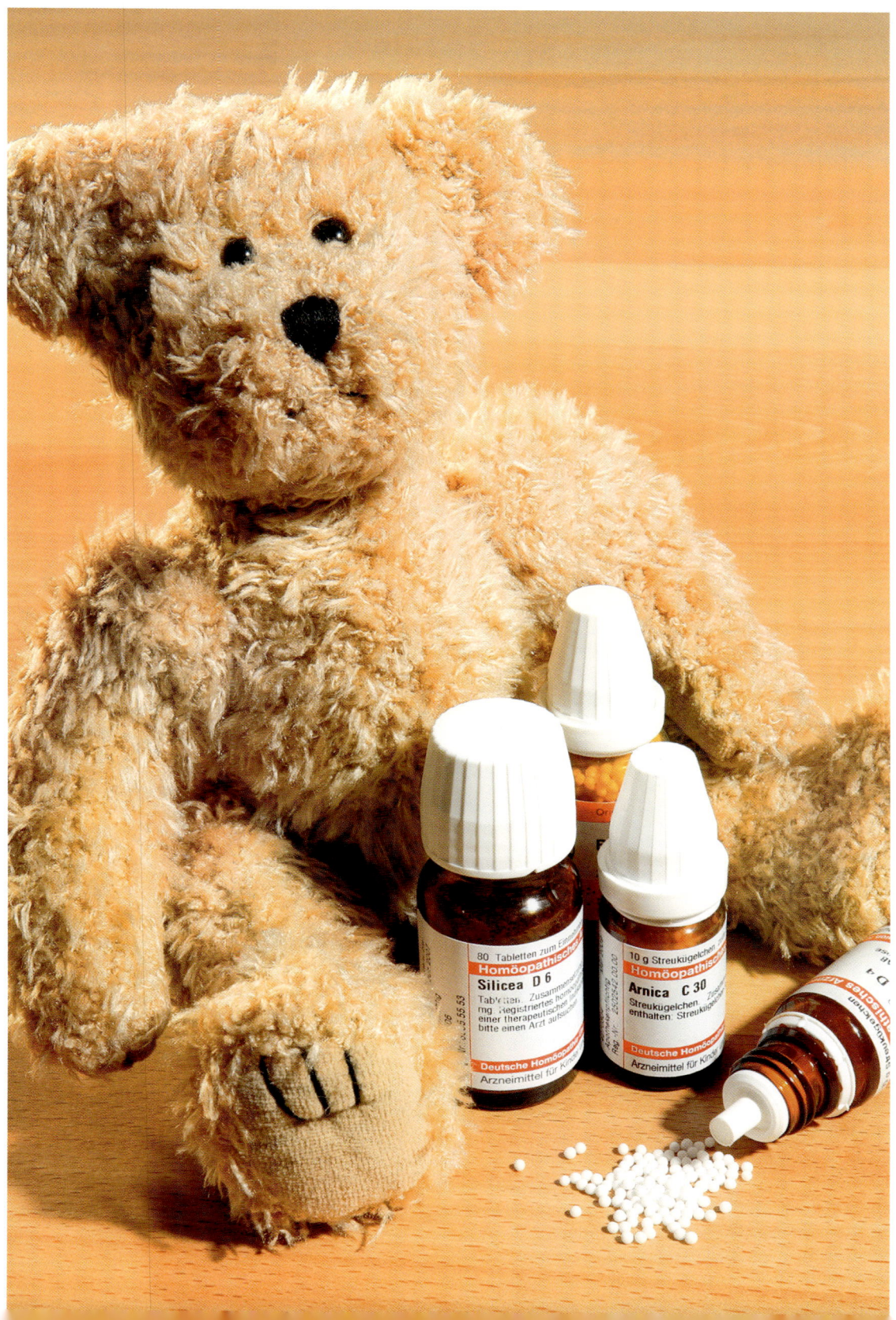

# Pflanzenheilkunde

Die Anwendung von Pflanzen zur Krankheitsbehandlung hat eine lange Tradition. Sie gehört zu den ältesten Therapieformen: Bereits in der Steinzeit machten sich unsere Vorfahren die Heilkraft von Blüten, Blättern und Wurzeln zunutze, um Beschwerden zu mildern und das Wohlbefinden zu verbessern. Gleichermaßen liegen in der Phytotherapie – so die wissenschaftlich Bezeichnung – auch die Wurzeln der modernen Medizin unserer Tage. In den frühzeitlichen Aufzeichnungen aller großen Kulturen – bei den Chinesen, Indern, Ägyptern, Griechen, Römern oder in der Naturmedizin der Schamanen – sind Hinweise auf die Heilkraft von Pflanzen und das Wissen von Heilkundigen zu finden. Häufig waren es weise Frauen, die sich mit der Pflanzenheilkunde befassten, ein großes Wissen ansammelten und dieses an die nächste Generation weitergaben. Eine berühmte Gelehrte in Sachen Phytotherapie war die Naturärztin und Äbtissin Hildegard von Bingen (1098–1179). Ihr großes Gesamtwerk »Causae et Curae« (»Ursachen und Heilungen«) umfasste bereits 62 unterschiedliche Fieber-, 79 Herz- und 99 Rheumamittel aus der »grünen Apotheke«.

Heute sind etwas 3000 Heilpflanzen bekannt, aber nur etwa 500 werden zur Herstellung von Arzneien genutzt. Zu den heilkräftigen Pflanzen zählen viele Kräuter, aber auch Sträucher, Bäume, Früchte und Wurzeln. In der klassischen Phytotherapie werden entweder die gesamte Pflanze oder auch nur bestimmte Pflanzenteile zu frischen oder getrockneten Pflanzenarzneien zubereitet.

### Die ersten Arzneibücher
Bereits ungefähr 350 v. Chr. beschrieb der Grieche Diokles von Karytos Pflanzen des Mittelmeerraums und benannte auch, wie sie am besten zubereitet und angewendet werden. Ebenfalls von einem griechischen Pflanzenforscher wurde im 1. Jahrhundert n. Chr. das große Werk »Materia Medica« verfasst. Das fünf Bände umfassende Arzneimittelbuch stammt aus der Feder von Pedanios Dioscurides,

Die Äbtissin Hildegard von Bingen war eine große Kennerin der Pflanzenheilkunde.

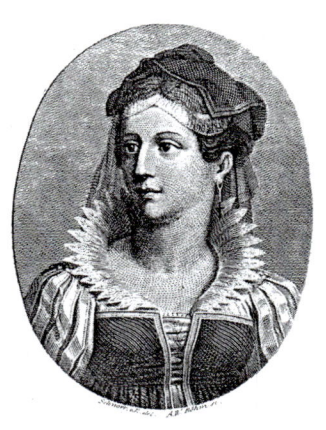

**So werden Heilpflanzen zubereitet**

➤ **Frischpflanzensaft**

Er wird aus der zerkleinerten Pflanze durch Pressung gewonnen und enthält neben den wasserlöslichen Wirkstoffen auch alle natürlichen Bestandteile der Pflanze. Fertigprodukte aus dem Fachhandel sind durch schonende Hitze haltbar gemacht.

➤ **Tee**

Dies ist die gebräuchlichste Form der Anwendung. Heilkräutertee wird durch das Trocknen der Pflanzen(teile) gewonnen. Er enthält nur die wasserlöslichen Wirkstoffe, z. B. in Form von Abkochungen, Aufgüssen oder Kaltauszügen.

➤ **Tinkturen, Extrakte**

Hier handelt es sich um einen alkoholischen Auszug von Pflanzen und/oder Pflanzenteilen. Dieser wird normalerweise tropfenweise oder mit Wasser verdünnt eingenommen. Wegen des Alkoholgehalts ist diese Form der Anwendung für Kinder nicht geeignet!

dem ersten bedeutenden Pharmakologen überhaupt. Es bildete die Grundlage für spätere berühmte Werke wie »Herbarius« von Paracelsus oder »Causae et Curae« von Hildegard von Bingen.

# Die wichtigsten Heilpflanzen im Überblick

### Aloe vera

*Geschichte:* Lange vor Kleopatra entdeckten die alten Ägypter die kaktusähnliche Pflanze als Heilmittel zur Behandlung von Hautwunden und Verbrennungen.

*Inhaltsstoffe:* Der eingedickte und getrocknete Saft aus den Blättern enthält ätherische Öle und Salicylsäure, die vor allem auf der Haut einen entzündungshemmenden Effekt entfalten und zudem Feuchtigkeit spenden.

*Anwendung:* Aloe-vera-Gel wird vor allem zur Pflege und Regeneration der Haut sowie zur Milderung von Hautreizungen wie etwa Ekzemen eingesetzt.

### Arnika

*Geschichte:* Arnika ist vermutlich erst im Mittelalter als Heilpflanze entdeckt worden. In Aufzeichnungen der Hildegard von Bingen wird sie »Wuntwurz« genannt.

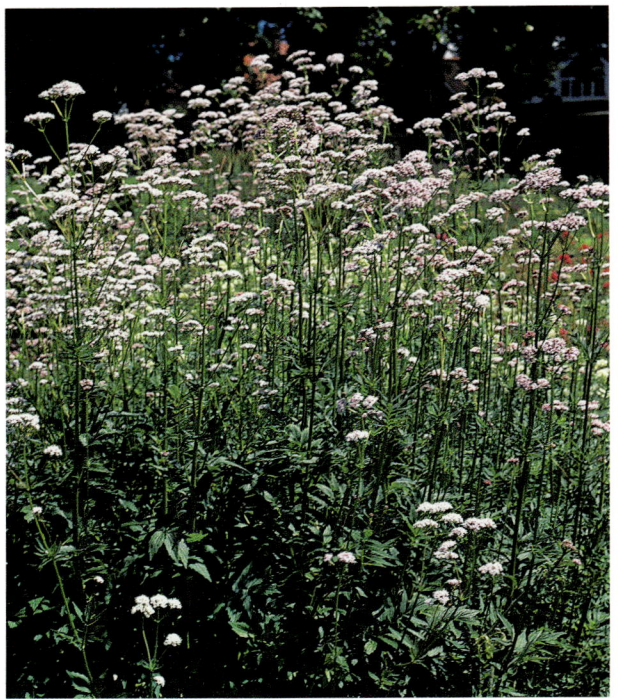

*Inhaltsstoffe:* Verwendet werden vor allem die Blüten der Arnika, selten die Wurzel. Sie enthalten Bitterstoffe, ätherische Öle, Flavonoide, Gerbstoffe und zahlreiche andere Wirkstoffe.

*Anwendung:* Arnika wird vor allem zur äußerlichen Behandlung von Verletzungen wie Prellungen oder Zerrungen genutzt. Die Heilpflanze eignet sich auch zur Linderung von Reizungen im Mund- und Rachenraum.

### Baldrian

*Geschichte:* Baldrian war schon in der Antike bekannt. Im Mittelalter wurde die Staudenpflanze als Allheilmittel genutzt.

*Inhaltsstoffe:* Verwendung findet ausschließlich die Wurzel. Sie enthält ätherische Öle, Valerensäure und die typischen Bitterstoffe Valepotriate.

*Anwendung:* Baldrian wirkt beruhigend bei Schlafproblemen, nervöser Unruhe und Prüfungsangst.

Baldrian ist ein bewährtes Beruhigungsmittel, das sich auch gut für Kinder eignet.

### Beinwell

*Geschichte:* In der Antike nutzte man Beinwell zur Heilung von Knochenbrüchen.

*Inhaltsstoffe:* Zu therapeutischen Zwecken wird die Wurzel der Staudenpflanze verwendet. Sie enthält vor allem Alkaloide, Schleimstoffe, Gerbstoffe sowie ätherisches Öl.

*Anwendung:* Wissenschaftlich anerkannt ist Beinwell zur äußerlichen Anwendung bei Prellungen, Zerrungen, Quetschungen, Verstauchungen. Die Heilpflanze wirkt auch gegen Sehnenentzündungen, Muskelkater und Blutergüssen.

### Birke

*Geschichte:* Die Birke wurde vermutlich zuerst von Hildegard von Bingen als Heilpflanze untersucht.

*Inhaltsstoffe:* Verwendet werden hauptsächlich die Blätter, seltener auch die Rinde. Birkenblätter enthalten Flavonoide, Gerbstoffe, Bitterstoffe, ätherische Öle und Vitamin C. Diese Substanzen entfalten eine harntreibende Wirkung, wirken aber auch leicht entzündungshemmend sowie mild entwässernd.

*Anwendung:* Die Birke zählt zu den bewährten Heilpflanzen gegen Harnwegsinfekte. Sie eignet sich auch zur Behandlung von Rheuma und Hautproblemen.

## Bockshornklee

*Geschichte:* Die Heilpflanze war bereits den alten Ägyptern gut bekannt. Auch in der mittelalterlichen Klostermedizin hatte sie eine große Bedeutung.

*Inhaltsstoffe:* Verwendung findet der Samen des Bockshornklees. Er enthält Schleimstoffe, Eiweiße, ätherische Öle, Bitterstoffe und Saponine. Sie wirken adstringierend (zusammenziehend), schmerzlindernd und fördern den Stoffwechel.

*Anwendung:* Bewährt hat sich vor allem die äußerliche Anwendung bei Hautreizungen wie Ekzemen oder Furunkeln.

## Brennnessel

*Geschichte:* Die Brennnessel gehört zur Familie der Nesselpflanzen. Sie hat in der Pflanzenheilkunde eine sehr lange Tradition und wurde schon von den antiken Heilkundigen Plinius und Dioscurides als Wundermittel gegen zahlreiche Krankheiten gelobt.

*Inhaltsstoffe:* Die Blätter, aber auch die Wurzel der Brennnessel enthalten Flavonoide, Mineralsalze wie Kalium und Kalzium sowie Kieselsäure (Silikat). Diese Substanzen entfalten eine harntreibende Wirkung, regen Leber und Gallenblase an, schwemmen Stoffwechselschlacken schneller aus und reinigen so auf sanfte Weise das Blut.

*Anwendung:* Bevorzugt wird Brennnesselsaft oder -tee zur Durchspülungstherapie bei Harnwegsinfekten, zur innerlichen Reinigung und Regulierung des Stoffwechsels vor allem bei rheumatischen Erkrankungen, verwendet.

Teezubereitungen mit Brombeerblättern lindern Magen-Darm-Probleme und Durchfall.

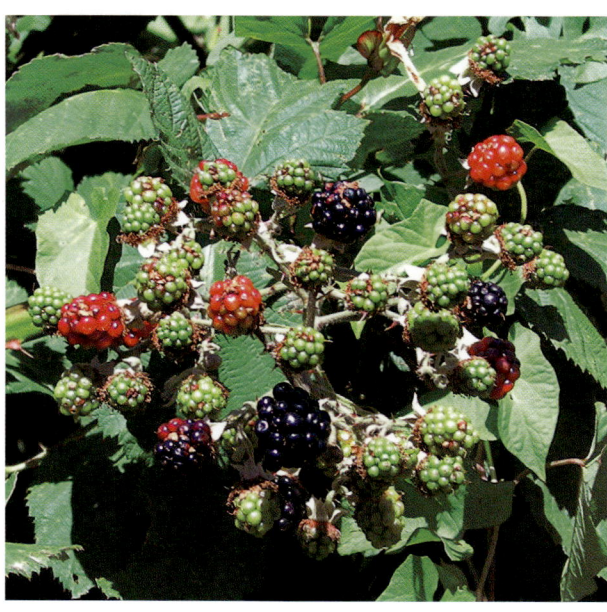

## Brombeere

*Geschichte:* Als Arznei- und Kulturpflanze war die Brombeere den Ägyptern, Griechen und Römern schon gut bekannt.

*Inhaltstoffe:* Nicht die Früchte, sondern ausschließlich die Brombeerblätter finden in der Phytotherapie Verwendung. Sie enthalten verschiedenen Flavonoide, Gerbstoffe, Pflanzensäuren und reichlich Vitamin C.

*Anwendung:* Teeaufgüsse von Brombeerblättern helfen gegen Durchfallerkrankungen und als Gurgellösung bei Reizungen der Mundschleimhaut.

### Brunnenkresse

*Geschichte:* In der Antike wurde das Küchenkraut bereits als Heilpflanze genutzt. Dioscurides entdeckte sie als Mittel gegen Infekte.
*Inhaltsstoffe:* Das Kraut der Brunnenkress enthält Senfölglycoside und reichlich Vitamin C. Es hat eine leicht keimhemmende sowie schleimlösende Wirkung.
*Anwendung:* Das frische Kraut hilft gegen Katarrhe der oberen Atemwege, aber auch bei Blasenkatarrh.

### Efeu

*Geschichte:* Die immergrüne Kletterpflanze hat schon in der antiken Medizin ihren festen Platz gehabt und wurde von den Griechen sogar als Pflanze des Weingottes Dionysos verehrt.
*Inhaltstoffe:* Die Efeublätter enthalten Saponine und Flavonoide. Sie haben einen sekret- und krampflösenden Effekt und können Husten mildern.
*Anwendung:* Die Eigenschaften der Efeublätter werden vor allem bei Bronchitis und Keuchhusten genutzt.

> Eibisch zählt zu den Malvengewächsen und eignet sich sehr gut bei trockenem Husten.

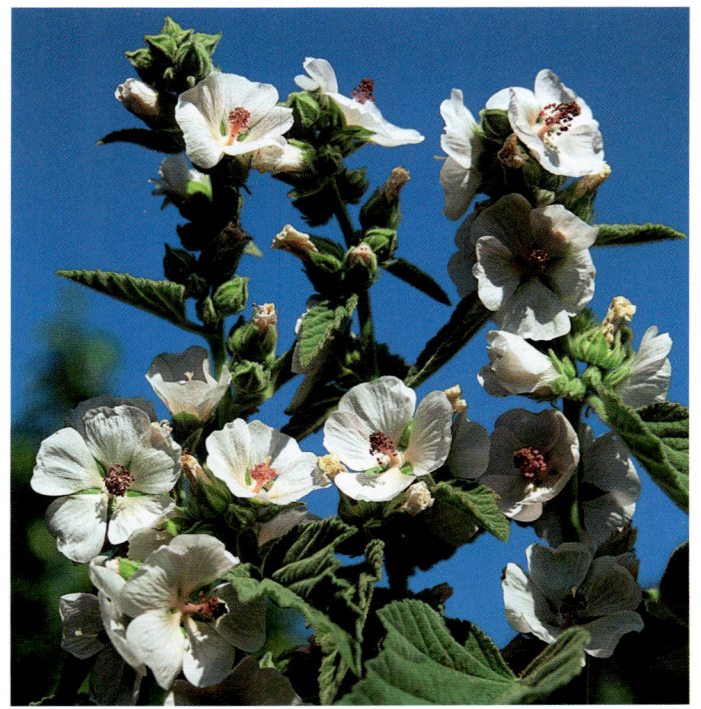

### Eibisch

*Geschichte:* Die Pflanze aus der Familie der Malvengewächse stammt vom Schwarzen Meer und galt schon in der Antike als bewährtes Heilmittel.
*Inhaltsstoffe:* Blüten, Blätter und Wurzeln des Eibisch enthalten reichlich Schleim- und Gerbstoffe. Die Hauptwirkung dieser Substanzen beruht darin, entzündete Schleimhäute mit einer Art Schutzschicht zu überziehen und sie so vor weiteren Angriffen von Bakterien oder Viren zu bewahren.
*Anwendung:* Eibisch wirkt reizlindernd bei Entzündungen der Mund- und Rachenschleimhaut und bei trockenem Reizhusten.

## Eiche

*Geschichte:* In der Antike hatte der »König der Bäume« auch als Heilpflanze hohes Ansehen. Hildegard von Bingen lehnte dieses Phytotherapeutikum jedoch ab, weil sie keine Wirkstoffe in ihr vermutete.
*Inhaltstoffe:* Die Rinde der Eiche hat einen sehr hohen Gehalt an Gerbstoffen. Diese Substanzen bewirken, dass sich die Schleimhäute zusammenziehen (adstringierende Wirkung) und Entzündungen gehemmt werden.
*Anwendung:* Umschläge, Bäder und Gurgellösungen mit Eichenrindenextrakt sind altbewährte Hausmittel bei entzündlichen Prozessen in Mund und Rachen sowie auf der Haut.

## Fenchel

*Geschichte:* Fenchel war als schmackhafte Gemüsepflanze sowie auch als Heilpflanze im alten China, in Ägypten und Arabien sehr beliebt.
*Inhaltsstoffe:* Zu Heilzwecken werden vor allem die reifen Fenchelfrüchte verwendet. Sie enthalten ätherische Öle, Flavonoide und Sterole, die krampflösend und entzündungshemmend wirken.
*Anwendung:* Wissenschaftlich anerkannt ist Fenchel bei Atemwegskatarrhen sowie Verdauungsproblemen, vor allem Blähungen und krampfartigen Magen-Darm-Beschwerden.

## Goldrute

*Geschichte:* Die Goldrute gehört zur Familie der Staudengewächse und fand schon im Mittelalter als Heilpflanze Verwendung.
*Inhaltsstoffe:* Das Kraut der Goldrute enthält Flavonoide, Saponine, Bitterstoffe, und Catechine. Diese Substanzen regen den Stoffwechsel an, haben aber auch einen harntreibenden Effekt und wirken leicht entzündungshemmend.
*Anwendung:* Die Heilpflanze hilft sehr gut zur Stoffwechselharmonisierung bei rheumatischen Beschwerden, lindert aber auch Blasenentzündungen sowie Hautreizungen.

## Holunder

*Geschichte:* Die Strauchpflanze mit den gelbweißen, zarten Blüten und den schwarzvioletten, kleinen Beeren wurde in der Antike vor allem zur Förderung des Stoffwechsels und Steigerung des Galleflusses eingesetzt.
*Inhaltsstoffe:* Holunderblüten und -beeren enthalten ätherische Öle sowie Flavonoide, Gerbstoffe und Schleimstoffe. Darüber hinaus finden sich im Holunder Vitamin C und Folsäure.

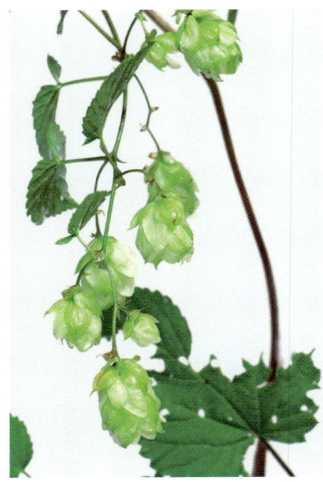

*Anwendung:* Holundertee wirkt schweißtreibend, er kann zu Beginn einer fiebrigen Erkältung die Abwehrkräfte steigern und die Regeneration beschleunigen.

## Hopfen

*Geschichte:* Die Schlingpflanze mit den dunkelgrünen, weinlaubartigen Blättern und dichten Zapfen fand als Heilpflanze erst im frühen Mittelalter Beachtung. Hildegard von Bingen erkannte bald den beruhigenden Effekt des Hopfens.

*Inhaltsstoffe:* Die Hauptwirkstoffe des Hopfens sind Harze, Bitterstoffe, Flavonoide und ätherische Öle. Diese Inhaltsstoffe wirken beruhigend und nervenstärkend.

*Anwendung:* Hopfen eignet sich zur Behandlung von Einschlafstörungen, Nervosität und Unruhe. Als Entspannungsmittel hat sich Hopfen in der Kombination mit anderen beruhigenden Heilpflanzen, wie Baldrian oder Melisse, besonders bewährt.

Hopfen ist wesentlicher Bestandteil des Bieres. Diese Heilpflanze leistet auch als sanftes Entspannungsmittel gute Dienste.

## Ingwer

*Geschichte:* Die exotische Wurzel ist vor allem in der asiatischen Küche zum Würzen von Speisen sehr beliebt. Aber auch ihre Heilkraft wurde schon vor über 3000 Jahren in den indischen Sanskritschriften erwähnt.

*Inhaltsstoffe:* Ingwerwurzel enthält ätherische Öle sowie die speziellen Stoffe Gingerol und Shogaol. Diese Substanzen stimulieren die Verdauungssäfte, fördern den Appetit und die Nahrungsverwertung.

*Anwendung:* Heute ist wissenschaftlich erwiesen, dass Ingwer vor allem zur Regulierung der Verdauung hervorragend geeignet ist, aber auch Stoffwechsel und Kreislauf aktiviert sowie Magen-Darm-Probleme wie Blähungen und Bauchweh beseitigt.

## Johanniskraut

*Geschichte:* Das Johanniskraut ist eine Pflanze mit großer christlicher Tradition. Sie hat ihren Namen von Johannes, dem Täufer, erhalten und wurde im ältesten Klosterheilkundebuch, dem »Lorscher Arzneibuch« als wirksames Mittel gegen Melancholie beschrieben.

*Inhaltsstoffe:* Das Kraut und die gelben Blüten der hohen Stauden enthalten Flavonoide, ätherisches Öl, Gerbstoffe und vor allem den Farbstoff Hypericin. Besonders dieser Wirkstoff ist für einen nervenberuhigenden und stimmungsaufhellenden Effekt verantwortlich.

*Anwendung:* Johanniskraut wird heute wissenschaftlich anerkannt zum Ausgleich vegetativer Störungen, bei leichten Depressionen, Angstzuständen sowie nervöser Unruhe eingesetzt.

## Kamille

*Geschichte:* Die Kamille zählt zu den ältesten Heilpflanzen und hatte bereits im alten Ägypten eine herausragende Bedeutung zur Behandlung verschiedenster Krankheiten.

*Inhaltsstoffe:* Die Blüten enthalten ätherische Öle – insbesondere das Bisabolol – sowie Flavonoide und Schleimstoffe. Diese Substanzen wirken entzündungshemmend und fördern die Regeneration von Haut und Schleimhäuten

*Anwendung:* Äußerlich kann die Kamille bei Hautreizungen sowie Schleimhautreizungen im Mund eingesetzt werden. Innerlich hilft sie vor allem bei entzündichen Magen-Darm-Problemen.

## Knoblauch

*Geschichte:* Der Knoblauch ist eine uralte Heilpflanze. In Ägypten bekamen die Arbeiter am Bau der Pyramiden pro Tag 20 Gramm Knoblauch, um sie vor Sumpffieber zu schützen. Auch im Mittelalter wurde die geruchsstarke Knolle als Heilmittel gegen jede Art von Infektion eingesetzt.

*Inhaltsstoffe:* Die Hauptwirkstoffe sind Alliin, Saponin, verschiedene Vitamine und Selen. Diese Stoffe haben eine antibiotikaähnliche Wirkung und können das Wachstum von Krankheitserregern bremsen. Außerdem verdünnen sie das Blut und verbessern den Blutfluss in den Gefäßen.

> Knoblauch enthält viel Substanzen mit entzündungshemmender und keimtötender Wirkung.

*Anwendung:* Wissenschaftlich anerkannt ist Knoblauch zur Verhütung von Gefäßkrankheiten. In der Erfahrungsheilkunde wird Knoblauch auch als Heilmittel gegen entzündliche Prozesse angesehen.

## Kümmel

*Geschichte:* Die Pflanze stammt aus der Familie der Doldengewächse. Kümmel gilt seit alters in der Volksmedizin als eines äußerst bewährtes Heilmittel gegen verschiedenste Verdauungsprobleme. Kreuzkümmel wurde in der Antike bereits erfolgreich als Heilmittel bei Atem- und Bauchbeschwerden eingesetzt.

*Inhaltsstoffe:* Der Hauptwirkstoff der zu Heilzwecken verwendeten Kümmelfrüchte ist das Carvon. Dieses ätherische Öl löst krampfartige Magen- und Darmbeschwerden, mildert Blähungen und regt die Sekretion von Magesaft an.

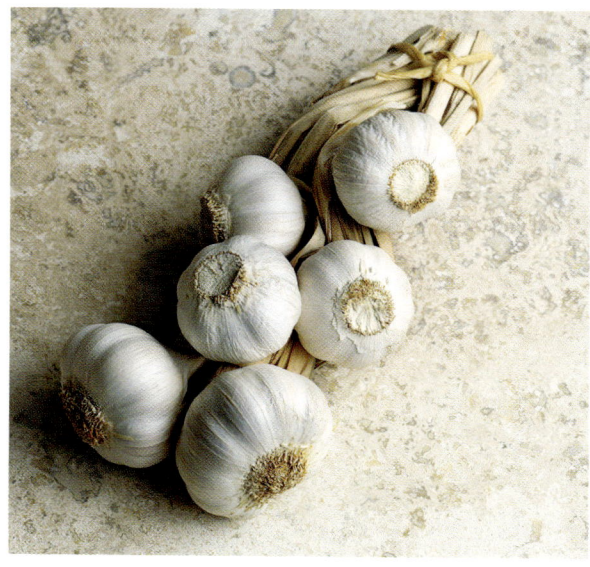

*Anwendung:* Kümmel eignet sich zur Behandlung von Verdauungsproblemen wie Völlegfühl, Blähungen und Bauchschmerzen und hilft gegen Appetitlosikgeit.

## Lavendel

*Geschichte:* Die violetten, duftenden Lavendelblüten wurden bezüglich ihrer Heilwirkungen erst von der mittelalterlichen Klostermedizin entdeckt.

*Inhaltsstoffe:* Lavendelblüten enthalten ätherisches Öl, Cumarine und Flavonoide. Sie regen den Gallefluss an, wirken aber auch nervenberuhigend und schlaffördernd.

*Anwendung:* Lavendel kann äußerlich (z. B. als Kräutersäckchen) oder innerlich als Teezubereitung zur allgemeinen Beruhigung, Schlafförderung und zur Behandlung leichter Verdauungsprobleme eingesetzt werden.

## Löwenzahn

*Geschichte:* Die weit verbreitete Wiesenpflanze mit leuchtend gelben Blüten taucht in der Klostermedizin des Mittelalters nicht auf. Dafür lässt sich zurückverfolgen, dass sie in Arabien zu Heilzwecken eingesetzt wurde.

*Inhaltstoffe:* In der Naturheilkunde werden die Wurzel und das Kraut des Löwenzahns genutzt. Sie enthalten reichlich Bitterstoffe und

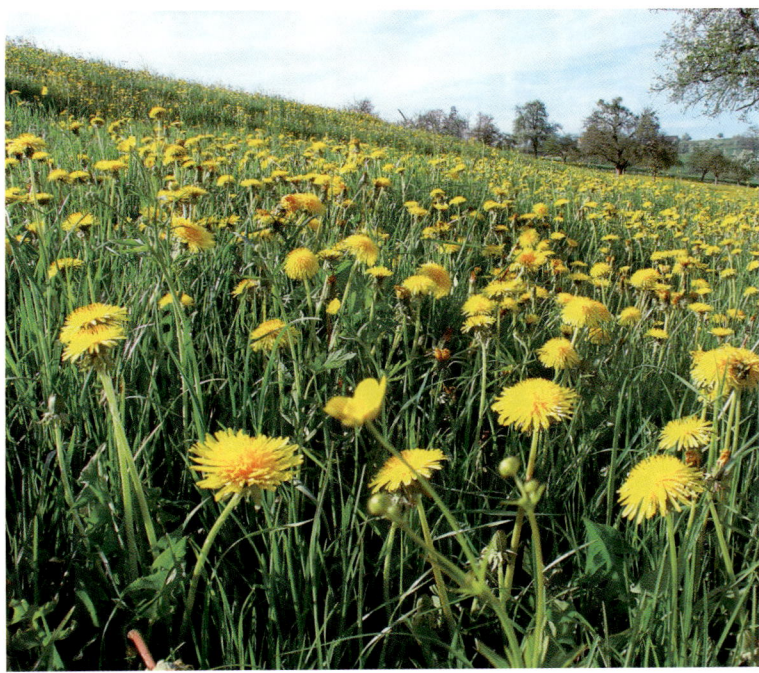

Löwenzahn ist eine bewährte Pflanze, um die Tätigkeit von Leber und Nieren anzuregen.

Gerbstoffe. Diese Substanzen sind zur Regulierung der Verdauung und Anregung des Stoffwechsels hervorragend geeignet.
*Anwendung:* Löwenzahn kann als »Entschlackungskur« angewandt werden, die Heilpflanze aktiviert Leber und Nieren, sie regt den Gallefluss an und hilft bei Verdauungsbeschwerden.

## Malve

*Geschichte:* Die weit verbreitete Pflanze mit den herzförmigen Blättern und den typischen zart roséfarbenen Blüten war schon im Altertum als Heilpflanze geschätzt.
*Inhaltsstoffe:* Malvenblüten und -blätter enthalten Schleim- und Gerbstoffe sowie einige ätherische Öle. Die Hauptwirkung dieser Substanzen beruht darin, vor allem die Schleimhaut in den Atemwegen mit einer Art Schutzschicht zu überziehen und sie so vor Angriffen von Bakterien oder Viren zu bewahren.
*Anwendung:* Die Malve ist besonders bei erkältungsbedingtem Husten wirksam, sie hilft aber auch gegen Reizungen im Rachenraum sowie Halsschmerzen.

## Meerrettich

*Geschichte:* Die kräftige Staudenpflanze mit dem scharf-würzigen Geschmack war schon in der Antike eine verbreitete Nutzpflanze.
*Inhaltsstoffe:* Die Senföle des Meerrettichs entfalten eine sanfte antimikrobielle und entzündungshemmende Wirkung. Außerdem können sie Schleim lösen.
*Anwendung:* Meerrettich vermag Infektionen in den Atemwegen, aber auch in den Harnwegen zu lindern. Außerdem wird dem Meerrettich eine Steigerung der körpereigenen Abwehrkräfte sowie ein Schutz vor Erkältungen zugesprochen.

## Melisse

*Geschichte:* Die Pflanze mit den zarten gelblichen oder bläulich weißen Blüten stammt aus dem Mittelmeerraum. Von den Arabern wurde sie nach Spanien gebracht und von dort in die Gärten der christlichen Klöster eingeführt.
*Inhaltsstoffe:* Melissenblätter enthalten verschiedene ätherische Öle sowie Gerb- und Bitterstoffe. Vor allem die Öle Citronellal und Citral haben eine wichtige Bedeutung. Die Inhaltsstoffe wirken zum einen krampflösend, zum anderen beruhigen sie die Nerven.
*Anwendung:* Melisse hilft besonders gut bei Schlafstörungen, nervösen Herz- und Magenbeschwerden sowie Kopfweh.

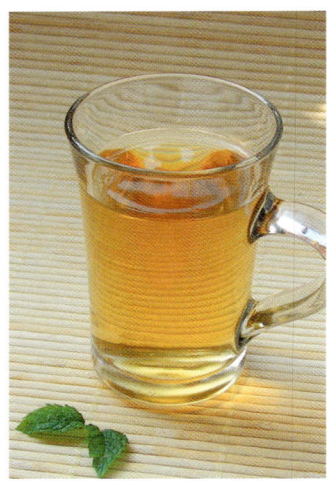

Pfefferminztee schmeckt gut und vermag zudem die Magen-Darm-Tätigkeit sanft zu regulieren.

## Passionsblume

*Geschichte:* Die Zierpflanze mit den zarten cremeweißen Blüten stammt aus Brasilien. In der Naturmedizin hat sie als »sanftes Beruhigungsmittel« erst in jüngerer Zeit Bedeutung erlangt.

*Inhaltsstoffe:* Das Kraut der Passionsblume enthält zahlreiche Wirkstoffe, von denen nur einige bekannt sind, z. B. Flavonoide, Glykoside und Cumarine.

*Anwendung:* Die beruhigende Wirkung der Passionsblume hilft bei nervösen Erregungszuständen und Einschlafstörungen.

## Pfefferminze

*Geschichte:* Die Pfefferminze ist eine Kreuzung aus grüner Minze und Wasserminze. In Deutschland wird die Pflanze seit etwa 300 Jahren kultiviert und gilt als eines der bewährtesten Heilmittel der Volksmedizin. In der Antike und in der mittelalterlichen Klostermedizin war sie noch nicht bekannt, dafür wurden andere Minzearten zu Heilzwecken eingesetzt.

*Inhaltsstoffe:* Die Blätter der Pfefferminze enthalten Gerbstoffe, Flavonoide sowie ätherisches Öl, allem voran Menthol. Es wirkt kühlend, krampflösend und leicht entzündungshemmend.

*Anwendung:* Die Pfefferminze ist eine sehr vielseitige Heilpflanze. Sie hilft bei Magen-Darm-Problemen: Als Tee angewandt reguliert Pfefferminze die Verdauungsfunktionen. Sie löst krampfartige Magen- und Darmbeschwerden, mildert Blähungen und Durchfall. Bei Kopfschmerzen und Migräne hilft Pfefferminzöl, das auf Schläfen und Stirn aufgetragen wird. Es eignet sich auch sehr gut zur Inhalation. Es lockert festsitzendes Sekret in den Atemwegen und beschleunigt die Abheilung von Schnupfen.

## Ringelblume

*Geschichte:* Die Ringelblume heißt auf lateinisch Calendula. Als Heilpflanze wurde sie von Hildegard von Bingen in ihrer Schrift »Physika« benannt.

*Inhaltsstoffe:* Für die Herstellung von Salben, Tinkturen oder anderen Arzneimitteln werden die leuchtend gelben Blüten verwendet. Sie enthalten ätherische Öle, Carotinoide, Flavonoide sowie Saponine. Die Wirkstoffe der Ringelblume haben einen entzündungshemmenden und wundheilungsfördernden Effekt.

*Anwendung:* Calendulaextrakte werden vor allem äußerlich zur Wundbehandlung und Regeneration von Haut und Schleimhäuten angewandt. Ringelblume findet sich daher in zahlreichen Wundschutz- und Pflegecremes.

## Salbei

*Geschichte:* Salbei ist eine alte Gewürzpflanze, die vor allem in den Tropen und Subtropen mit über 500 Arten vorkommt, aber auch in heimischen Gärten wächst. Seit der Antike galt Salbei als Allheilmittel bei verschiedensten Krankheiten. So lässt sich der botanische Name »Salvia« von »salvare« (»heilen«) ableiten.

*Inhaltsstoffe:* Die Blätter des Salbeis enthalten Gerbstoffe, Bitterstoffe, ätherisches Öl und Flavonoide. Die Substanzen können Krankheitskeime hemmen und entzündliche Prozesse an den Schleimhäuten lindern.

*Anwendung:* Vor allem Entzündungen in Mund und Rachen (Zahnfleischentzündung, Mandelentzündung, Halsweh) können mit Salbeigurgellösungen sehr gut gemildert werden. Salbeizubereitungen helfen auch, Magenschmerzen, Blähungen und Darmkrämpfe zu lindern.

## Schachtelhalm

*Geschichte:* Der Schachtelhalm ist eine weit verbreitete Acker- und Wiesenpflanze, die manchmal auch als Zinnkraut bezeichnet wird. Sie ist seit der Antike als Heilpflanze bekannt.

*Inhaltsstoffe:* Zu Heilzwecken werden die jungen Pflanzentriebe des Schachtelhalms verwendet. Sie enthalten vor allem reichliche Kieselsäure, darüber hinaus auch Kalium und Flavonoide.

*Anwendung:* Schachtelhalm wirkt leicht harntreibend und eignet sich daher zur Durchspülungstherapie bei Blasenreizungen und Harnwegsinfekten. Auch bei rheumatischen Beschwerden sowie leichten Hautausschlägen soll Schachtelhalm einen heilenden Effekt entfalten.

## Sonnenhut (Echinacea)

*Geschichte:* Das Heilkraut stammt ursprünglich von den Indianern. Deren Medizinmänner gaben es u.a. bei schlecht heilenden Wunden, um die Regeneration zu stimulieren und die Abheilung zu beschleunigen.

*Inhaltsstoffe:* Vor allem der Wirkstoff Echinacin wirkt immunstimulierend und fördert die Bildung von Abwehrstoffen und -zellen.

*Anwendung:* Extrakte aus dem Sonnenhut sollen die Abwehr stärken und so dem Körper helfen, Krankheitserreger besser zu bekämpfen. Echinacea gilt so vor allem als bewährtes Pflanzenmittel gegen Erkältungen. Allerdings sollten Echinacea-Präparate am besten vorbeugend eingenommen werden, also noch bevor ein grippaler Infekt im Anflug ist. Das erhöht ihre Wirksamkeit.

## Spitzwegerich

*Geschichte:* Die Wiesenpflanze war schon in antiker Zeit bei Dioscurides eine geschätztes Heilmittel.

*Inhaltsstoffe:* Verwendet wird das Kraut des Spitzwegerichs. Es enthält Schleimstoffe, Bitterstoffe, Gerbstoffe, Flavonoide und Glycoside. Die Schleimstoffe schützen die Rachenschleimhaut und erleichtern das Abheilen von Entzündungsprozessen.

*Anwendung:* Spitzwegerichkraut wird als wirksames Heilmittel bei Katarrhen der Atemwege, Bronchitis und Husten eingesetzt.

## Stiefmütterchen

*Geschichte:* Als Zierpflanze im Garten ist die kleine Pflanze mit den verschieden gefärbten Blüten wohlbekannt. Sie hat aber auch als Heilpflanze in der Volksmedizin eine Bedeutung und fand in der Medizin des Mittelalters eine breite Anwendung.

*Inhaltsstoffe:* Das Kraut der Stiefmütterchen enthält Salicylsäureverbindungen, Flavonoide, Gerbstoffe, Bitterstoffe und Saponine.

*Anwendung:* Diese Inhaltsstoffe sind besonders bewährt bei fiebrigen Bronchialinfekten, die mit trockenem Husten einhergehen. Stief-

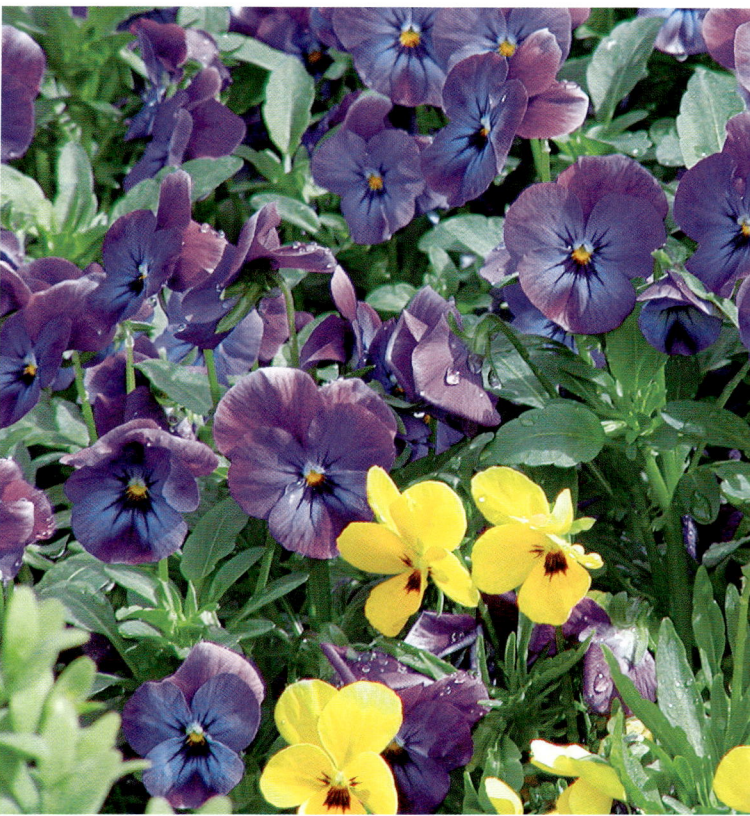

Extrakte von Stiefmütterchen helfen bei Bronchialkatarrh mit trockenem Husten sehr gut.

mütterchenextrakt eignet sich zudem zur äußerlichen Anwendung bei Hautproblemen, z. B. bei chronischen Ekzemen oder Akne.

## Süßholz (Lakritze)

*Geschichte:* Die kräftige Staudenpflanze ist vor allem im Orient verbreitet. Sie war auch schon den Gelehrten der Antike bekannt.

*Inhaltsstoffe:* Die Hauptwirkstoffe der verwendeten Wurzel sind Saponine, Glykoside, Cumarine und Flavonoide. Sie haben einen entzündungshemmenden, krampflösenden und schleimhautschützenden Effekt.

*Anwendung:* Süßholzwurzel wird vielfältig eingesetzt. Sie wird vor allem bei krampfartigem Husten angewendet. Süßholzwurzel kann aber auch schmerzhafte Magen- oder Blasenkrämpfe lindern.

## Thymian

*Geschichte:* Der aromatische, buschige Zwergstrauch ist seit mehr als 4000 Jahren als Gewürz- und Heilpflanze im Einsatz und in allen Kulturen gut bekannt.

*Inhaltsstoffe:* Das Kraut enthält reichlich ätherisches Öl (Thymol) sowie Bitterstoffe und Gerbstoffe. Die Heilpflanze wirkt schleimlösend und entzündungshemmend.

*Anwendung:* Thymian hilft bei Erkrankungen der Atemwege, besonders bei Bronchitis und Reizhusten. In der Kombination mit anderen Heilpflanzen erweist sich Thymian aber auch bei Erkrankungen, wie z. B. Magen-Darm-Infekten, als wirksam, um die Reizung zu lindern und die Regeneration zu fördern.

## Zwiebel

*Geschichte:* Die Zwiebel wird dank ihrer vielfältigen Gesundheitswirkungen als die »Königin des Gemüses« bezeichnet. Schon die alten Ägypter, Griechen und Römer schätzten die »Jungfrau mit den sieben Häuten« als Wunderpflanze und schrieben ihr zahlreiche heilende Kräfte zu. Auch bei uns hat die Zwiebel als wirksames Hausmittel eine lange Tradition.

*Inhaltsstoffe:* Die Zwiebel enthält etwa zwölf verschiedene Substanzen, die ähnliche Wirkungen wie Antibiotika haben. Sie können Krankheitserreger abtöten und Entzündungen auf Haut und Schleimhäuten mildern.

*Anwendung:* Für äußerliche Anwendungen, z. B. bei entzündlichem Hautausschlag, sind Umschläge oder Auflagen mit Zwiebelsud geeignet. Bei innerlichen Entzündungen, z. B. Hals- oder Blasenentzündung, helfen Zwiebelsaft oder -tee.

# Homöopathie

»Similia similibus curantur.« Dieser lateinische Satz heißt übersetzt: »Ähnliches mit Ähnlichem Heilen.« Er stellt ein besonderes Therapieprinzip dar, das im Jahre 1790 von dem deutschen Arzt und Apotheker Samuel Hahnemann (1755–1843) entdeckt wurde. Er nahm in einem Selbstversuch Chinarinde ein. Diese Substanz wurde damals gegen die Symptome der Malaria eingesetzt. Das Ergebnis war für den (gesunden) Forscher überraschend, denn er stellte gerade diese Beschwerden an sich fest, die für die Malaria typisch sind, und hatte somit selbst künstlich eine Krankheit hervorgerufen! Die Malariasymptome hielten zwar nur wenige Stunden an, traten aber immer dann wieder in Erscheinung, wenn er erneut Chinarinde einnahm. Samuel Hahnemann ahnte, dass er einem bahnbrechenden Heilverfahren auf der Spur war, und testete daraufhin zahlreiche andere Arzneien auf ihre Wirkungen im Körper. Tatsächlich kam er bei den vielen Selbstversuchen immer wieder zum gleichen Ergebnis: Egal, ob es sich um pflanzliche, mineralische oder tierische Stoffe handelte – stets konnte er Symptome hervorrufen, die für eine spezielle Krankheit typisch sind. Daraus zog er die bedeutende Schlussfolgerung, dass ein Mittel dann für einen Kranken passend ist, wenn es beim Gesunden ähnliche Krankheitszeichen hervorruft, wie die, an denen der Patient leidet.

Samuel Hahnemann testete unzählige Arzneistoffe, um sie zu Heilzwecken einzusetzen.

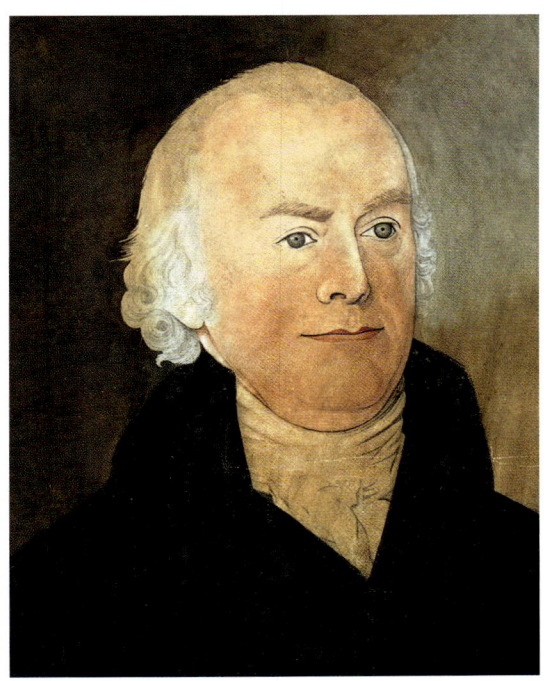

### Das Prinzip der Ganzheitlichkeit

Neben dem Ähnlichkeitsprinzip fußt die homöopathische Lehre auf der Vorstellung, dass die Behandlung einer Krankheit nur dann wirklich erfolgreich sein kann, wenn sie die Selbstheilungskräfte des Organismus entfacht. Außerdem betrachten Homöopathen den Menschen stets in seiner Ganzheitlichkeit von Körper, Geist und Seele. Nur wenn ein harmonisches Gleichgewicht auf körperlicher, mentaler und psychischer Ebene besteht, kann die Lebensenergie ungehindert fließen, um Gesundheit und Wohlbefinden aufrechtzuerhalten. Wird die Lebenskraft jedoch – beispielsweise durch Stress, Umweltgifte, Kummer, ungesunde Ernährung oder Bewegungsmangel – blockiert, gerät die Einheit von Körper, Geist und Seele aus der Balance und der Organismus erkrankt. »Krankheit ist die Verstimmung der Lebenskraft«, sagte Samuel Hahnemann und beschrieb damit, dass eine Erkrankung nichts anderes ist als die Folge gestörter Lebensenergie und geschwächter Selbstheilungskräfte. Je länger dieser Zustand besteht, desto schwerer ist die Erkrankung und desto ausgeprägter sind die Symptome.

Homöopathische Arzneien haben zur Aufgabe, den ungestörten Fluss der Lebenskraft wiederherzustellen und die Selbstheilungskräfte anzufachen, sodass der Patient aus sich selbst heraus wieder gesund wird. In dieser Auffassung von Erkrankung und Gesundung unterscheidet sich die Homöopathie deutlich von der »allopathischen« Behandlungsweise der Schulmedizin. Die Medikamente richten sich »gegen« bestimmte Symptome und sollen diese unterdrücken. Nach der klassischen homöopathischen Lehre ist dies aber keine Therapie, die das Problem bei der Wurzel packt, sondern lediglich eine Behandlung an der Oberfläche. Die Krankheitszeichen werden unterdrückt und möglicherweise mildern sich die Beschwerden oder verschwinden für einige Zeit sogar ganz. Wenn die Krankheit aber nicht ursächlich beseitigt ist, können die Symptome wieder auftreten oder sich sogar auf andere Organe verlagern. Damit werden sie chronisch und immer schwieriger zu behandeln.

## Potenzierung: Weniger ist mehr

Eine Besonderheit der homöopathischen Arzneimittelherstellung ist die Potenzierung. Dabei werden die mineralischen, tierischen oder pflanzlichen Grundstoffe – die sogenannten Urtinkturen – in einem komplizierten Schüttelverfahren stufenweise verdünnt. Dabei lässt sich prinzipiell sagen, dass ein homöopathisches Arzneimittel umso stärker wirkt, je höher es potenziert ist. Wie dieser Effekt im Organismus zustande kommt, konnte wissenschaftlich bislang noch nicht nachgewiesen werden. Fest steht aber, dass Homöopathika wirksam sind und nicht nur eine Scheinwirkung entfalten, wie manche Kritiker behaupten. Klinische Studien haben gezeigt, dass sich viele Krankheiten und Beschwerden erfolgreich mit den speziellen Arzneistoffen behandeln lassen. Für Kinder werden hauptsächlich die sogenannten D-Potenzen verwendet.

### Wie werden Homöopathika angewendet?

Homöopathische Arzneimittel gibt es als:

➤ Tropfen = Dilutionen (dil.)
➤ Pulver = Triturationen (trit.)
➤ Tabletten = Tabulettae (tbl.)
➤ Streukügelchen = Globuli (glob.)

**Dosierungen bei Jugendlichen:**

➤ bis D3: 15 Globuli, 15 Tropfen oder 3 Tabletten
➤ bis D15: 5 Globuli, 5 Tropfen oder 1 Tablette
➤ ab D15: 3 Globuli, 3 Tropfen oder 1 Tablette

**Dosierungen bei Kindern:**

➤ bis D3: 10 Globuli oder 2 Tabletten
➤ bis D12: 5 Globuli oder 1 Tablette
➤ ab D12: 3 Globuli, 3 Tropfen oder 1 Tablette

**Dosierungen bei Kleinkindern:**

➤ bis D3: 5 Globuli oder 1 Tablette
➤ bis D12: 3 Globuli oder 1 Tablette
➤ ab D12: 2 Globuli oder 1 Tablette

## Kleine homöopathische Hausapotheke

### Bauchschmerzen

➤ Ihr Kind ist auffallend ärgerlich, gereizt und wütend. Es will herumgetragen werden. Seine Bauchschmerzen sind von einem heißen, roten Kopf begleitet. Gutes Zureden verschlechtert die Situation eher noch. Auch wenn das Kind zahnt, nehmen die Beschwerden an Heftigkeit zu: **Chamomilla D6** (Kamille), akut alle 2 bis 6 Stunden, sonst 3-mal täglich.

➤ Ihr Kind klagt über stechende Schmerzen, es hat großen Durst auf kalte Getränke. Sein Zustand verschlechtert sich durch Bewegung, es möchte nur ganz ruhig daliegen. Das Bauchweh bessert sich auch durch festen Druck: **Bryonia D6** (Rotbeerige Zaunrübe), akut alle 2 bis 6 Stunden, sonst 3-mal täglich.

➤ Es bestehen kolikartige Bauch- und Unterleibskrämpfe, Ihr Kind hat das Bedürfnis, sich zu krümmen und einzurollen; es zeigt große Unruhe und Gereiztheit; Besserung erfährt es durch Wärme, festen Druck, Abgang von Blähungen, Verschlechterung durch Essen und Kälte: **Colocynthis D6** (Bittergurke), akut alle 2 bis 6 Stunden, sonst 3-mal täglich.

## Fieber

➤ Der fieberhafte Infekt ist durch kalten Wind oder Zug ausgelöst, das Fieber steigt rasch an und ist von Schüttelfrost begleitet. Das Kind hat großen Durst auf kaltes Wasser; es zittert, fröstelt, ist sehr unruhig, ängstlich und blass: **Aconitum D6** (Eisenhut), alle 1 bis 4 Stunden.

➤ Das Fieber ist vor allem durch feuchtkalte Luft oder Nässe verursacht, das Gesicht des Kindes ist glühend rot, es hat glänzende Augen, einen heißen Kopf, häufig Hals- und Schluckbeschwerden; trotz Fieber besteht ein Verlangen nach Wärme, das Kind ist gereizt: **Belladonna D6** (Tollkirsche), alle 1 bis 4 Stunden.

➤ Das fiebrige Kind ist ausgesprochen unruhig und quengelig. Es friert und schwitzt abwechselnd, ist durstig, wirft sich hin und her, möchte getragen werden: **Chamomilla D6** (Kamille), alle 1 bis 4 Stunden.

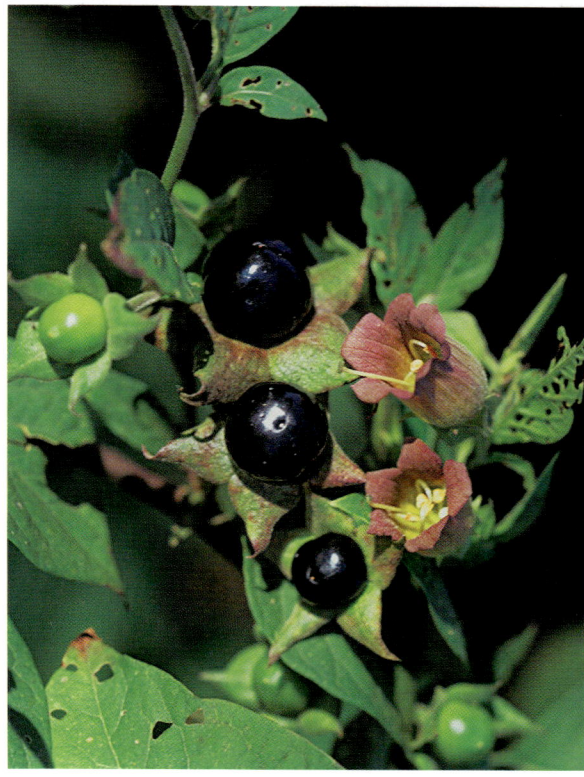

➤ Das Fieber zeigt den Beginn einer Erkrankung an, es beeinträchtigt das Kind nicht stark, sein Gesicht ist blass mit roten Flecken, es ist schnell erschöpft. Die Beschwerden bessern sich durch kalte Anwendungen: **Ferrum phosphoricum D6** (phosphorsaures Eisen), alle 1 bis 6 Stunden.

Die homöopathische Zubereitung der Tollkirsche (Belladonna) hilft fiebernden Kindern.

## Halsschmerzen

➤ Die Entzündung tritt plötzlich auf, wird von stechenden oder brennenden Schmerzen begleitet. Mund und Rachen des Kindes sind rot und heiß, es hat starke Probleme beim Schlucken; die Halsschmerzen sind ausgelöst durch trockene, kalte Luft, z. B. Fahrtwind; Das Kind wirkt ruhelos und ängstlich: **Aconitum D6** (Blauer Eisenhut), akut alle 1 bis 6 Stunden, später 3-mal täglich.

➤ Es bestehen heftige, pochende Halsschmerzen sowie Schluckbeschwerden; die Mandeln sind stark geschwollen, der Mund ist trocken, die Zunge himbeerrot, der Rachen hochrot; das Kind wirkt sehr unruhig: **Belladonna D6** (Tollkirsche), akut alle 1 bis 6 Stunden, später 3-mal täglich.

➤ Die Halsschmerzen sind stechend, es zeigt sich im Rachen eine blassrote, glasig geschwollene Schleimhaut, vor allem im Bereich

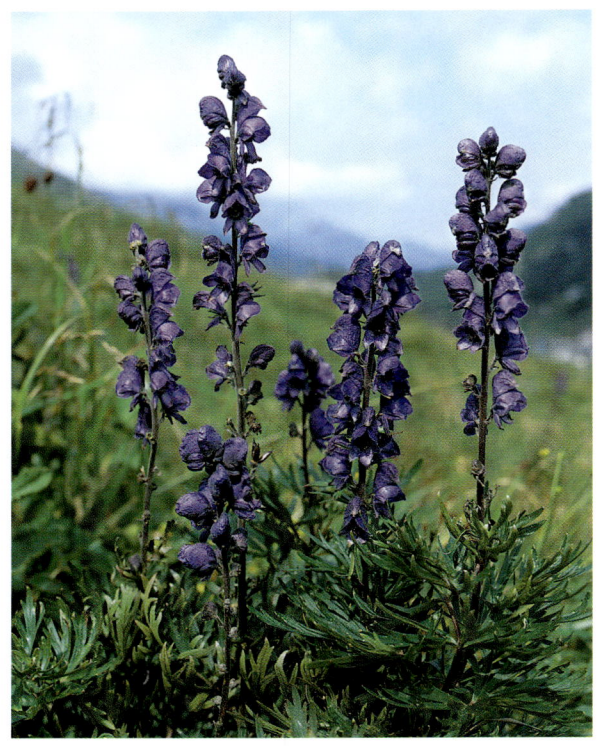

Aconitum, der Blaue Eisenhut, ist als Homöopathikum wirksam gegen akute Infektionen.

des Zäpfchens; das Kind hat starke Schluckbeschwerden; Besserung der Beschwerden erfolgt durch kalte Umschläge, kalte Getränke und kühle Luft: **Apis D6** (Honigbiene), akut alle 1 bis 6 Stunden, später 3-mal täglich.

### Harnwegsinfekt

➤ Die Schmerzen treten ganz plötzlich auf, sind brennend und krampfartig; der Unterleib reagiert empfindlich auf Druck; der Harnwegsinfekt ist Folge von Feuchtigkeit und Kälte: **Belladonna D6** (Tollkirsche), akut alle 1 bis 4 Stunden, später 3-mal täglich.

➤ Das Kinder verspürt ein unangenehmes Brennen und einen starken Harndrang, der Urin ist heiß und rötlich gefärbt; das Kind wirkt unruhig und ängstlich: **Aconitum D6** (Blauer Eisenhut), anfangs alle 1 bis 4 Stunden, später 3-mal täglich.

➤ Es bestehen stark brennende Schmerzen und ein heftiger Harndrang, wobei immer nur ein paar Tropfen abgehen; die Beschwerden verschlimmern sich durch Trinken und Wasserlassen: **Cantharis D6** (Spanische Fliege), zunächst alle 1 bis 6 Stunden, später 3-mal täglich.

➤ Die Schmerzen sind eher krampfartig, zwingen das Kind sogar, sich zusammenzukrümmen; es hat häufigen Harndrang, aber nur wenig Urin, der trübe ist und auffällig riecht: **Colocynthis D6** (Bittergurke), 3-mal täglich.

### Husten

➤ Der Husten tritt ganz plötzlich auf und geht mit Kratzen im Hals, Erkältung und Fieber einher; Verschlechterung kommt durch Kälte und in der ersten Nachthälfte: **Belladonna D12** (Tollkirsche), alle 4 Stunden, später 2.mal täglich.

➤ Der Infekt entwickelt sich langsam, der Husten ist zunächst trocken und tritt zusammen mit Brustschmerzen auf; Ihr Kind ist gereizt, möchte seine Ruhe; sein Zustand verschlechtert sich durch Bewegung und Sprechen: **Bryonia D6** (Zaunrübe), 3-mal täglich.

➤ Ihr Kind hat einen trockenen, pfeifenden Husten in Verbindung mit Erkältung, Brennen im Hals und einer rauen Stimme; es bestehen extreme Kälteempfindlichkeit, Ängstlichkeit und Unruhe: **Arsenicum album D6** (Weißes Arsenik), 3-mal täglich.

➤ Der Husten Ihres Kindes ist feucht, rasselnd, mit zähem Auswurf und gelbem Sekret, das sich schwer abhusten lässt; er verstärkt sich bei Kältereizen, verbessert sich durch feuchte Wärme, Dampf, warme Getränke: **Hepar sulfuris D6** (Kalkschwefelleber), 3-mal täglich.

➤ Ihr Kind zeigt einen krampfartigen Husten (wie Keuchhusten) mit dem Gefühl der Einschnürung; es kommt auch zu krampfartigem Erbrechen; das Gesicht verfärbt sich bläulich, das Kind ist sehr ängstlich, blass und erschöpft; kleine Schlucke kaltes Wasser bessern die Beschwerden: **Cuprum D12** (Kupfer), 3-mal täglich sowie bei jedem Anfall.

## Kopfschmerzen

➤ Das Kind ist schlank, nervös, unruhig und hat häufiger Schulkopfschmerzen. Schlaf und Essen bessern die Beschwerden: **Calcium phosphoricum D6** (Kalziumphosphat), 3-mal täglich.

➤ Die Kopfschmerzen treten meist im Rahmen eines fieberhaften Infektes auf; das Kind stöhnt vor Schmerzen, hat Verlangen nach Eis und kalten Getränken, die aber nicht vertragen werden; die Beschwerden verschlechtern sich morgens, durch Bewegung und durch den Geruch oder Anblick von Essen: **Eupatorium perfoliatum D6** (Wasserhanf), 3-mal täglich.

➤ Das Kopfweh wurde ausgelöst durch eine angespannte Erwartungshaltung, Prüfungen, freudige und schlechte Ereignisse; der Kopfschmerz ist verbunden mit Schwindel und reicht vom Nacken bis über die Augen; das Kind wirkt müde und apathisch; feuchtheißes Wetter verschlechtert die Beschwerden: **Gelsemium D6** (Falscher Jasmin), 3-mal täglich.

➤ Die Kopfschmerzen treten als Folge geistiger Überanstrengung auf, vor allem in der Schule, aber auch durch Sorgen, Kummer, Schwäche, Teilnahmslosigkeit, Konzentrationsstörungen; die Beschwerden bessern sich durch Wärme: **Acidum phosphoricum D6** (Phosphorsäure), 3-mal täglich.

## Schlafprobleme

➤ Das Kind ist sehr unruhig, es wirft sich im Bett hin und her, rollt nachts mit dem Kopf, klagt über »unruhige Beine«, ist zappelig: **Zincum valeriancium D6** (Zink-Baldrian), 3-mal täglich.

➤ Das Kind hat nach einem aufregenden Tag mit zu vielen Eindrücken Probleme einzuschlafen. Es kann nicht abschalten, es

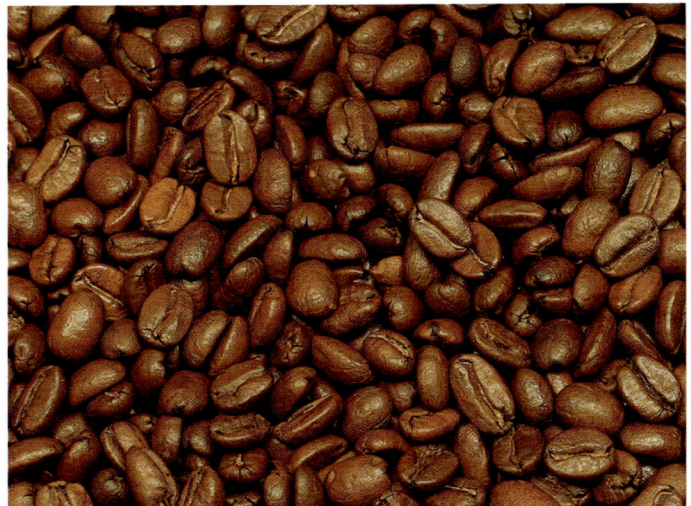

wirkt überreizt: **Coffea D6** (Kaffeebohne), 3-mal täglich.

➤ Das Kind kennt wenig Angst, hat allerdings Angst vor der Dunkelheit; es schläft unruhig, wacht morgens schlecht gelaunt auf, ist schnell gereizt und manchmal aggressiv. In der Schule hat es Probleme, sich zu konzentrieren: **Nux vomica D6** (Brechnuss), 3-mal täglich.

➤ Das Kind ist im Dunkeln extrem ängstlich, es entwickelt bedrohliche Fantasien; im Zimmer muss das Licht brennen; am Tag kann das Kind wütend und aggressiv reagieren: **Stramonium D12** (Stechapfel), 1-mal täglich.

➤ Das Kind wacht nachts plötzlich auf, ist lebhaft, vergnügt und beginnt zu spielen: **Cypripedum pubescens D6** (Gelber Frauenschuh), 3-mal täglich.

> Die Arznei Coffea wird aus Kaffeebohnen gewonnen. In homöopathischer Dosis vermag sie aufgeregte Kinder zu beruhigen und den Schlaf zu fördern.

## Schnupfen

➤ Der Schnupfen ist scharf, geht mit wundmachendem Sekret, viel Niesen und milden Tränen einher. Es besteht Druck auf der Stirn; der Schnupfen ist Folge von feuchter Kälte, das Kind hat Verlangen nach frischer Luft; die Beschwerden verschlechtern sich im Warmen, bessern sich in kühlen Räumen: **Allium cepa D6** (Küchenzwiebel), anfangs alle 1 bis 4 Stunden, sonst 3-mal täglich.

➤ Durch den Schnupfen ist die Nase verstopft, die Nasenatmung behindert, das Sekret ist zähflüssig und glasig; das Mittel hilft auch bei Säuglingsschnupfen, wenn das Baby durch die verstopfte Nase nicht saugen kann; es besteht eine Verschlechterung der Beschwerden in kalter, trockener Luft: **Sambucus nigra D6** (Schwarzer Holunder), 3-mal täglich.

➤ Ihr Kind entwickelt einen Fließschnupfen, es muss häufig niesen und fröstelt. Der Schnupfen geht rasch in eine fiebrige Erkältung über: **Aconitum D6** (Blauer Eisenhut), alle 1 bis 4 Stunden.

➤ Vor allem bei Heuschnupfen zeigt sich ein dünnflüssiges Sekret, es bestehen ein starker Fließschnupfen, häufig auch Stirnkopfschmerz sowie trockene Mundschleimhaut: **Luffa D6** (Kürbisschwämmchen), 3-mal täglich.

## Wutanfälle, Trotz

➤ Das Kind will getragen werden und beruhigt sich dadurch auch zeitweise; es wirft sich auf den Boden, schmeißt Spielzeug um sich, schreit und tobt: **Chamomilla C30** (Kamillie), akut alle 30 Minuten bis 2 Stunden, sonst 3-mal wöchentlich.

➤ Das Kind wird bei Widerspruch wütend, es will nicht angefasst werden, wirft mit Spielzeug, schreit; Trost verschlechtert die Stimmung noch: **Staphisagria D12** (Stephanskraut), akut alle 30 Minuten bis 2 Stunden, sonst 1-mal täglich.

➤ Das Kind schimpft und flucht auch bei geringen Anlässen; es kann gemein und boshaft sein, anderen wehtun; es versucht, sich und anderen etwas zu beweisen: **Anacardium D12** (Mallaka-Nuss), akut alle 30 Minuten bis 2 Stunden, sonst 1-mal täglich.

➤ Bei seinen Wutanfällen neigt das Kind zu Zerstörung, es beißt, tritt und spuckt; es hat Angst vor dem Alleinsein, schrickt nachts aus dem Schlaf: **Stramonium D12** (Stechapfel), akut alle 30 Minuten bis 2 Stunden, sonst 1-mal täglich.

## Zappeligkeit, Unruhe

➤ Die Hände und Füße Ihres Kindes sind in ständiger Bewegung, es muss dauernd etwas spielen, schreckt öfter nachts aus dem Schlaf: **Kalium bromatum D12** (Brom-Kalium), 3-mal täglich.

➤ Ihr Kind ist sehr schlank, äußerst lebhaft; es heult und jammert viel, wirkt leicht unzufrieden, unkonzentriert und gereizt. Häufiger besteht eine Abneigung gegen Milch: **Calcium phosphoricum D6** (Calciumhydrogenphosphat), 3-mal täglich.

➤ Das Verhalten Ihres Kindes ist von nervöser Rastlosigkeit und Unruhe geprägt. Es ist müde, kann aber nicht schlafen. Seine Glieder zucken oder zittern. Oft wirkt es ängstlich, müde und erschäpft: **Zincum D12** (Zink), 1- bis 3-mal täglich.

➤ An Ihrem Kind fallen nervöse Ticks auf wie beispielsweise ständige Zuckungen des Augenlides. Es ist ruhelos, macht fahrige Bewegungen und kann sich nicht gut konzentrieren. In der Schule zeigt es daher auch deutliche Lernschwächen: **Agaricus D12** (Fliegenpilz), 3-mal täglich.

➤ Ihr Kind muss sich ständig bewegen, es kann keine Minute ruhig bleiben. Nachts verschlechtern sich die Symptome: **Rhus toxicodendron D12** (Giftsumach), 3-mal täglich.

Nux vomica (Brechnuss) nimmt Kindern die Ängstlichkeit und wirkt ausgleichend.

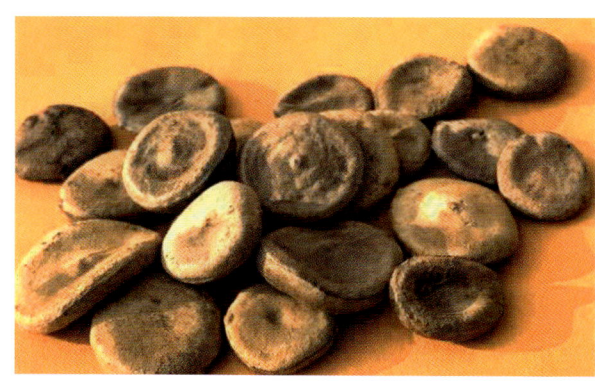

# Kneipp-Therapie

Schon im Altertum war bekannt, dass Wasseranwendungen eine Heilkraft besitzen. Zu großer Berühmtheit gelangten »hydrothera-peutische« (von »hydro« = Wasser) Behandlungen aber erst durch Pfarrer Sebastian Kneipp (1821–1897). Der Naturforscher und Ge-sundheitslehrer aus dem bayerischen Ort Bad Wörishofen veröffent-lichte im Jahre 1886 das Buch »Meine Wasserkuren« und legte damit den Grundstein für ein Therapiekonzept, das bis zum heutigen Tag mit gutem Erfolg angewendet und auch von der Schulmedizin allge-mein anerkannt wird. Pfarrer Kneipps Gesundheitslehre ist ganzheit-lich ausgerichtet und ruht auf fünf Säulen: der Pflanzenheilkunde, der Ernährungstherapie, der Bewegungstherapie, der Ordnungsthe-rapie als Wechselspiel von Seele und Leib sowie der Wassertherapie. Die Wasseranwendungen bilden zweifelsohne den Kernpunkt des Be-handlungskonzepts und brachten Kneipp den Beinamen »Wasserdoktor« ein.

> Pfarrer Kneipp entwickelte ein umfassendes The-rapiekonzept für Körper, Geist und Seele.

## Wie kann Wasser heilen?

Korrekterweise müssten die Kneippschen Wasseranwendungen Hydro-Thermo-Thera-pien heißen, denn diese Behandlungen machen sich Wasser und Temperatur als Stimulanzien zunutze, um im Organismus bestimmte Reaktionen auszulösen. Wie funktioniert das? Im Zwischenhirn liegt ein Zentrum, das die Körpertemperatur regelt. Sinkt oder steigt die Temperatur, mit der unsere Haut in Kontakt ist, wird dies über Temperaturfühler, sogenannte Thermore-zeptoren, weitergeleitet. Diese melden den Temperaturreiz an Nerven, die die Informa-tion ans Rückenmark weitergeben. Auf diese Weise gelangen sie zum Gehirn ins Temperaturregulationszentrum. Tempera-

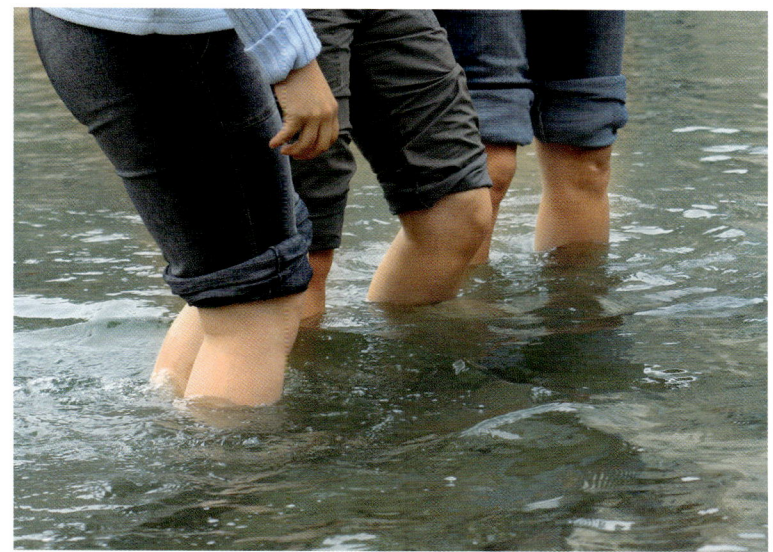

Die berühmteste Kneippsche Anwendung ist das Wassertreten. Es stärkt u.a. das Immunsystem.

turreize haben dort bestimmte Effekte, z. B. Änderung des Herz-schlags, des Blutdrucks und des Wachheitsgrades zur Folge. Außer-dem bewirken die Temperaturreize, dass der Muskeltonus, also die Muskelspannung, herabgesetzt wird. In der Kneipp-Therapie werden Wärme- und Kältereize ganz gezielt eingesetzt und auch immer wie-der variiert. Würde jeden Tag der gleiche Reiz mit der gleichen In-tensität auf den Organismus einwirken, nähme die Wirkung rasch ab, weil sich der Körper schlicht und einfach daran gewöhnen würde. Wird dagegen ein Reiz langsam gesteigert, ist das wie ein Training, von dem Stoffwechsel, Immunsystem, Herz-Kreislauf-System Nerven, Muskeln und letztlich der gesamte Organismus profitieren. Das Spektrum der Krankheiten und Beschwerden, bei der sich Kneippsche Anwendungen als wirkungsvoll erweisen, ist sehr breit. Eine herausragende Bedeutung nimmt diese Therapie-form jedoch in der allgemeinen Abwehrstärkung und Kräftigung des Immunsystems ein. So sird Kneippsche Anwendungen auch für Kin-der ideal geeignet, um ihre Konstitution zu kräftigen, die Abwehr in Schwung zu bringen und vor Infekten zu schützen.

## Die wichtigsten Wasseranwendungen

In der Hydrotherapie gibt es über 100 verschiedene Anwendungen wie Wassertreten, Waschungen, Güsse, Bäder, Wickel, Massagen u.v.m. Oft werden die hydrotherapeutischen Behandlungen mit Heilkräuteranwendungen kombiniert, z. B. als Packung, Kräuterbad oder Heublumensack. Im Folgenden erhalten Sie einen Überblick über die häufigsten Wasseranwendungen, die sich auch bei Kindern bewährt haben. Wie diese Anwendungen in der Praxis funktionieren, erfahren Sie im nächsten Kapitel ab S. 248.

## Wickel und Auflagen

Diese Anwendungen helfen bei den verschiedensten Krankheiten und Beschwerden im Kindesalter. Eine Wickelbehandlung dauert bei Kindern ca. 10 bis 20 Minuten und kann häufiger wiederholt werden. Die Wirksamkeit der Wickel und Auflagen wird durch Zusätze wie z. B. Zwiebel, Quark, Zitrone oder Kartoffel verstärkt, weil zusätzliche zu den Temperaturreizen heilende Stoffe in den Organismus gelangen.

Die Tücher zum Wickeln sollten aus Leinen, Baumwolle, Seide oder Wolle sein. Es eignen sich aber auch Handtücher, die sich gut waschen lassen. Normalerweise brauchen Sie zwei bis drei Lagen. Die äußere sollte etwas größer sein als die anderen beiden. Sie sollten alles gut vorbereiten und sich zum Wickeln Zeit nehmen. Denn auch Ruhe und Entspannung tragen zur Genesung Ihres Kindes bei.

> Güsse stimulieren den kindlichen Organismus und wecken seine Selbstheilungskräfte.

## Bäder und Güsse

Hierzu zählen Voll- und Teilbäder sowie kalte, warme, wechselwarme und ansteigende Bäder. Die gebräuchlichsten Teilbäder in der Kneipp-Therapie sind Arm-, Fuß-, Sitz- und Halbbad.

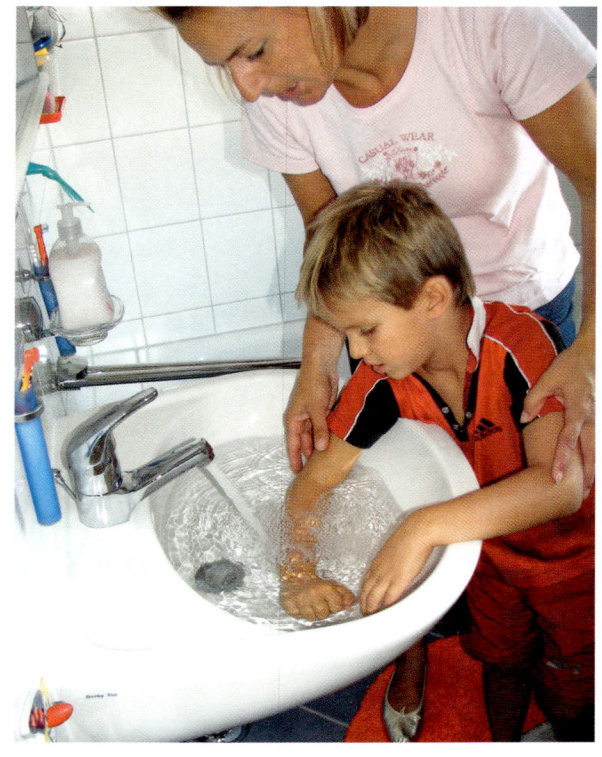

Güsse können mit Hilfe eines Behälters, eines Schlauches oder eines speziellen Duschkopfs durchgeführt werden. Es gibt Ganzkörper-, Knie-, Arm- und Gesichtsgüsse. Die Güsse erfolgen stets von der Körperperipherie (dem Außenbereich) zur Körpermitte. Bei Kindern sollte die Wassertemperatur nicht zu kalt sein, weil der kindliche Organismus auf starke Reize empfindlich reagiert.

## Wassertreten

Diese Behandlung ist wohl die bekannteste Wasseranwendung aus dem Kneippschen Repertoire. Sie spielt in der Erwachsenenmedizin eine wichtige Rolle und ist fester Bestandteil einer Kneipp-Kur. Bei Kindern wird das Wassertreten nicht so häufig angewandt.

## Die fünf Säulen der Kneipp-Therapie

### 1. Die Wassertherapie

Durch gezielte Temperaturreize auf der Haut werden vor allem Immunsystem, Stoffwechsel, Herz-Kreislauf- und Nervensystem stimuliert sowie die Selbstheilungskräfte des Organismus angefacht.

### 2. Die Pflanzentherapie

Auch für den Naturheilkundler Sebastian Kneipp spielten Heilpflanzen in der Therapie eine wichtige Rolle. Er setzte sie oft in Kombination mit anderen Maßnahmen wie Ernährungstherapie und Hydrotherapie ein. Allerdings kommen in der Pflanzentherapie von Pfarrer Kneipp nur milde oder mäßig stark wirkende Kräuter zum Einsatz.

### 3. Die Ernährungstherapie

Pfarrer Kneipp entwickelte eine Ernährungslehre mit einfachen Regeln, die auf einer vollwertigen Kost mit reichlich frischem Obst und Gemüse sowie Getreide- und Milchprodukten basiert.

### 4. Die Bewegungstherapie

Körperliche Aktivität, das wusste Pfarrer Kneipp ganz genau, wirkt ausgleichend auf das vegetative Nervensystem, bringt Stoffwechsel und Kreislauf in Schwung und baut Knochen und Muskeln auf. Gerade Kinder in der Wachstumsphase brauchen deshalb ausreichend Bewegung für eine gesunde Entwicklung. Pfarrer Kneipp forderte keinen Leistungssport, sondern ein moderates Training und gemäßigte Sportarten wie Schwimmen, Fahrradfahren und Wandern.

### 5. Die Ordnungstherapie

Pfarrer Kneipp hatte folgende feste Überzeugung: Unordnung – auf geistig-seelischer Ebene, aber auch im alltäglichen Umfeld – lässt Krankheit entstehen oder kann sie sogar verschlimmern. Im Rahmen seiner ganzheitlich ausgerichteten Gesundheitslehre entwickelte er viele Techniken und Übungen, die den Rhythmus wieder normalisieren, das Gleichgewicht wieder herstellen und für ein harmonisches Zusammenspiel von Körper, Geist und Seele sorgen. Solche Techniken können auch schon von Kindern erlernt werden, z. B. durch autogenes Training oder andere Entspannungsübungen. Wichtig ist aber auch, dass ein Kind im Alltag feste Strukturen hat, innerhalb derer sich Phasen der Aktivität mit Phasen der Ruhe und Entspannung abwechseln.

# Asiatische Medizin

Die asiatische Heilkunst blickt auf eine lange Tradition zurück. So ist in der Traditionellen Chinesischen Medizin (TCM) ein Erfahrungswissen von über 4000 Jahren gesammelt. Aber auch die indische Ayurveda-Lehre hat ihren Anfang weit vor Christi Geburt genommen, wie Sammlungen altindischer Texte belegen. Neben anderen asiatischen Gesundheitslehren, wie etwa der tibetischen Medizin, haben TCM und Ayurveda im Fernen Osten die größte Bedeutung und finden auch in der westlichen Medizin zunehmend Beachtung. Wie die Homöopathie und die Kneipp-Therapie folgen auch die fernöstlichen Heilmethoden einer ganzheitlichen Betrachtung des Menschen in seiner Einheit von Körper, Geist und Seele. Außerdem geht die Traditionelle Chinesische Medizin davon aus, dass der Mensch ein in den Kosmos eingebundenes Wesen ist und deshalb sein Wohlbefinden und sein Gesundheitszustand auch von den Einflüssen aus seinem Lebensumfeld abhängen.

Ayurveda, die altindische »Wissenschaft vom (langen) Leben« (der Begriff setzt sich aus den beiden Sankritwörtern »ayus« = Leben und »veda« = Wissen zusammen) betrachtet ebenfalls eine Krankheit oder ein Symptom nicht isoliert, sondern immer im Zusammenhang mit dem ganzen Menschen in seiner körperlichen, seelischen und geistigen Verfassung sowie seinem sozialen Umfeld.

## Traditionelle Chinesische Medizin

In der Vorstellung der TCM ist ein Mensch dann gesund und ausgeglichen, wenn die Lebensenergie »Qi« im Fluss ist und nicht durch Störfelder und Störeinflüsse blockiert wird. Damit Qi ungehindert durch den Organismus strömen kann, müssen auch Yin und Yang im Gleichgewicht sein. Yin und Yang verkörpern zwei große, polare Prinzipien, zwischen denen sich alles Leben abspielt. Yin kann vereinfacht als das weibliche, Yang als das männliche Prinzip verstanden werden. Beide Kräfte stehen in ständiger Wechselbeziehung und beeinflussen sich gegenseitig. Nimmt eines der beiden Prinzipien überhand, so hat das negative Auswirkungen auf den Gesamtorganismus.

## Yin und Jang

Yin und Yang stehen nicht nur für weiblich und männlich, sondern symbolisieren auch viele andere Gegensatzpaare. Hier einige Beispiele:

➤ Yin: Nacht, Kälte Erde, Herbst/Winter, Schwere, Dunkelheit, Tiefe

➤ Jang: Tag, Wärme, Himmel, Frühling/Sommer, Leichtigkeit, Helligkeit, Höhe

## Die fünf Elemente

Neben der Prinzipientheorie von Yin und Yang haben in der TCM noch die fünf Elemente Holz, Feuer, Erde, Metall und Wasser eine große Bedeutung. Im alten China war man der Auffassung, dass sich der ganze Kosmos aus diesen Elementen zusammensetzt. Dieses Denkmodell wurde wiederum in die Medizin übertragen. Demnach symbolisieren die Elemente die Wechselbeziehung zwischen Mensch und Umwelt, aber auch das Zusammenspiel der einzelnen Organe und Strukturen im Körper des Menschen. So ordnete man z. B. die Leber dem Element Holz und gleichzeitig dem Prinzip Yin zu. Die Leber als Umwandlungs- und Verarbeitungsorgan wurde verglichen mit dem Wachsen und Blühen von Baum und Pflanze, also dem Element Holz entsprechend. Auch Nahrungsmittel werden in der TCM den fünf Elementen zugeordnet und je nach ihrem Geschmack – sauer, bitter, süß, scharf oder salzig – und ihrem Einfluss im Körper auf das Kräfteverhältnis von Yin und Yang zu therapeutischen Zwecken eingesetzt.

# Ayurveda

Der ayurvedischen Gesundheitslehre liegen ähnliche Vorstellungen zugrunde wie in der traditionellen chinesischen Medizin. Im Zentrum befinden sich hier aber d e drei sogenannten Doshas: Vata, Pitta und Kapha.

➤ Vata steht für Bewegung, für das Fließende, Wachsende, für die Aktivität der Sinnesorgane, für Atmung und Ausscheidung.

➤ Pitta steht für Stoffwechsel, Wärme und Emotionalität.

➤ Kapha steht für den Flüssigkeitshaushalt und die Widerstandskraft des Körpers.

Darüber hinaus gibt es in der Ayurveda ebenfalls fünf Elemente: Diese sind Feuer, Erde, Wasser, Luft und Äther. Die drei Doshas stehen (so wie Yin und Yang in der TCM) mit den fünf Elementen in enger Verbindung. Jeder Mensch hat eine individuell unterschiedli-

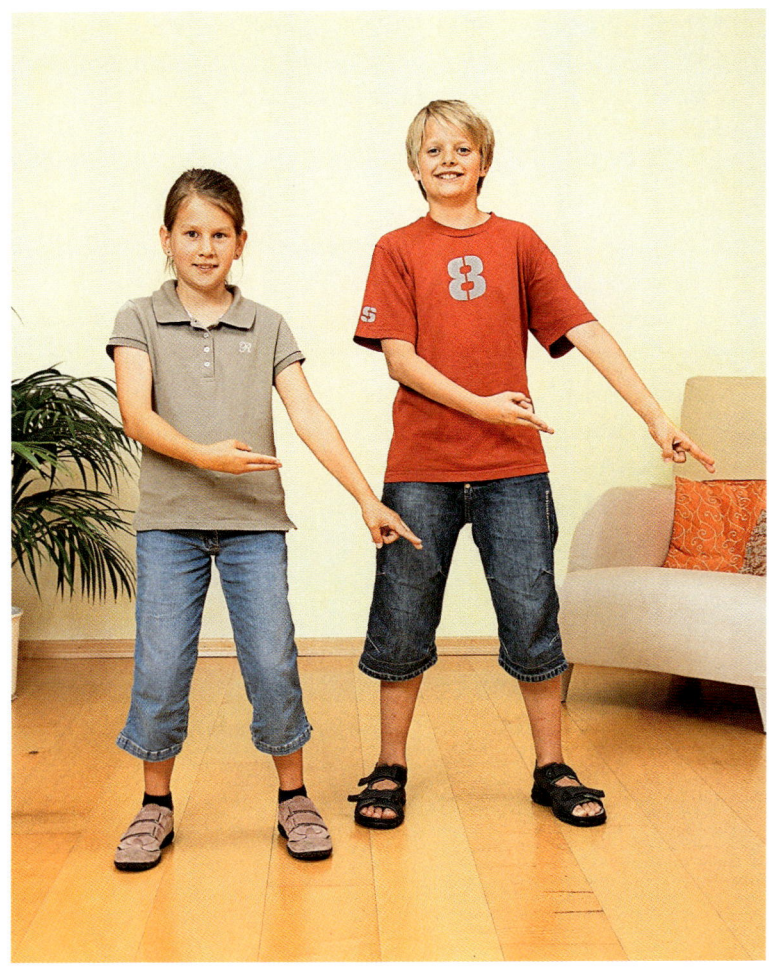

che Ausprägung der Doshas. Das bedeutet, bei einer Person überwiegt Vata, bei einer zweiten Pitta und einer dritten Kapha. Je nach Betonung eines Prinzipes zeigt sich die körperliche und seelische Verfassung eines Menschen. Damit einher gehen auch die typischen gesundheitlichen Probleme, wenn ein Dosha zu sehr die Oberhand bekommt. Das Prinzip der Dosha-Lehre sieht vor, die persönliche Hauptprägung zu kennen und dann die schwächeren Doshas gezielt zu stärken oder eine übermäßige Aktivität des Haupt-Doshas zu bremsen. Dies geschieht durch vielfältige Anwendungen wie z. B. dosha-gerechte Ernährung, Bewegungstherapie, Entspannungstechniken oder Massagen.

Nach der ganzheitlichen indischen Lehre wirken die drei Funktionsprinzipien nicht nur im menschlichen Körper, sondern in der gesamten Natur. Viele Faktoren beeinflussen das Gleichgewicht der drei

Doshas, z. B. das Wetter, die Nahrung, die Bewegung und die Alltagsgewohnheiten.

## Ganzheitliche Therapien in TCM und Ayurveda

Wie in westlichen Naturheilweisen fußt auch in fernöstlichen Gesundheitslehren die Behandlung von Krankheiten auf einem ganzheitlichen Therapiekonzept. Dieses umfasst sanfte und natürliche Anwendungen wie Akupunktur, Akupressur, spezielle Massagetechniken wie Abhyanga – eine indische Ganzkörpermassage mit warmen Kräuterölen – oder Tuina, eine chinesische Massage mit speziellen Handgriffen. Darüber hinaus spielen Bewegungstherapien, Entspannungstechniken und heilgymnastische Übungen wie Qi Gong oder Tai Chi eine große Rolle.

Zudem ist eine gesunde, ausgewogene Ernährung sowie der Einsatz von Heilkräutern und Gewürzen zur Behandlung verschiedenster Probleme in der asiatischen Medizin von zentraler Bedeutung. Interessant ist an der asiatischen Ernährungslehre, dass sie anderen Prinzipien folgt als unsere westlichen ernährungswissenschaftlichen Erkenntnisse. So werden in China beispielsweise Nahrungsmittel nach ihrer energetischen Qualität eingeteilt und danach, wie sie die Lebensenergie Qi wieder harmonisieren können. Süßes gilt zum Beispiel als wärmend, befeuchtend und Energie stützend. Scharfes erzeugt nach der chinesischen Lehre große Hitze im Körper, wirkt ausleitend und entgiftend.

### Wichtige Pflanzen in der traditionellen chinesischen Medizin und der Ayurveda-Lehre

➤ Bewährte Heilpflanzen und -gewürze, die sowohl in der chinesischen Medizin wie auch in der Ayurveda-Lehre Einsatz finden sind: Ingwer, Nelken, Kardamom, Kurkuma (Gelbwurz), Süßholz, Fenchel, Zimt, Muskatnuss, Ginseng und Ginkgo.

➤ Aber auch Küchenkräuter wie Basilikum, Thymian, Majoran, Rosmarin und Dill kommen zum Einsatz.

➤ Gemüsesorten wie Lauch, Zwiebeln, Knoblauch, Karotten, Bohnen sowie Früchte wie Mangos, Zitronen, Himbeeren, Datteln und Feigen haben zur gesundheitsbewussten Ernährung und Vorbeugung von Krankheiten ihren festen Platz in der asiatischen Ernährungslehre.

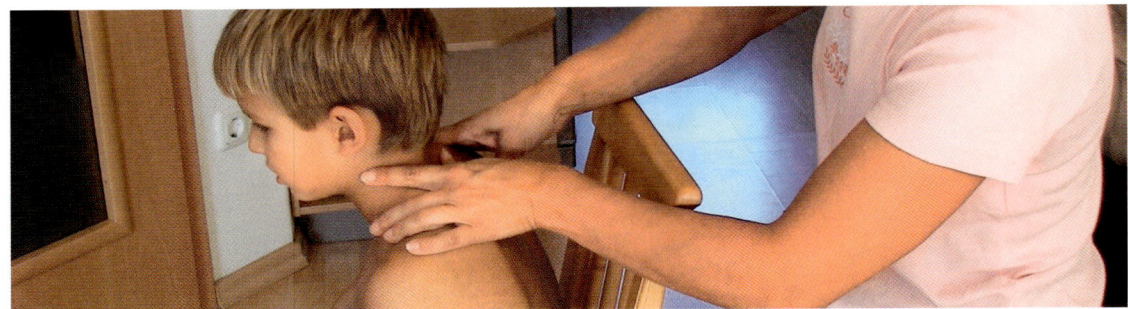

# Praktische Tipps und Anleitungen zu den Hausmitteln

Welche Teemischung hilft am besten gegen Bauchschmerzen? Wie funktioniert ein Quarkwickel? Welche Badezusätze wirken entspannend? Wie massiere ich mein Kind richtig? In diesem Kapitel finden Sie die wichtigsten Rezepte und Anleitungen, damit Sie Ihrem kleinen Patienten im Krankheitsfall kompetent helfen können.

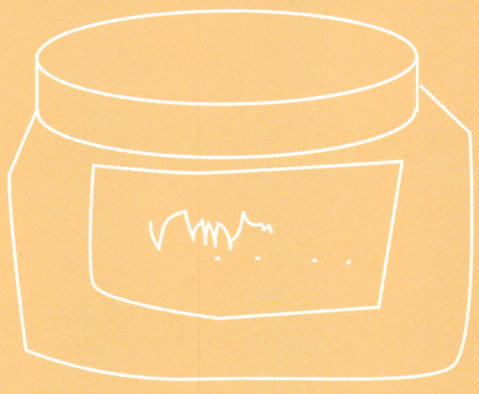

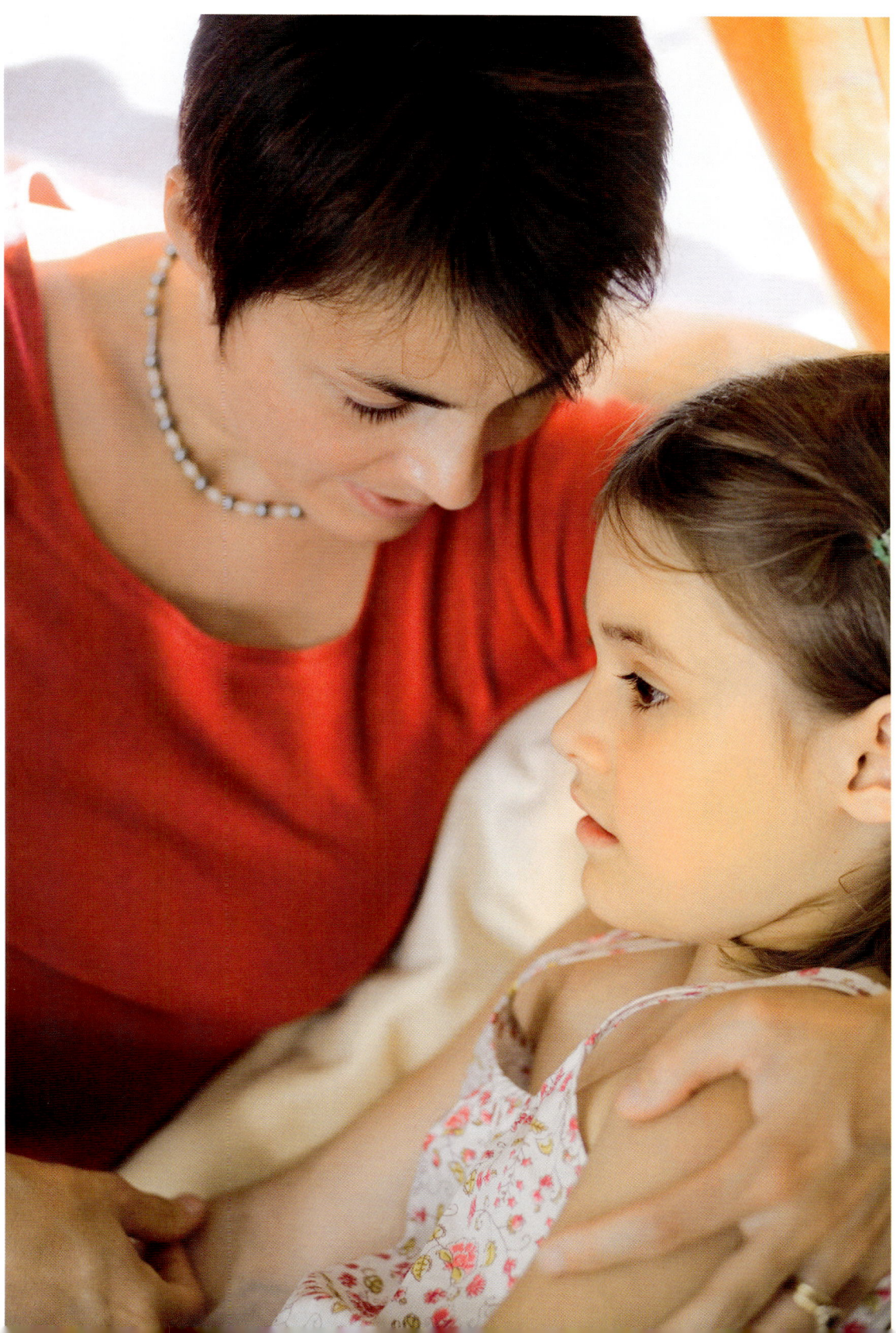

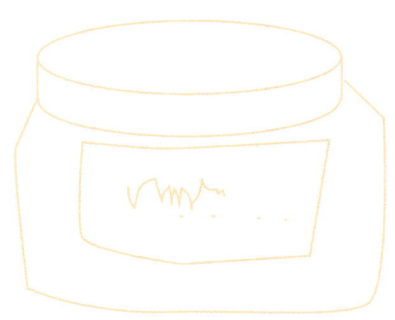

# Teezubereitungen

**Magen- und Darmtee**

*Tee mit Anis, Fenchel und Süßholzwurzel*

*So bereiten Sie den Tee zu:* Je 20 Gramm zerkleinerte Süßholzwurzel, Anis und Fenchelfrüchte in einer Dose mischen. Einen Teeaufguss aus 1 Teelöffel der Kräuter mit 1 Tasse heißem Wasser zubereiten und 10 Minuten lang ziehen lassen. Lassen Sie Ihr Kind nach jeder Mahlzeit 1 Tasse davon trinken.

*Tee mit Pfefferminze, Kamille, Melisse und Kümmel*

*So bereiten Sie den Tee zu:* Mischen Sie 30 Gramm Kümmelfrüchte, 20 Gramm Pfefferminzblätter, 20 Gramm Kamillenblüten und 20 Gramm Melissenblätter. 1 gehäuften Teelöffel der Teemischung mit 150 Milliliter siedendem Wasser übergießen, bedeckt etwa 10 Minuten lang ziehen lassen. Geben Sie Ihrem Kind bei Beschwerden oder mehrmals täglich zwischen den Mahlzeiten 1 Tasse des Tees zu trinken. Säuglinge können 50 bis 100 Milliliter ins Fläschchen bekommen.

Heilkräutertees haben sich zur sanften Behandlung leichter Beschwerden gut bewährt.

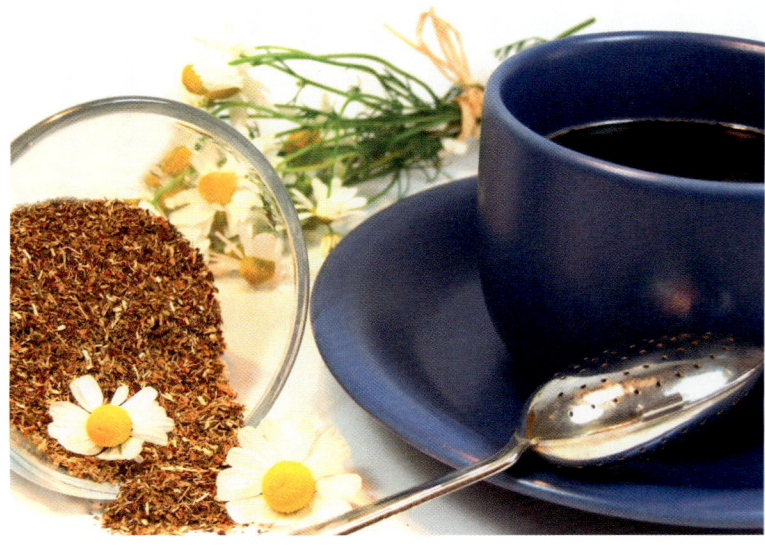

### Tee mit Heidelbeeren
### gegen Durchfall

*So bereiten Sie den Tee zu:* 5 Teelöffel getrocknete Heidelbeeren werden mit ¼ Liter Wasser übergossen und vorsichtig zum Sieden gebracht. Lassen Sie den Beerensud 10 Minuten lang köcheln, seihen Sie ihn ab und geben Sie Ihrem Kind täglich 2 bis 3 Tassen zu trinken

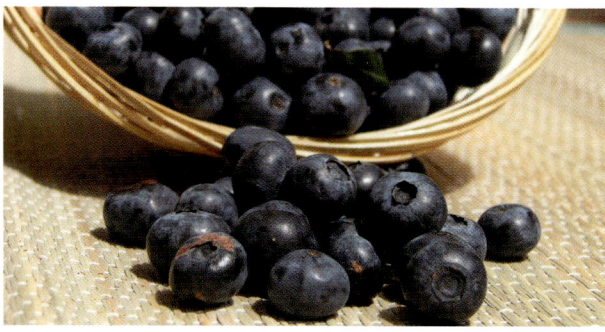

### Tee mit Brombeere, Malve, Thymian und Kamille gegen Durchfall bei Säuglingen und Kleinkindern

*So bereiten Sie den Tee zu:* 10 Gramm Brombeerblätter und jeweils 20 Gramm Malven-, Thymian- und Kamillenblätter mischen. Überbrühen Sie 1 Esslöffel der Teemischung mit 150 Milliliter siedendem Wasser; 10 Minuten zugedeckt ziehen lassen. Geben Sie Ihrem Kind mehrmals täglich 1 Tasse des warmen Tees zu trinken oder füllen Sie ihn ins Fläschchen.

> Heidelbeeren lindern Darmreizungen und Durchfall, wenn sie getrocknet angewendet werden.

## Hustentee

### Tee mit Fenchel, Spitzwegerich, Süßholzwurzel und Thymian

*So bereiten Sie den Tee zu:* 10 bis 25 Gramm im Mörser zerstoßene Fenchelfrüchte mit 25 Gramm Spitzwegerichkraut, 25 Gramm Süßholzwurzel und 10 bis 20 Gramm Thymiankraut mischen. 1 Esslöffel dieser Kräutermischung mit 250 Milliliter Wasser übergießen und 10 Minuten lang ziehen lassen. Dann abseihen und schluckweise trinken lassen.

### Tee mit Anis, Eibisch, Malve und Stiefmütterchenkraut

*So bereiten Sie den Tee zu:* 20 Gramm Anisfrüchte mit 25 Gramm Eibischwurzel, 5 Gramm Malvenblüten und 5 Gramm Stiefmütterchenkraut mischen. 1 gestrichenen Esslöffel davon mit 1 Tasse (150 Milliliter) siedendem Wasser übergießen und zugedeckt etwa 10 Minuten lang ziehen lassen, dann abseihen. Lassen Sie Ihr Kind mehrmals am Tag 1 Tasse des Tees trinken.

## Halstee

### Tee mit Salbei und Kamille

*So bereiten Sie den Tee zu:* 4 Teelöffel Salbeiblätter und Kamillenblüten mit ½ Liter kochendem Wasser überbrühen. Etwa 8 bis 10 Minuten lang ziehen lassen, dann abseihen. Den Tee von Ihrem Kind möglichst warm in kleinen Schlucken trinken lassen. Größere

Kinder, die schon in der Lage sind zu gurgeln, können die Teemischung auch als Gurgellösung verwenden.

### Blasen- und Nierentee
*Tee mit Bärentraube, Queckenwurzel, Birke, Goldrute & Co.*

*So bereiten Sie den Tee zu:* Je 20 Gramm Bärentraubenblätter, Queckenwurzelstock, Birkenblätter, Goldrutenkraut, Hauhechelwurzel und Süßholzwurzel mischen. 2 Teelöffel der Mischung mit ca. 150 Milliliter siedendem Wasser übergießen, bedeckt ungefähr 10 Minuten lang ziehen lassen. Ihr Kind kann 3- bis 4-mal täglich 1 Tasse des frisch zubereiteten Tees trinken.

### Fiebertee
*Tee mit Thymian, Kamillen- Holunder- und Lindenblüten*

*So bereiten Sie den Tee zu:* Je 20 Gramm Thymian, Kamillen-, Holunder- und Lindenblüten in einer Dose mischen. 2 Teelöffel der Kräutermischung mit 1 Tasse heißem Wasser überbrühen. Einige Minuten lang ziehen lassen, abseihen und dann abkühlen lassen. Geben Sie Ihrem Kind mehrmals am Tag 1 Tasse des Tees zu trinken.

### Schlaf- und Beruhigungstee
*Tee mit Baldrian, Hopfen und Melisse*

*So bereiten Sie den Tee zu:* 20 Gramm Baldrianwurzel, 30 Gramm Hopfenzapfen und 30 Gramm Melissenblätter in einer Dose mischen. 1 gehäuften Teelöffel der Kräuter mit 1 großen Tasse heißem Wasser übergießen und einige Minuten lang ziehen lassen. Abseihen und abends vor dem Schlafengehen schluckweise trinken lassen.

*Tee mit Lavendel, Melisse, Passionsblume und Johanniskraut*

*So bereiten Sie den Tee zu:* Mischen Sie 30 Gramm Lavendelblüten, 30 Gramm Melissenblätter, 20 Gramm Passionsblumenkraut und 10 Gramm Johanniskraut. Übergießen Sie 1 gehäuften Teelöffel der Mischung mit 150 Milliliter heißem Wasser. Bedeckt 10 Minuten lang ziehen lassen. Geben Sie Ihrem Kind am besten abends vor dem Zubettgehen 1 Tasse des Tees zu trinken.

### Blutreinigungstee
*Tee mit Salbei, Schafgarbe und Zinnkraut*

So bereiten Sie den Tee zu: 40 Gramm Salbei, 40 Gramm Schafgarbe und 20 Gramm Zinnkraut mischen. 1 Esslöffel der Mischung mit 1 Tasse kochendem Wasser aufbrühen, etwas ziehen lassen. Morgens nüchtern und abends trinken lassen.

# Inhalationen und Spülungen

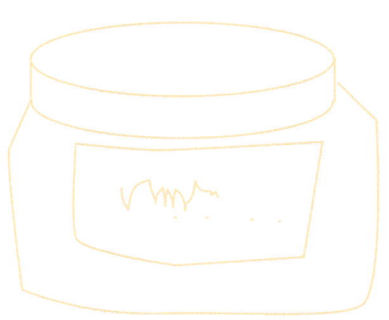

## Für die Atemwege

### *Dampfbad mit Thymian*

*So wird's gemacht:* 3 bis 4 Liter Wasser in einem Topf zum Kochen bringen, 2 Esslöffel Thymiankraut hinzugeben und 10 Minuten lang zugedeckt ziehen lassen. Decken Sie den Kopf Ihres Kindes mit einem großen Handtuch ab und lassen Sie den kleinen Patienten die warmen Dämpfe 5 bis 10 Minuten lang einatmen.

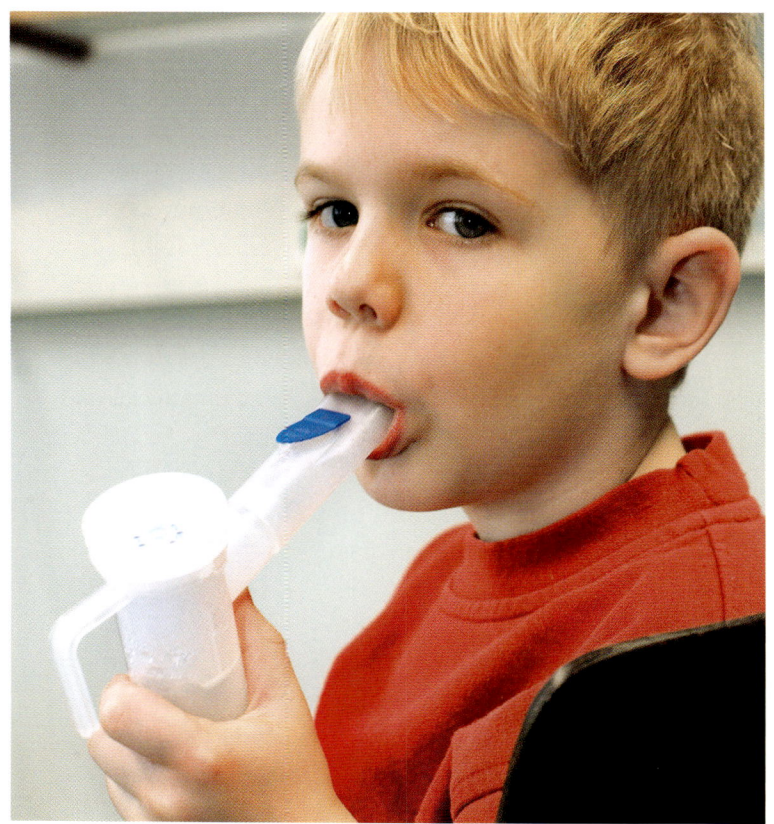

Inhalationen erweisen sich bei Atemwegserkrankungen auch bei Kindern als sehr hilfreich.

> **Achtung!**
> Bleiben Sie unbedingt während der Inhalation bei Ihrem Kind, um aufzupassen, dass die Schüssel nicht umstürzen und es sich nicht an dem heißen Wasser verbrühen kann.

### Kamille-Minze-Inhalation

*So wird's gemacht:* Geben Sie jeweils 1 Teelöffel Kamillenblüten und Minzeblätter in eine Schüssel und gießen Sie ungefähr 1,5 Liter heißes Wasser hinzu. Lassen Sie Ihr Kind ungefähr 10 Minuten lang unter einem breiten Handtuch die aufsteigenden Dämpfe einatmen.

### Salzwasserinhalation

*So wird's gemacht:* Geben Sie 3 Esslöffel Meersalz auf 1 Liter kochendes Wasser. Füllen Sie das Salzwasser in eine standfeste Schüssel aus Porzellan oder Metall, bedecken Sie den Kopf Ihres Kindes mit einem Tuch und lassen Sie es ca. 10 Minuten lang den Wasserdampf durch die Nase einatmen.

## Für Mund und Rachen

### Gurgellösung mit Salzwasser

*So wird's gemacht:* 1 gestrichenen Teelöffel Kochsalz in einem Glas warmem Wasser auflösen. Morgens und abends, bei Bedarf auch während des Tages, damit gurgeln, die Lösung aber nicht schlucken!

### Ratanhia-Spülung

*So wird's gemacht:* Einige Tropfen Ratanhia-Extrakt mit warmem Wasser verdünnen. Lassen Sie Ihr Kind mit der Flüssigkeit mehrmals hintereinander den ganzen Mundraum spülen.

### Myrrhentinktur-Pinselung

*So wird's gemacht:* Verdünnen Sie die Tinktur aus der Apotheke mit Wasser, tränken Sie ein Wattestäbchen darin und betupfen Sie damit vorsichtig die betroffene Stelle im Mund. Sie können diese Anwendung mehrmals täglich wiederholen.

### Spülung mit Arnika, Salbei und Kamille

*So wird's gemacht:* 15 Gramm Arnika, 35 Gramm Salbei und 50 Gramm Kamille mischen. 1 Esslöffel der Kräuter mit 1 Tasse heißem Wasser aufbrühen. Nach kurzer Zeit abseihen und abkühlen lassen. Damit mehrmals täglich den Mund spülen.

# Wickel und Auflagen

### Gegen Ohren- und Halsschmerzen

*Zwiebelwickel*

*So wird's gemacht:* 1 rohe Zwiebel klein hacken, in ein großes
Taschentuch wickeln. Auf das Ohr legen, mit einem Schal oder
Stirnband befestigen, darüber noch eine Kinderwärmflasche legen.
Nach etwa 15 bis 20 Minuten abnehmen.

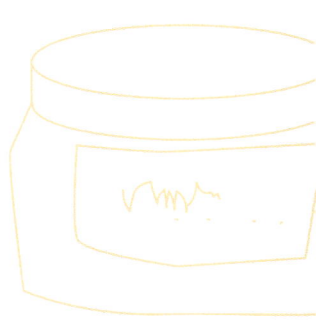

*Senfmehlumschlag*

*So wird's gemacht:* Etwas frisches Senfmehl mit warmem Wasser zu
einem dünnen Brei verrühren. Diesen auf ein Tuch streichen, das Sie
etwa 15 Minuten lang hinter das entzündete Ohr legen.

*Quarkwickel*

*So wird's gemacht:* Bestreichen Sie ein feuchtes Leintuch fingerdick
mit Quark aus dem Kühlschrank. Legen Sie dieses auf den Hals Ihres
Kindes und umwickeln Sie es mit einem Woll- oder Handtuch. Am
Tag mehrmals wiederholen und mindestens 15 Minuten lang einwirken lassen.

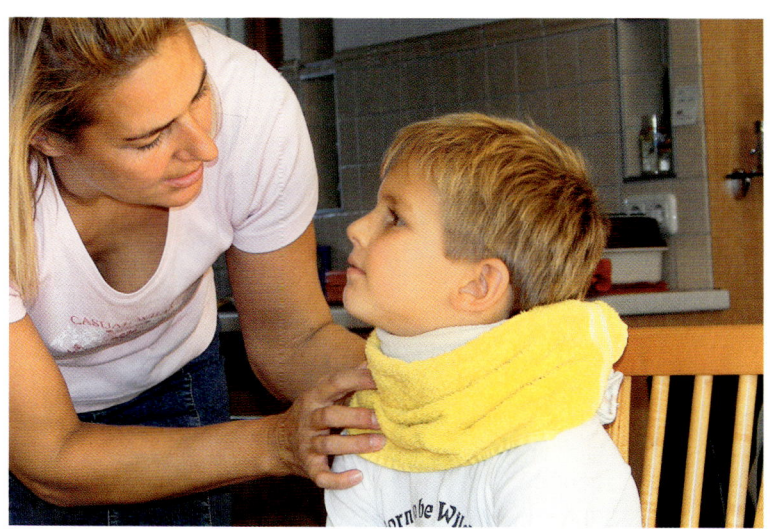

Ein Halswickel
verringert ent-
zündliche Rei-
zungen im Hals
und lindert die
Schmerzen.

### Gegen Husten und Bronchitis
*Kartoffelwickel*

*So wird's gemacht:* Legen Sie 3 bis 4 heiße ungeschälte Kartoffeln in eine Baumwollwindel, falten Sie die Windel zusammen und zerdrücken Sie die Kartoffeln darin. Vorsicht: Temperatur prüfen! Die Windel auf die Brust des Kindes auflegen, ein großen Handtuch sowie ein Wolltuch fest darüberspannen. Die Kartoffeln können die Wärme lang speichern; wenn sie abgekühlt sind, den Wickel abnehmen.

*Zitronenwickel*

*So wird's gemacht:* Tränken Sie ein dünnes, schon feuchtes Baumwolltuch (Babywindel) mit reichlich Zitronensaft (von 4 bis 6 saftigen Zitronen) und legen Sie dieses Tuch um die Brust des Kindes. Wickeln Sie ein großes Baumwollhandtuch sowie ein Wolltuch darüber und lassen Sie den Wickel mindestens 15 Minuten lang liegen. Dann abnehmen und das Kind trockenfrottieren.

### Gegen Bauchschmerzen
*Kamillenwickel*

*So wird's gemacht:* Für den Wickel falten Sie ein Frottiertuch mehrfach in Längsrichtung, tauchen es in warmen Kamillentee und geben es auf den Bauch des Kindes. Darauf legen Sie ein Wolltuch und zusätzlich auf den schmerzenden Bereich noch eine Wärmflasche. Der Wickel sollte etwa 15 Minuten lang liegenbleiben, dann können Sie ihn abnehmen.

*Heublumensack*

*So wird's gemacht:* Ein Heublumensäckchen aus der Apotheke mit kochendem Wasser übergießen und 15 Minuten lang zugedeckt ziehen lassen, damit die flüchtigen Wirkstoffe nicht entweichen können. Dann zwischen 2 Brettern mehrmals kräftig auspressen und in ein Tuch einschlagen. Legen Sie den Heublumensack auf den Unterbauch Ihres Kindes und umwickeln Sie ihn mit einem Wolltuch. Etwa 30 Minuten liegen lassen.

### Gegen Fieber
*Wadenwickel*

*So wird's gemacht:* Für den Wickel 2 mehrfach in Längsrichtung gefaltete Baumwolltücher in kühles Wasser tauchen, dem man 1 bis 2 Esslöffel Obstessig oder Zitronensaft hinzufügen kann. Ein Tuch gut auswringen und straff um einen Unterschenkel wickeln. Ein

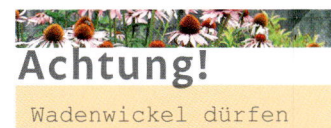

## Achtung!
Wadenwickel dürfen Sie Ihrem Kind nur anlegen, wenn es warme Füße hat!

zweites Tuch am anderen Unterschenkel anlegen. Die Wadenwickel nach ca. 20 Minuten abnehmen und die Beine anschließend gut abfrottieren. Bei Bedarf nach etwa 1 Stunde die Wadenwickel noch einmal wiederholen.

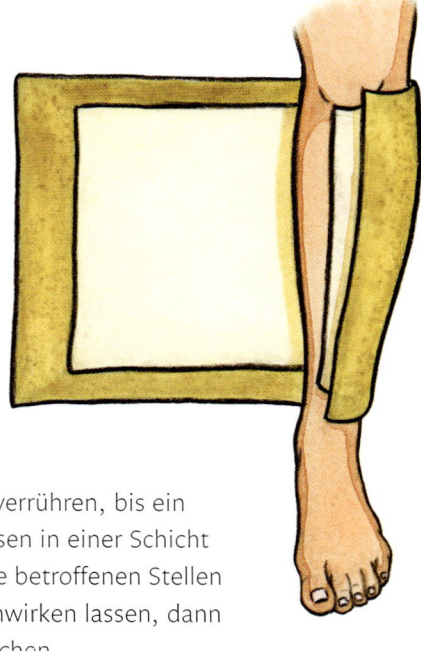

## Gegen Hautreizungen

### Heilerdeauflage

*So wird's gemacht:* Heilerdepulver mit Wasser so lange verrühren, bis ein zähflüssiger Brei entsteht. Diesen in einer Schicht von etwa ½ Zentimeter auf die betroffenen Stellen auftragen, 10 Minuten lang einwirken lassen, dann mit lauwarmem Wasser abwaschen.

> Der Wadenwickel ist ein altbewährtes, einfach anzuwendendes Hausmittel zur Fiebersenkung.

### Blaue Gesichtsmaske

*So wird's gemacht:* 1 gehäuften Esslöffel getrockneter Kornblumenblüten (aus Apotheke, Drogerie oder Reformhaus) mit 250 Milliliter kochendem Wasser übergießen. Auf Körperwärme abkühlen lassen und so viel weißen Ton hinzugeben, bis eine streichfähige Paste entsteht. Diese auf dem Gesicht und wenn nötig auf dem Dekolletee verteilen. Etwa 10 bis 15 Minuten lang einwirken lassen, danach lauwarm abwaschen. 3-mal in der Woche wiederholen.

### Bockshornkleeumschlag

*So wird's gemacht:* 100 Gramm grob gemahlene Bockshornkleesamen mit wenig Wasser vermischen und zu einem Brei verkochen. Diesen dick auf eine Mullkompresse streichen und auf die betroffene Stelle legen. Mit einem Verband fixieren und 3- bis 4-mal täglich erneuern.

### Kamillenumschlag

*So wird's gemacht:* Tränken Sie eine größere Mullkompresse oder eine kleine Baumwollwindel mit verdünnter Kamillentinktur aus der Apotheke und legen Sie die Kompresse dann auf das entzündete Hautareal. Lassen Sie diesen Umschlag ungefähr 15 bis 20 Minuten lang einwirken. Sie können diese Behandlung 3- bis 4-mal täglich wiederholen.

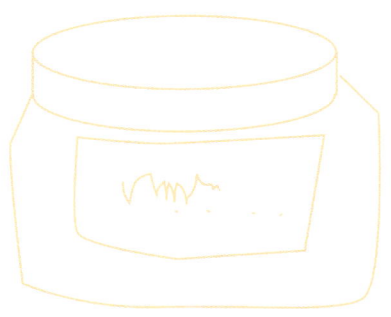

# Bäder und Güsse

### Für seelischen Ausgleich

*Entspannungsbad mit Lavendel und Melisse*

*So wird's gemacht:* Kochen Sie 1 Hand voll Lavendel- und Melisse-
blätter in ca. 1 Liter Wasser auf und lassen Sie den Sud eine Weile
stehen. Seihen Sie die Blätter ab und geben Sie den Kräuterauszug
ins 37 °C warme Badewasser. Lassen Sie Ihr Kind etwa 20 Minuten
lang darin baden.

*Belebungsbad mit Rosmarin*

*So wird's gemacht:* Lassen Sie das Badewasser nicht zu heiß ein,
mischen Sie 10 Tropfen Rosmarinöl mit 2 bis 3 Esslöffeln Sahne als
Emulgator und geben Sie die Mischung ins Badewasser. Ihr Kind
darf 15 bis 20 Minuten lang darin baden.

*Muskelentspannungsbad mit Wacholder*

*So wird's gemacht:* Geben Sie Wacholderextrakt in das ca. 37 °C
warme Badewasser. Lassen Sie Ihr Kind etwa 20 Minuten lang darin
baden.

### Zur Abwehrstärkung

*Ansteigendes Fußbad*

*So wird's gemacht:* Ihr Kind soll seine Füße in eine Fußbadewanne
mit etwa 35 °C warmen Wasser stellen. Dann gießen Sie langsam
heißes Wasser hinzu, bis die Endtemperatur ca. 40 °C erreicht. Nach
10-minütigem Fußbad trocknen Sie die Füße Ihres Kindes gut ab,
lassen es Socken anziehen und sich eine Weile ausruhen.

*Wechselfußbad*

*So wird's gemacht:* Eine Plastikschüssel mit warmem, die andere mit
kaltem Wasser füllen. Die Füße zunächst 4 bis 5 Minuten lang in die
warme Wanne stellen, dann kurz in die kalte. Die Prozedur mehrmals
wiederholen und die Wassertemperatur durch Auffüllen warmen
bzw. kalten Wassers wieder auf die Ausgangstemperatur bringen.

Das wohlriechen-
de ätherische Öl
des Rosmarins
wirkt als Bade-
zusatz leicht
belebend.

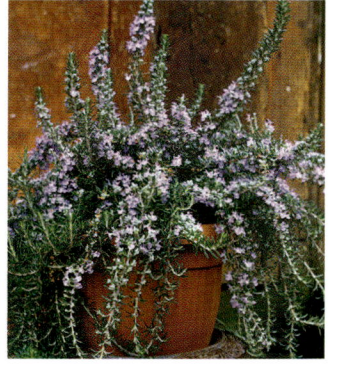

*Beinguss*

*So wird's gemacht:* Schrauben Sie einen Gießschlauch an Ihre Dusch-armatur (zur Not tut's auch eine große Gießkanne). Stellen Sie die Wassertemperatur auf ca. 16 bis 18 °C ein (falls kein Thermostat an der Armatur ist, mit einem Thermometer die Wassertemperatur prü-fen). Den Wasserstrahl von der Rückenseite des rechten Fußes hoch bis zur Hüfte führen. Kurz verweilen, dann an der Schenkelinnen-seite wieder zum Fuß hinabfahren. Den Vorgang am linken Bein wiederholen.

Beim Wechselguss die gleiche Prozedur zuerst mit warmem Wasser, dann kalt, dann wieder warm durchführen. Abschließend noch ein-mal auf kalt wechseln.

## Gegen Haut- und Schleimhautreizungen

*Eichenrindensitzbad*

*So wird's gemacht:* Geben Sie Eichenrindenextrakt aus der Apotheke in der auf der Packung beschriebenen Dosierung in eine Sitzwanne oder das Duschbecken mit warmem Wasser. Lassen Sie Ihr Kind un-gefähr 15 Minuten lang in dem Becken sitzen.

*Sesamsamensitzbad*

*So wird's gemacht:* Etwa 5 Gramm Sesamsamen in 2 Liter Wasser so lange kochen, bis nur etwa ½ ((??)) Liter übrig ist. Den Sud abküh-len lassen, ins Badewasser der Sitzwanne oder des Duschbeckens geben. Ihr Kind soll ungefähr 10 bis 15 Minuten lang darin baden.

*Haferstrohbad*

*So wird's gemacht:* 50 Gramm Haferstroh in 1 Liter Wasser auf-kochen. Abseihen und den Sud in das angenehm warme Bade-wasser geben. Lassen Sie Ihr Kind ungefähr 10 Minuten lang, nach Möglichkeit sitzend, darin baden.

## Gegen Stockschnupfen

*Gesichtsguss*

*So wird's gemacht:* Duschkopf von der Handbrause abschrauben, Wassertemperatur auf ca. 15 bis 18 °C einstellen (falls kein Thermo-stat an der Armatur ist, mit einem Thermometer die Wassertempera-tur prüfen). Den weichen, kalten Strahl knapp 1 Minute lang auf die Nase richten. Dann den Vorgang mit warmem Wasser wiederholen, abschließend noch einmal auf kalt wechseln. Den Gesichtsguss soll-ten Sie morgens und abends anwenden, können ihn aber auch tags-über mehrfach wiederholen.

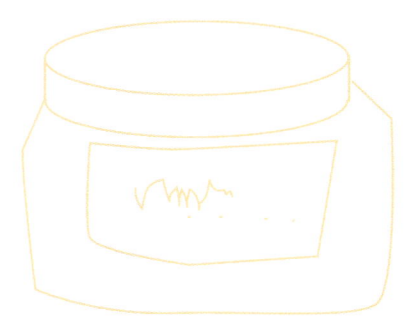

# Massagen und Einreibungen

Wärmen Sie bitte, bevor Sie mit der Massage beginnen, Ihr Hände auf, damit Ihr Kind den Kontakt als angenehm empfindet.

Beginnen Sie mit der Massage mit sanften Bewegungen Ihrer Finger und Hände. Sie können sanfte kreisende Bewegungen durchführen oder auf der Körperpartie längs entlang streichen.

Gute Massagetechniken sind: Kneten, Reiben, Rollen, Klopfen. Verwenden Sie Daumen, Fingerkuppen, Handflächen und Handkanten. Auch Geräte wie Bürsten, Schwämme oder Rollen können Sie zuhilfe nehmen. Ein Aromaöl unterstützt den Massageeffekt.

> Mit einer Massage lindern Sie die Beschwerden Ihres Kindes und schenken ihm zudem Zuwendung.

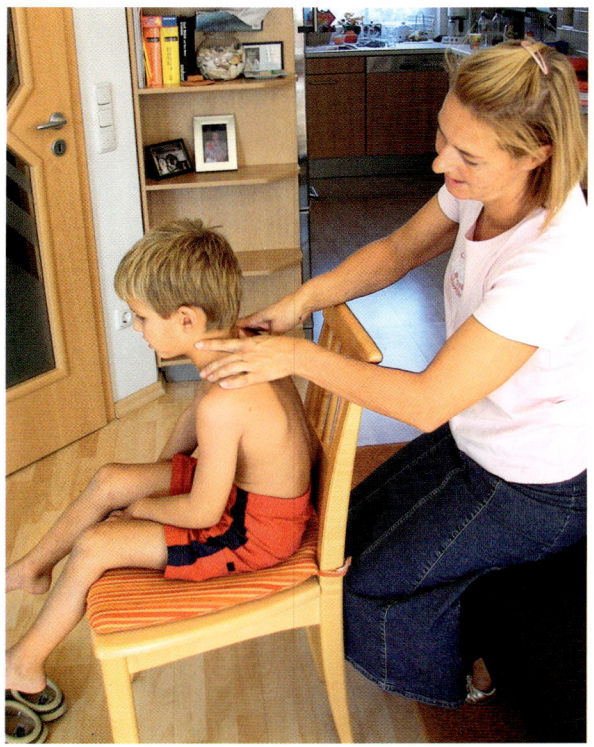

## Hier helfen Massagen

➤ zur Abwehrstärkung: Ganzkörpermassage, Trockenbürstenmassage
➤ gegen Kopfschmerzen: Nacken- und Schläfenmassage mit Pfefferminzöl
➤ gegen Nackenverspannungen: Nacken- und Schultermassage mit Wacholder- oder Pfefferminzöl
➤ zur Entspannung: Stirnmassage, Ganzkörpermassage mit Lavendelöl
➤ gegen Blähungen und Bauchweh: sanfte Bauchmassage im Uhrzeigersinn mit Majoranöl
➤ gegen innere Unruhe, Nervosität und Konzentrationsstörungen: sanfte Rückenmassage mit Zitronen- und Orangenöl
➤ zur Hautregeneration, gegen Hautreizungen: Einreibungen mit Mandelöl, Kamillen- oder Calendula-Lotion

checkliste

**Das gehört in die Hausapotheke**

Neben allgemeinen Utensilien wie Verbandsmaterial, Desinfektionsmittel, Schere, Pinzette sowie Medikamenten für Erwachsene sollten sich in einer gut ausgestatteten Hausapotheke auch Präparate befinden, die für Kinder geeignet sind:

✗ bei Fieber: Fieberzäpfchen mit dem Wirkstoff Paracetamol in altersgemäßer Dosierung

✗ bei Erkältung: Mittel zum Einreiben (für Säuglinge frei von Menthol und Kampfer!)

✗ bei Schnupfen: abschwellende Nasentropfen in altersgerechter Stärke

✗ bei Husten: Teezubereitungen, Tropfen oder Saft auf chemischer oder pflanzlicher Basis (z. B. Präparate mit Eibisch, Malve, Süßholzwurzel, Fenchel, Efeu, Thymian)

✗ bei Infektanfälligkeit: Mittel zur Abwehrstärkung wie Sonnenhut-(Echinacea)-Präparate, Multivitaminpräparate, Vitamin C

✗ bei Durchfall und Erbrechen: spezielle Glukose-Elektrolyt-Präparate als Pulver oder Tabletten

✗ bei Blähungen: Teemischungen mit Anis, Fenchel, Kümmel, Koriander, Kamille; Tropfen (Fertigarzneimittel mit pflanzlichen Auszügen oder sogenannten Entschäumern)

✗ bei Windeldermatitis: Kamillen- oder Eichenrindenextrakt für Bäder; Wundschutz-salben mit Zinkoxid und Kamillenextrakt; eventuell pilztötende Salben oder Cremes zur Behandlung von Windelsoor (Hefepilzinfektion); Wundschutzpuder

✗ bei Ohrenschmerzen: Ohrentropfen mit entzündungshemmenden und schmerzlindern-den Inhaltsstoffen

✗ bei Augenentzündungen: Augentropfen, die Reizungen und Entzündungen mildern

✗ bei Zahnschmerzen: Zahnungshilfen, schmerzlindernde Mittel beim Zahnen

# Register

# Literaturverzeichnis

Acredolo, Linda/Goodwyn, Susan:
Baby Brain. Ariston 2000

Biddulph, Steve:
Das Geheimnis glücklicher Kinder. Heyne 2001

Calvi, Jenifer:
Das BLV Handbuch Homöopathie. blv 2007

Kaiser, Thomas:
Bleib bei mir, wenn ich wütend bin. Wut und Aggressionen, so helfe ich meinem Kind. Christophorus 1998

Keller, Walter/Wiskott, Alfred:
Lehrbuch der Kinderheilkunde. Hrsg. v. Betke, Klaus/Künzer, Wilhelm/Schaub, Jügen. Thieme 1991

Kovács, Heike/Kaltenthaler, Birgit:
Hilfe bei ADS und ADHS. Gondrom 2006

Lauth, Gerhard W./Schlottke, Peter F./ Naumann, Kerstin:
Rastlose Kinder, ratlose Eltern. dtv 1998

Mayer, Johannes G./Uehleke, Bernhard/Pater Saum, Kilian:
Handbuch der Klosterheilkunde. Zabert Sandmann 2002

Speer, Christian P./Gahr, Manfred:
Pädiatrie. Springer Verlag 2005

Wiesenauer, Markus/Berger, Reinhild:
Homöopathie fürs Kind. medpharm 1994

www.kinderaerzteimnetz.de

## Die Autorin

Frau Dr. med. **Heike Kovács** hat Humanmedizin studiert. Neben ihrer Arbeit in einer allgemeinmedizinischen Praxis arbeitet sie als Journalistin sowohl für Printmedien als auch für das Fernsehen.
Die Schwerpunkte ihrer Arbeit sind die Themen Kinder- und Familiengesundheit, Prävention, Naturheilkunde und Psychologie.

Dr. med. **Gunhild Kilian-Kornell**, die auf S. 46 f. interviewte Expertin, ist Fachärztin für Kinder- und Jugendmedizin. Neben ihrer ärztlichen Tätigkeit war sie lange Zeit als Pressesprecherin des Berufsverbandes der Kinder- und Jugendärzte tätig. Sie hat zahlreiche Bücher zu Kindergesundheit veröffentlicht und setzt sich auch in TV- und Radiosendungen regelmäßig für dieses Thema ein.

Bibliographische Information
der Deutschen Bibliothek

Die Deutsche Bibliothek verzeichnet diese Publika-
tion in der Deutschen Nationalbibliographie; detaillierte bibliographische Daten sind im Internet über
http://dnb.ddb.de abrufbar.

## BLV Buchverlag GmbH & Co. KG

80797 München

© 2008 BLV Buchverlag GmbH & Co. KG, München

**Bildnachweis:**
Alle Fotos Gettyimages, außer:
Anders, Antje: S. 11, 35, 55
A1PIX: S. 20, 22, 41, 52, 98, 185, 239
Almidi.net: S. 115
AOK: S. 129
Archiv BLV: S. 16, 34, 214, 215
Besendorfer, Eva: S. 4/5, 51, 62, 83, 94, 97, 134,
    180, 197, 198, 211, 218, 220, 232, 238, 241, 245,
    250
Caro: S. 243
Deutsches Historisches Museum Ingolstadt: S. 222
F1online/Horizon: S. 163
Freelenspool/Jürgen Christ: S. 75
Gudjohns: S. 229
Irisblende: S. 90, 117, 154
IStockimages: S. 13
Mauritius: S. 160, 174, 207
Okapia: S. 142
Panthermedia: S. 29, 189, 203, 216, 231, 240
Photo Alto: S. 59, 102
Reinhard: S. 79, 88, 120, 121, 206, 210, 212, 225,
    226, 248
Reusse, Michael: S. 236
Spielgut.de: S. 57
Stolt, Matthias: S. 2/3
Transit: S. 50
Tunger, Matthias: S. 184, 204
Ullstein: S. 208
Wikipedia: S. 230

**Grafiken:**
Sandra Menke, Osnabrück

**Umschlaggestaltung:**
fuchs_design, München/Sabine Fuchs,
Regina Kremer

**Umschlagfotos:**
Vorderseite: Gettyimages
Rückseite: Antje Anders

**Lektorat:**
Dr. Christiane Lentz,
Manuela Stern

**Herstellung:**
Angelika Tröger

**Layoutkonzept Innenteil:**
Sabine Fuchs, fuchs_design, München

**Layout und Satz:**
Uhl+Massopust GmbH, Aalen

Gedruckt auf chlorfrei gebleichtem Papier

Printed in Germany
ISBN 978-3-8354-0247-8

**Hinweis**
Das vorliegende Buch wurde sorgfältig erarbeitet.
Dennoch erfolgen alle Angaben ohne Gewähr.
Weder Autorin noch Verlag können für eventuelle
Nachteile oder Schäden, die aus den im Buch
vorgestellten Informationen resultieren, eine
Haftung übernehmen.

# Eine kleine Auswahl aus unserem Programm

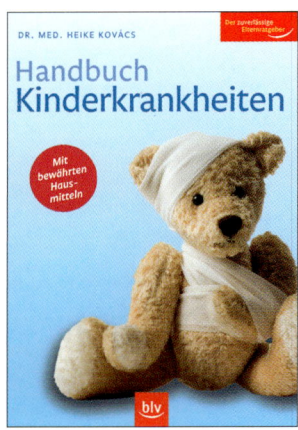

Dr. med. Heike Kovács/
Birgit Kaltenthaler
**Handbuch Kindererziehung**
Alle Aspekte der Kindererziehung vom
Babyalter bis zum Beginn der Pubertät;
Antwort auf wichtige Erziehungsfragen,
Hilfe bei typischen Alltagsproblemen.
*ISBN 978-3-8354-0293-5*

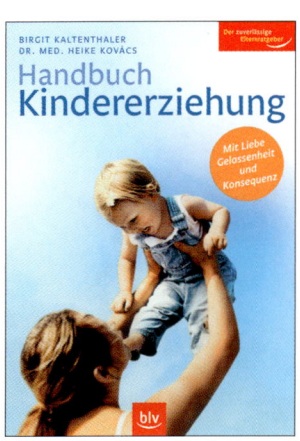

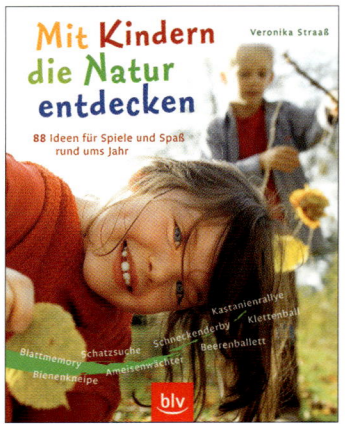

Dr. med. Heike Kovács
**Handbuch Kinderkrankheiten**
Richtige Diagnose – schnelle Hilfe:
die häufigsten Kinderkrankheiten mit
Ursachen, Symptomen, schulmedizini-
schen und alternativen Behandlungs-
methoden, Selbsthilfe und Vorbeugung;
mit Natur- und Hausmitteln, Erster
Hilfe, Impfungen usw.
*ISBN 978-3-8354-0247-8*

Dr. Beate Fessler
**Handbuch**
**Schwangerschaft und Geburt**
Kompetent, sachlich, ehrlich – das
fundierte Handbuch; Schwangerschaft
im Detail: was genau in jedem der neun
Monate passiert; die werdende Mutter:
Ernährung, Körper und Seele, Partner-
schaft; Geburt, Wochenbett, Stillen,
die erste Zeit zu Hause, Beruf.
*ISBN 978-3-405-16929-9*

Jenifer Calvi
**Das Baby ist da!**
Alle Themen rund um Ernährung, Pflege,
Gesundheit, Entwicklung, Erziehung,
Recht – umfassend, nach neuestem
Stand der Medizin, mit Expertentipps.
*ISBN 978-3-8354-0006-1*

Siegbert Engel/Don Chen
**Qi Gong für mein Kind**
Gezielte Bewegungsübungen für
Konzentration, Gelassenheit und
Selbstbewusstsein in Schule und Alltag.
*ISBN 978-3-8354-0296-6*

Veronika Straaß
**Mit Kindern die Natur entdecken**
Eine Fülle von Vorschlägen für Spiele und
Spaß, für das ganze Jahr und für verschie-
dene Altersgruppen; spielen, basteln,
beobachten und experimentieren; geeig-
net für Kinder im Alter von 4 bis 12 Jahren.
*ISBN 978-3-8354-0225-6*

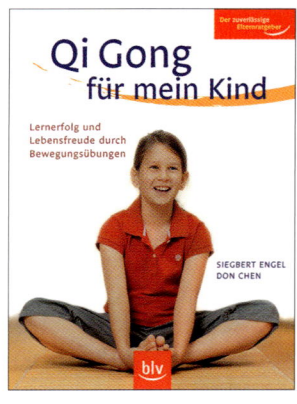

## Die zuverlässigen Berater

**BLV Bücher bieten mehr:**

- mehr Wissen
- mehr Erfahrung
- mehr Innovation
- mehr Praxisnutzen
- mehr Qualität

Denn 60 Jahre Ratgeberkom-
petenz sind nicht zu schlagen!

Dass Sie sich gut beraten fühlen –
das ist unser Ziel. Falls Sie Fragen
und/oder Anregungen haben,
schreiben Sie uns bitte:

**BLV Buchverlag GmbH & Co. KG**
Lektorat · Lothstraße 19
80797 München
Postfach 40 02 20
80702 München
Telefon 089/12 02 12-0 · Fax -121
E-mail: blv.verlag@blv.de

Unser Buchprogramm umfasst
über 750 Titel zu den Themen
**Garten · Natur · Heimtiere · Jagd ·
Angeln · Sport · Golf · Reiten ·
Alpinismus · Fitness · Gesundheit ·
Kochen.** Ausführliche Informationen
erhalten Sie unter **www.blv.de**

**Mehr Erlesen!**